JN261170

基本
審美修復治療のマネジメント

Fundamental management of esthetic restorative therapy

植松厚夫
Atsuo Uematsu, DDS, PhD

北原信也
Nobuya Kitahara

編著

医歯薬出版株式会社

This book was originally published in Japanese
under the title of:

KIHON SHIMBISYUFUKUCHIRYO-NO MANEJIMENTO
(Fundamental management of esthetic restorative therapy)

Editors:
UEMATSU, Atsuo
  Uematsu Dental Clinic
KITAHARA, Nobuya
  Nobu Dental Office

© 2011 1st ed.

ISHIYAKU PUBLISHERS, INC.
  7-10, Honkomagome 1 chome, Bunkyo-ku,
  Tokyo 113-8612, Japan

序文

"審美修復治療"というと，かつては全周削ってクラウンにする治療，と誤解されることもしばしばであったが，「機能性と審美性を両立し，生体とも調和し，構造的にも長持ちする」いわゆる "Function" "Esthetic" "Biology" "Structure" の4原則を満たす治療という認識が歯科界でも少しずつ定着しつつあるように思われる．

しかし，実際にわれわれが講習会などで若手の先生から質問を受けると，意外と基本的な事項を認識されていないことに驚かされる．これは，ある意味，簡単に情報が入手できるようになったことの弊害ではないだろうか．審美，インプラントといった治療は，本来はアドバンスな治療なのだが，情報，器具，材料などが簡単に入手できるようになり，たとえ経験が不足していても，その成否は別として，治療自体を行うことはできるようになった．しかし本来は，歯内療法，歯周治療，補綴治療などさまざまな基本的な手技を積み重ねて，その上に審美修復治療やインプラント治療が成り立つのである．

そこで本書においては，まずは基本的な治療の流れに沿って，その考え方やマネジメントについて記した．そして，若手の先生方に症例を提示していただき，症例のポイントについて論じている．読者の方々も，ご自身がこの症例を手がけるとしたらどのような点に注意して治療するか，一緒に考えながら読み進めていただければ理解もより深まるのではないだろうか．

また本書は，隔月刊『補綴臨床』誌上において2007年9月号から現在に至るまで続いている連載を再構成したものである．書籍化にあたり，当時，各先生方に提示していただいた症例のその後の経過も可能な限り掲載した．

これから審美修復治療に取り組もうと考えている先生はもちろんのこと，すでに経験を積まれている先生まで，本書が多くの先生方の臨床の一助となれば幸いである．

2011年9月

東京都世田谷区・ウエマツ歯科医院
植松厚夫

東京都中央区・ノブデンタルオフィス
北原信也

基本 審美修復治療のマネジメント

CONTENTS

- 3 序文
- 4 目次

- 7 **序章** 審美修復治療の流れ

- 15 **Part 1** 基礎資料の収集と診査・診断
- 36 **Case Study 1** ── 小原正嗣

- 43 **Part 2** 診断用ワックスアップ
- 56 **Case Study 2** ── 西　耕作
- 64 **Case Study 3** ── 德田将典

- 71 **Part 3** プロビジョナルレストレーション
- 81 **Case Study 4** ── 德田将典
- 88 **Case Study 5** ── 西　耕作

95	**Part4**	**最終補綴物の製作**
96	Chapter1	オールセラミックスの基礎知識
100	Chapter2	ラミネートベニア
110	Chapter3	ラボコミュニケーション
117	Chapter4	さまざまな患者の要望に応える審美修復治療
122	Case Study6	── 加部聡一
127	Case Study7	── 加部聡一

133	**Part5**	**矯正治療との連携**
144	Case Study8	── 浦　嘉訓

151	**Part6**	**インプラント**
152	Chapter1	前歯部領域のインプラント治療
167	Case Study9	── 松尾幸一
173	Chapter2	GBRを伴う処置
176	Case Study10	── 田中志歩
183	Chapter3	臼歯部領域におけるインプラント治療

6　著者一覧

著者一覧

[編 著]

植松厚夫   Atsuo Uematsu

ウエマツ歯科医院
〒158-0094
東京都世田谷区玉川 3-10-10
フェリトイア玉川　2 階

北原信也   Nobuya Kitahara

ノブデンタルオフィス
〒104-0061
東京都中央区銀座 3-5-7　銀座マツザワビル 4 階

[著 者]

浦　嘉訓   Yoshinori Ura

浦歯科医院
〒849-0918
佐賀県佐賀市兵庫南 4-1-29

土屋　覚   Satoshi Tsuchiya

DENTCRAFT Studio
〒107-0062
東京都港区南青山 3-18-4-201

小原正嗣   Seiji Ohara

小原歯科医院
〒879-5506
大分県由布市挾間町挾間 356-1

徳田将典   Masanori Tokuda

とくだ歯科医院
〒816-0864
福岡県春日市須玖北 2-95-1

加部聡一   Soichi Kabe

加部歯科医院
〒102-0073
東京都千代田区九段北 1-2-1 九段中央ビル 2 階

西　耕作   Kousaku Nishi

西　耕作歯科
〒811-1352
福岡県福岡市南区鶴田 3-18-1

田中志歩   Shiho Tanaka

インプラントセンター鎌倉　田中歯科御成町
〒248-0012
神奈川県鎌倉市御成町 12-10　ニュービル 2 F

松尾幸一   Kouichi Matsuo

中野デンタルクリニック エステティックセンター
〒165-0026
東京都中野区新井 2-1-1　ランドコープビル 2 階，6 階

序章
審美修復治療の流れ

序章 | 審美修復治療の流れ

審美修復治療とは

　審美修復治療とは，言うまでもなく基本的な歯科治療の上に成り立っている（図1）．つまり「機能の改善」と「残存組織の保全」を行った上で，さらに，審美的な治療結果を得ることが求められる．そして，装着直後のみならず，長期間にわたって機能と審美が維持されることが重要である．審美性のみを追求しても，長期的な安定は得られないということを最初に強調しておきたい．

　治療の長期安定性，永続性を獲得するためには，「Esthetic（審美）」「Function（機能）」「Biology（生物学的恒常性）」「Structure（構造）」の4項目を高いレベルで調和させることが重要であり，この4つが達成されてはじめて，審美修復治療の成功と呼べる．このように，審美修復治療は審美性のみならず，「総合的な治療技術と考え方」が求められる歯科治療と言えよう．

　また「審美性」に対する感覚は，十人十色である．性別，年齢，個人の嗜好などにより異なる．つまり，審美修復治療は患者一人一人に応じた「オーダーメード治療」であるという点を最初に指摘しておきたい．患者の要望を満たすためには，患者個々のニーズを把握することがスターティングポイントであり，ある意味最も重要なことと言える．最初に術者と患者で向かうベクトル，ゴールが異なっていると，のちのち，計画の大幅な修正を迫られたり，術後のトラブルに繋がるおそれがあるので，カウンセリングにおいて患者の要望を正確に把握しておきたい．

機能の改善
＋
残存組織の保全
＋
審美性

・Esthetic（審美）
・Function（機能）
・Biology（生物学的恒常性）
・Structure（構造）

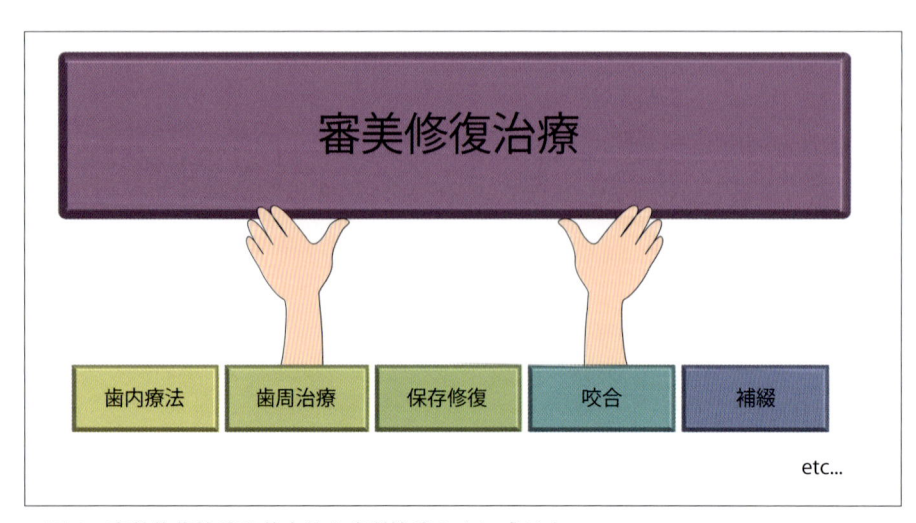

図1　審美修復治療は基本的な歯科治療の上に成り立つ

序章　審美修復治療の流れ

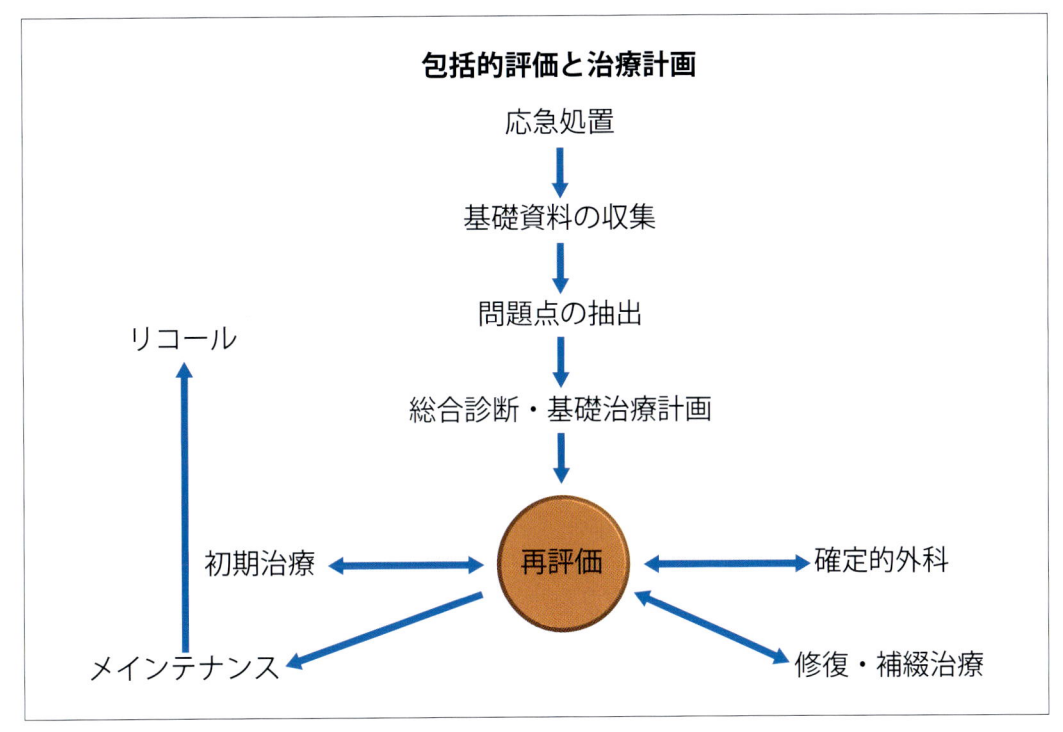

包括的評価と治療計画

応急処置
↓
基礎資料の収集
↓
問題点の抽出
↓
総合診断・基礎治療計画
↓
再評価

リコール　初期治療　メインテナンス　確定的外科　修復・補綴治療

図2　歯科治療の基本的な流れ

　しかし「オーダーメード治療」とはいえ，審美の基準【→P.18】がなければ，診査・診断すらままならない．術者が，審美性の基準を把握しておくことで，「基準からどの程度逸脱しているのか」，そしてそれは「許容できる範囲内なのか否か」を診断することが可能となり，患者に根拠のある審美性の説明を行うことができる．そしてそれが，さまざまな患者の要望に対応可能な応用力のある治療へと繋がる．

基本的な治療の流れ

　次に，基本的な審美修復治療の流れについて見ていきたい．

　基本的な流れとしては，カウンセリングと並行して基礎資料を収集し，総合的な診査・診断を行う【→P.16】．これは初診時に可能な場合もあるが，応急的な処置や最低限の審美性の確保が必要な場合は，それらの処置を終えた後に基礎資料の収集を行う．この時，患者の顔貌，口唇など「口腔外」の資料も採得しておく．歯のみに着目しても審美的な仕上がりは望めない．顔貌，口唇と調和してはじめて審美的な歯列と言えよう．

> 顔貌・口唇と調和した審美性

　その後，診断用ワックスアップを作製し【→P.44】，理想的と思われる最終形態を模型上でシミュレーションする．そして，

- 現在のトゥースポジションは適正か，現在のトゥースポジションで補綴治療は可能か（→**矯正治療の必要性**）
- 歯冠形態は適正か（→**補綴治療の必要性**）
- 補綴治療が必要な場合は，どの程度の範囲で治療をする必要があるのか
- 歯質削除量はどの程度か
- ジンジバルレベルは適正か

> 診断用ワックスアップを作製し，術前に最終的なゴールをイメージする

といった点を精査していく．この診断用ワックスアップの作製の際には，歯冠形態，歯列の連続性，咬合高径など，理想的と思われる三次元的な口腔内を具現化することが重要である．この診断用ワックスアップを用いて，侵襲度や費用も含めて患者に治療計画の説明を行うことも有効的である．

（※診断用ワックスアップの作製は，基本的にはラボへ依頼するが，歯科医師も診断用ワックスアップを作製できるようにトレーニングしておくことが望ましい．まずは，前歯部少数歯のワックスアップからチャレンジしてみてはいかがだろうか．）

この診断用ワックスアップで患者の同意を得られた場合には，診断用ワックスアップを基にしてプロビジョナルレストレーションを作製する【→P.72】．プロビジョナルレストレーションを一定期間使用していただき，機能面，審美面などの評価を行い，微修正していく．このプロビジョナルレストレーションのステージは非常に重要であり，プロビジョナルレストレーションに問題があるうちは，最終補綴物へ移行することはできない．プロビジョナルレストレーションは，材質こそ最終補綴物と異なるが，限りなく最終補綴物と同等のクオリティーが求められるがゆえに，治療の成否を占う重要なステージと言えよう．

> プロビジョナルレストレーションにおいて，調整，再評価を繰り返し，問題がすべて改善されたことを確認した上で最終補綴物へ移行する

プロビジョナルレストレーションによる再評価を行い，すべての問題点がクリアされた後，最終補綴物へ移行する．精度の高い印象採得はもちろんのこと，綿密に調整されたプロビジョナルレストレーションの情報をラボサイドへ伝達するためにはラボとのコミュニケーションが重要である．

最終補綴物がラボからデリバリーされた後，最終補綴物の装着を行う．マテリアルによって装着材料は異なり，また補綴物の表面処理方法も異なる．接着の対象となる歯質がエナメル質のみなのか，象牙質が露出しているのかによって，歯面処理方法も異なるので注意が必要である．また，装着後のセメントの取り残しは，歯周組織へ為害性があるので，慎重に除去する．

最終補綴物を装着し，ひとまずは治療終了となるが，補綴物を長期に機能させるためには，「これからがはじまり」，と言える．一般的なメインテナンススケジュールとしては，装着から1〜2週間後に来院していただき，咬合のチェックなどを行う．その後，口腔内の状況にもよるが，1ヵ月後，3ヵ月後のチェック後，メインテナンスクリーニングは3〜4ヵ月に1度，検診チェックは6ヵ月ごとに行っていく．

参考症例

図3〜7の患者は，1|1 の審美障害を主訴に来院された．緊急性のある処置は必要ないことから，まずコンサルテーションにより主訴を明確にする．

この患者の場合，「1|1 のブラックマージン」「1|1 の色調，形態」「1|1 の前突感」を気にされていた．単に 1|1 補綴物のやり変えで済む症例ではないことがわかる（図8）．

そこで"もう少し詳しく見ていきましょう"，と伝え，基礎資料の収集と診査・診断【→P.16】をもとに，問題点を抽出していく．その結果，特に以下の4つを問題点として抽出した（図9）．

> 1|1 の審美障害
>
> ↓具体的には…
>
> 1|1 のブラックマージン
>
> 1|1 の色調，形態
>
> 1|1 の前突感
>
> 問題点を具体的に把握することが重要である

序章　審美修復治療の流れ

● 参考症例（北原）

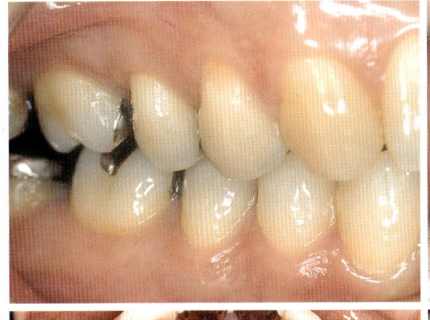

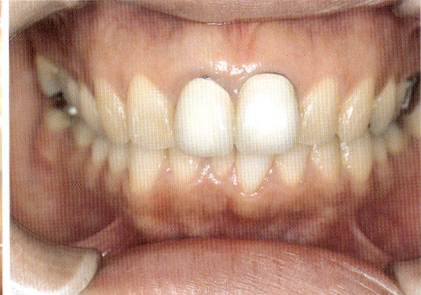

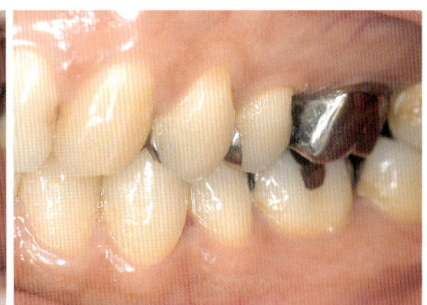

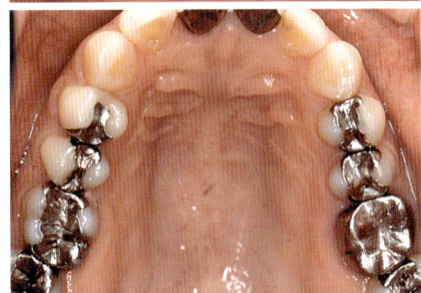

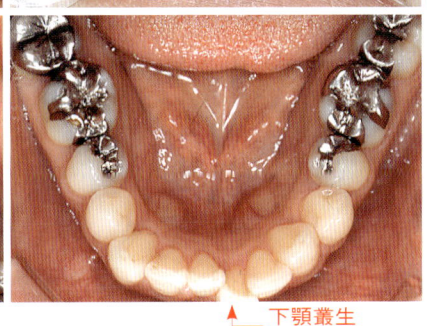

図3〜7　初診時の状態

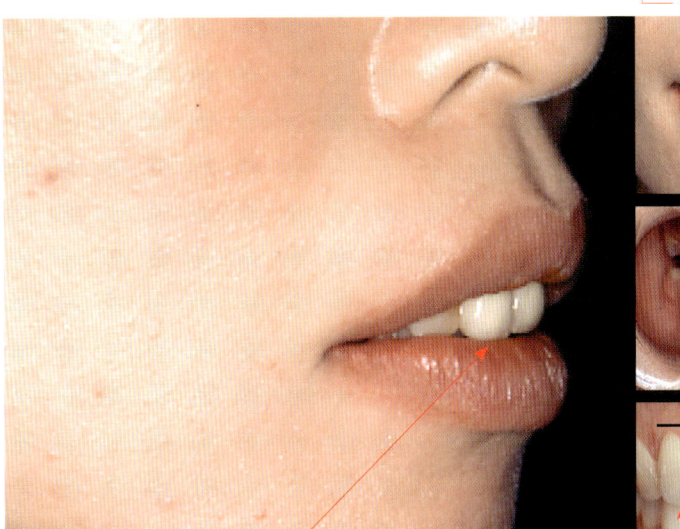

▲ 下顎叢生

スマイルラインの不調和

不適合修復物
色調不調和
ブラックマージン

歯肉ラインの不調和

図8　1|1 の審美障害を主訴に来院．顔貌，口唇との関係，色調，歯冠形態などを診査し，プロブレムリストを作成する

上顎中切歯がドライウェットラインの外方に位置している

広範囲に渡るコンポジットレジン修復
色調不調和

① 顔貌と上顎中切歯の不調和

・インサイザルエッジポジションがドライウェットラインの外側に位置している．
　前突傾向．
・スマイルラインと前歯の関係が調和していない．

② アンテリアガイダンス

・下顎叢生により，アンテリアガイダンスが不安定であり，上顎前歯部の補綴物形態も制約を受ける．

③ 歯肉ラインの不調和

・2 1|1 2 の歯肉ラインが理想的ではない

④ 色調の不調和

・1|1 の補綴物は不適合かつ色調が調和していない．
・2|2 に広範囲で色調が調和していないコンポジットレジン修復物が認められる．

- ▶ 顔貌と上顎中切歯の不調和
  - ・インサイザルエッジポジションがドライウェットラインの外方に位置する．
  - ・スマイルラインと前歯の関係が不調和．
  - ・前突傾向にある．
- ▶ アンテリアガイダンス
  - ・下顎叢生により，アンテリアガイダンスが不安定．
- ▶ 歯肉ラインが不調和
- ▶ 色の不調和
  - ・上顎中切歯は不適合かつ色の不調和な修復処置がなされてる．
  - ・さらに左右側切歯に，広範囲で色の不調和なコンポジットレジン修復が認められる．

図9　プロブレムリスト．この改善が治療目標の一つとなる

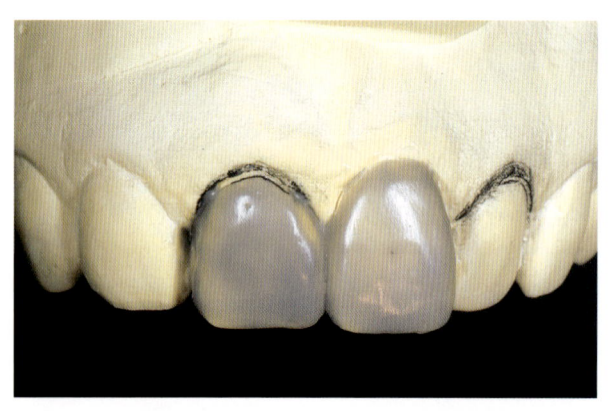

図10　診断用ワックスアップの作製．歯冠形態および歯肉ラインの検討を行う

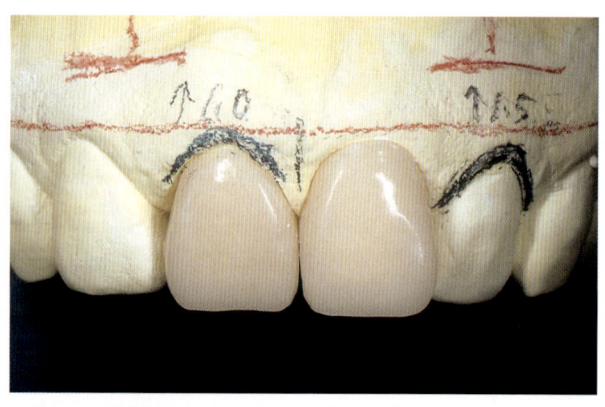

図11　診断用ワックスアップよりプロビジョナルレストレーションを作製した

　以上の問題点を患者に伝え，どのように解決していくか，診断用ワックスアップを作製して検討する．診断用ワックスアップでは，1|1の歯肉ラインの変更や歯冠形態，唇舌的なカントゥアフレームワークについて検討し，プロビジョナルレストレーションを作製した（図10，11）．
　しかし，1|のポジションがこのままでは，上顎前歯は前方に出さざるを得なく，前突感を改善できないし，アンテリアガイダンスの安定も得られない．そこで，上顎舌面の形態や負荷を考慮して，矯正治療のシミュレーションを行い（図12〜15），上顎前歯部を審美的に改善するためには矯正治療が不可欠であることを伝え，矯正治療の了解を得た．
　矯正治療と並行し，根尖病巣のある1|のエンド，メタルコアの除去，ファイバーポスト併用のレジン支台築造を行う（図18〜20）．歯牙が安定した構造を得るためには，全周に1.5 mm以上のフェルールを確保しておくことが重要であり，それが難しい場合には臨床的歯冠長延長術や矯正的挺出が適応となる．
　6カ月程度の矯正治療で下顎の叢生は解消され，プロビジョナルレストレーションでも問題がなかったことから，最終補綴物の装着へと移行した．

現在のトゥースポジションでは，根本的な改善は難しい
↓
矯正治療が必要

序章　審美修復治療の流れ

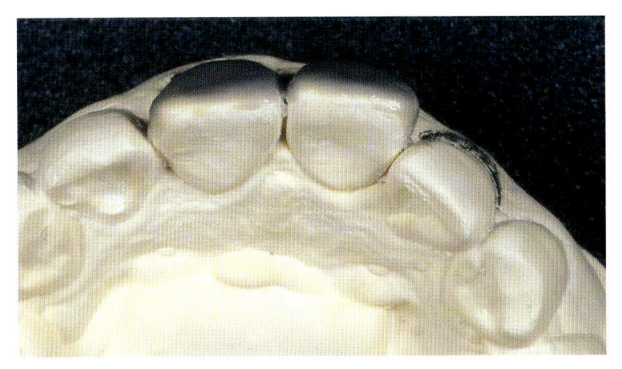

図12　1|1 の前突感を改善するための矯正治療のシミュレーション．模型から歯肉歯槽骨形態を読みとることで，根の位置を推測し，元々あったと思われる歯冠の位置を再現する

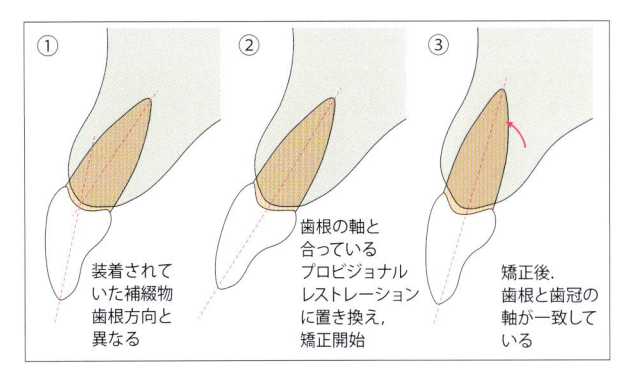

図13　通常，歯根から歯冠はストレートに立ち上がるものだが，補綴によって方向が変わっていることもある．これは，見かけ上は問題なさそうだが，歯軸に対して異なる方向に力が加わるため，予知性が低いと言わざるを得ない．そこで，矯正治療を行う際には元々あった歯冠を再現してから矯正治療を行うことが望ましい

① 装着されていた補綴物歯根方向と異なる
② 歯根の軸と合っているプロビジョナルレストレーションに置き換え，矯正開始
③ 矯正後．歯根と歯冠の軸が一致している

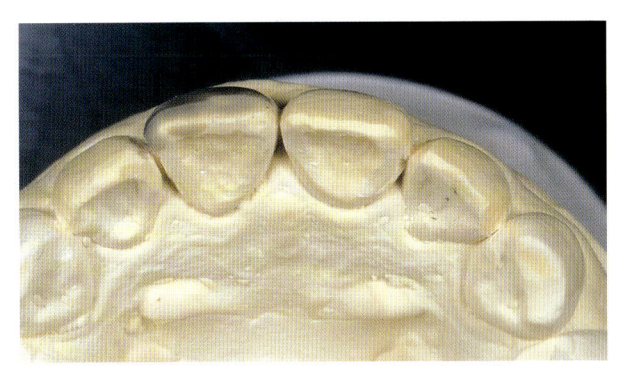

図14　矯正後のイメージをシミュレーションしたもの

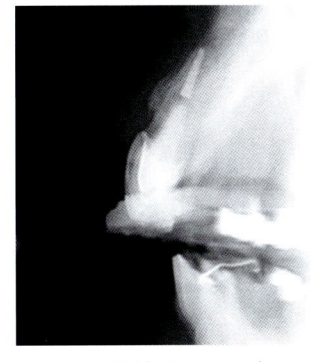

図15　最終補綴物装着時のトモグラフィー．歯根と歯冠の軸が一致している

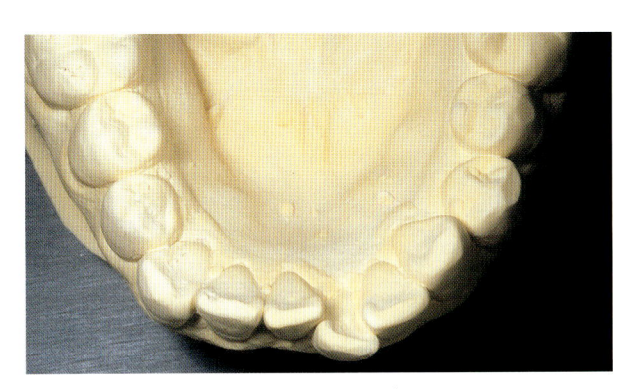

図16　術前の下顎の状態．位置異常が認められる

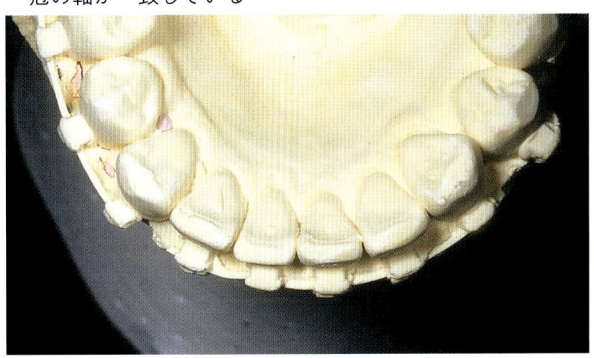

図17　矯正治療後の下顎の歯列状態．位置異常が改善された

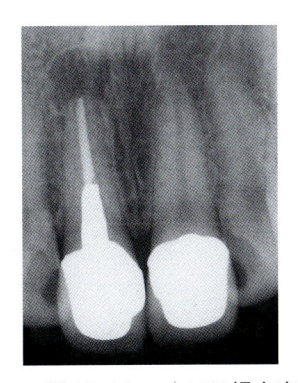

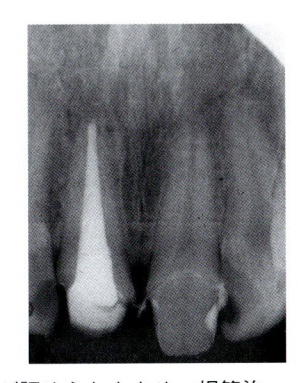

図18, 19　1| には根尖病巣が認められたため，根管治療を行う

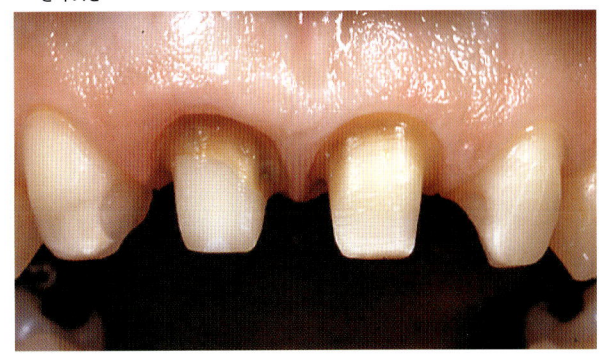

図20　ファンデーションレストレーション終了後の支台歯の状態．1| は，メタルコアを除去し，ファイバーポスト併用のレジン支台築造を行った

13

●最終補綴物装着

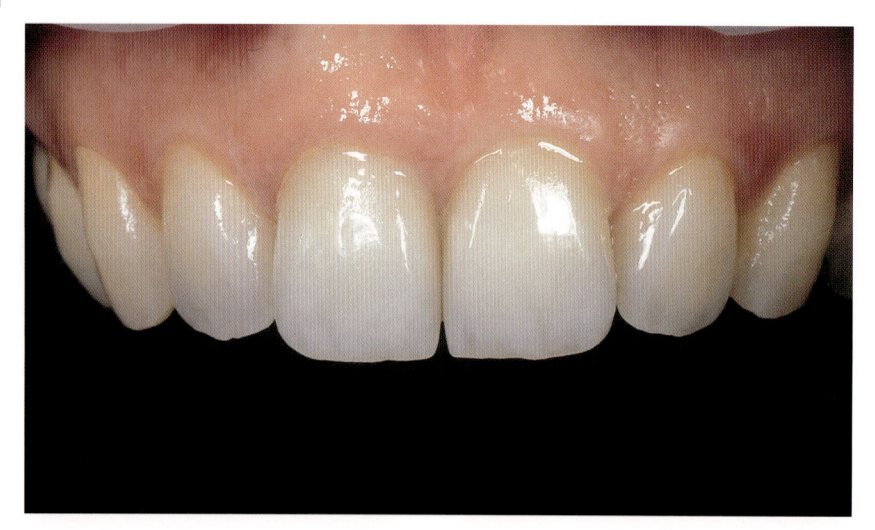

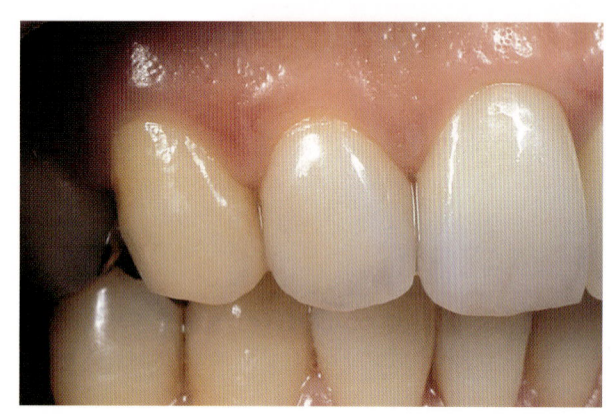

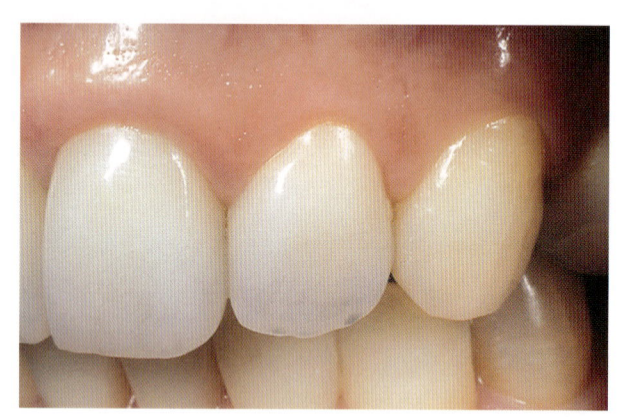

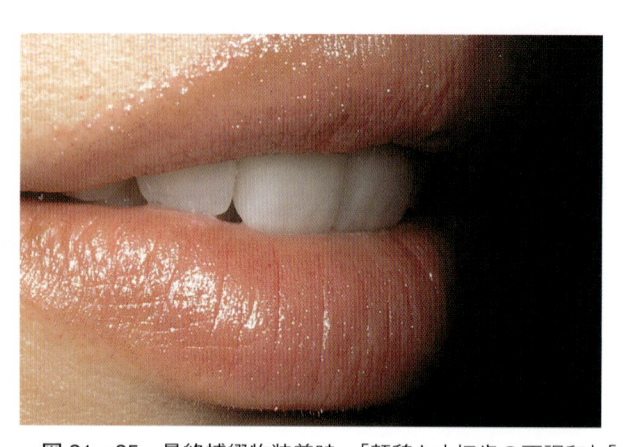

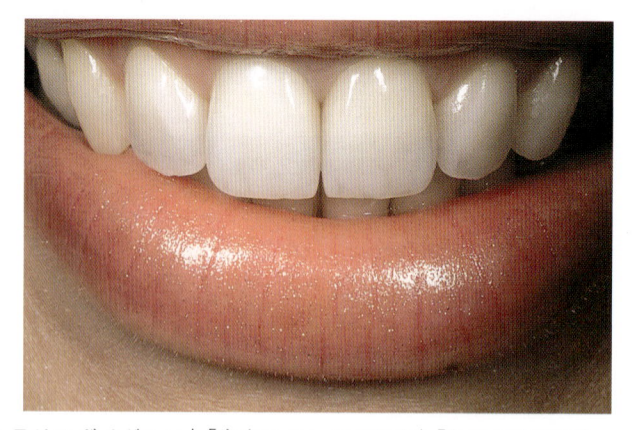

図21〜25 最終補綴物装着時.「顔貌と中切歯の不調和」「アンテリアガイダンス」「歯肉ラインの不調和」「色調の不調和」が改善されていることを再評価する.上顎前歯はドライウェットラインのやや内方に位置し,スマイルラインは口唇と調和している

　最終補綴物では,術前に問題点として抽出した「①顔貌と上顎中切歯の不調和」「②アンテリアガイダンス」「③歯肉ラインの不調和」「④色調の不調和」が改善されていることがわかる（図21〜25）.

　本章では,一般的な審美修復治療の流れについて概要を解説したが,実際のステップはより細かく,また一筋縄ではいかないことも多い.次の章から,それぞれのステップについて,より細かく見ていきたい.

Part 1
基礎資料の収集と診査・診断

Case Study 1 ―― 小原正嗣

Part1 基礎資料の収集と診査・診断

基礎資料の収集

歯科治療の診査・診断，治療計画の立案を行うにあたり，その判断材料となるものが，基礎資料である．基礎資料には，「X線所見，歯周組織検査，生体構造所見，機能所見，歯・顔貌所見」（図1）に分けられるが，具体的には，「パノラマX線写真」「デンタルX線写真」「歯周組織検査（プロービング，動揺度，BOP，根分岐部病変，付着歯肉幅等）」「口腔内写真」「スタディモデル」「顎機能所見（筋触診，顎関節触診等）」などを収集し，診断に役立てる（図2）．そして改善の必要がある問題に対しては，治療計画の中に組み込んでいく．

> 基礎資料の収集が診査・診断の出発点となる

治療の流れとチェアタイム

参考までに，当院（北原）における補綴治療（オールセラミッククラウン）の流れとチェアタイムを図3に示す．症例や補綴治療の範囲によって時間は多少異なるが，一つの指針として参考にしていただきたい．

当院では，緊急性のある治療が必要ではない患者に対しては，基礎資料を収集する前に「インタビューおよびプレコンサルテーション」を行っている．これは，患者の来院目的，主訴を明確にすることを目的としている．そして，患者の主訴や治療に対するモチベーションを確認した上で，口腔内写真，X線写真，スタディモデルといった基礎資料を収集する（同日の場合もあるし，次のアポイントの場合もある）．

審美診査

審美の基準は人それぞれであり，一括りに定義することはできないが，医療として審美修復治療を行う以上，規格化され，再現性の高い基準に則って診査・診断を行うことが重要である．審美診査の項目には，さまざまな基準が提唱されているが，

基礎資料収集

1. X線所見
2. 歯周組織所見
3. 生体構造所見
4. 機能所見
5. 歯・顔貌の評価

図1　基礎資料を収集し，それぞれの項目を診断する

Part 1 基礎資料の収集と診査・診断

1. X線所見

①歯に関して
- 齲蝕の有無とその程度
- 根管治療の有無とその完成度
- 根の吸収と穿孔の有無
- 歯根破折
- 歯根近接　　　　　　　　etc...

②歯の支持組織に関して
- 骨の欠損と吸収の程度
- 歯冠―歯根比の優劣
- 根分岐部の問題点
- 根尖部の透過像　　　　　etc...

③欠損部歯槽骨の状態

2. 歯周組織所見

- 歯周組織全体の状態について
  軽度，中等度，重度を見きわめる
- 動揺度
- 歯肉退縮状態と歯槽骨の関係
- 4mm以上の歯肉溝の有無
- 歯周疾患による歯の位置異常
- 生物学的幅径の侵襲
　　　　　　　　　　　etc...

3. 生体構造所見

- 齲蝕の大きさ
- 不適合修復物
- 破折
- 十分な残存歯質
- 歯の位置
　　　　　　　　　etc...

4. 機能所見

①顎関節
- 問診により既往歴，現在の症状
- 関節雑音　　　　　　　　etc...

②咬合
- 診断用模型による早期接触の診査，診断，削合
- アンテリアガイダンス
- オーバージェット，オーバーバイト
- スケルタルパターン
- 垂直高径を維持しているか
- 咬合平面の左右，前後的な差異
　　　　　　　　　　　etc...

5. 歯・顔貌の評価

- 正中線の位置
- 切縁までの長さと位置
- スマイルラインと咬合平面
- 歯の配列と歯間鼓形空隙
- 歯肉レベル
- 歯肉の見え具合
- 色調修正の必要性
　　　　　　　　etc...

図2　診査項目

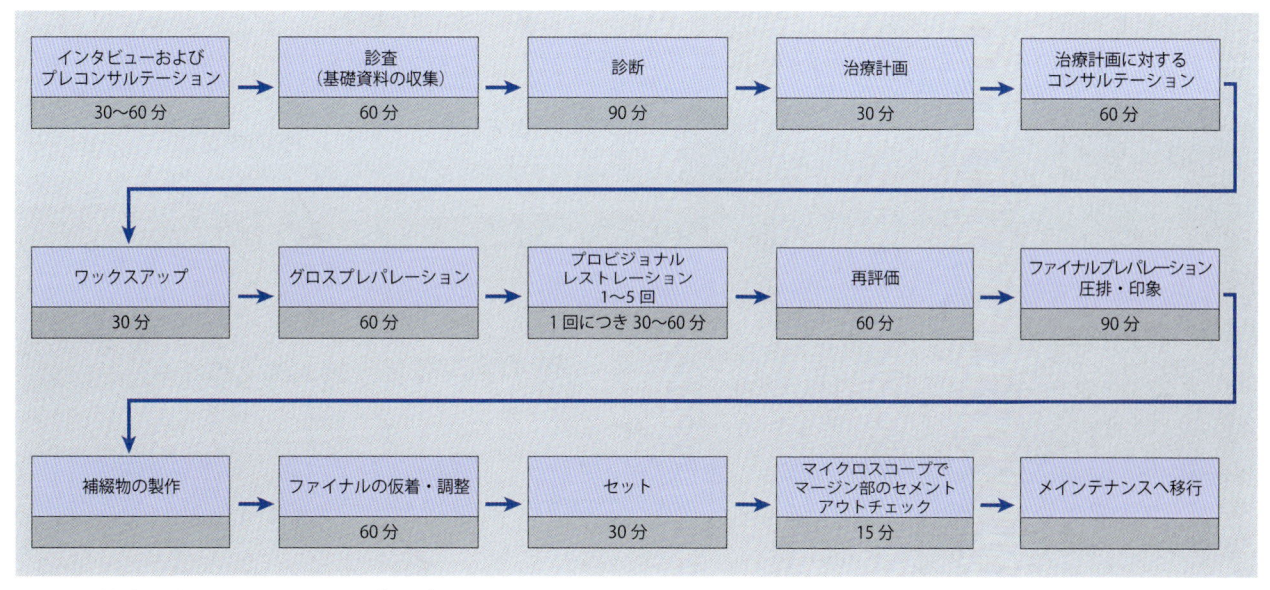

図3　治療の流れとチェアタイム（北原）

インタビューおよびプレコンサルテーション 30～60分 → 診査（基礎資料の収集） 60分 → 診断 90分 → 治療計画 30分 → 治療計画に対するコンサルテーション 60分 → ワックスアップ 30分 → グロスプレパレーション 60分 → プロビジョナルレストレーション 1～5回 1回につき30～60分 → 再評価 60分 → ファイナルプレパレーション 圧排・印象 90分 → 補綴物の製作 → ファイナルの仮着・調整 60分 → セット 30分 → マイクロスコープでマージン部のセメントアウトチェック 15分 → メインテナンスへ移行

●審美診査

① Mid Line　　顔貌と正中が一致しているか.

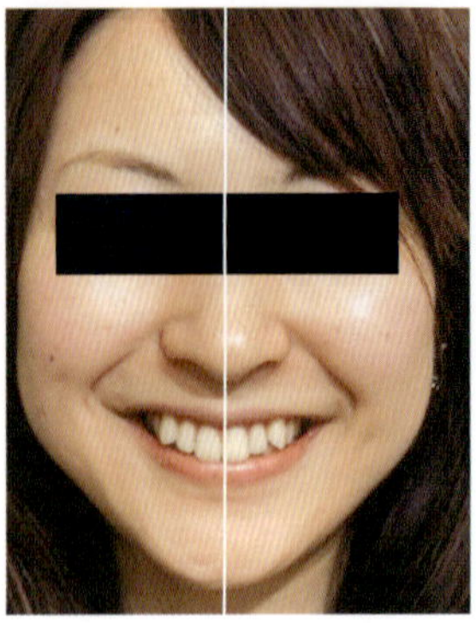

② Incisal Edge　　上顎中切歯の切縁の位置がどこに位置しているか（ドライウェットラインのやや内方が望ましい）

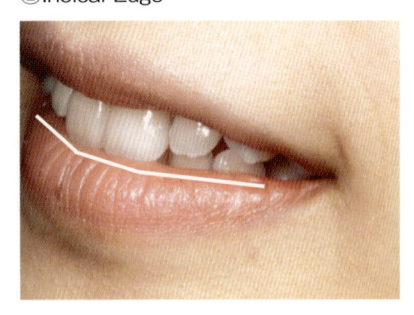

③ Smile Line　　上顎前歯部切縁のカーブと下唇上縁のカーブは相似形が望ましい

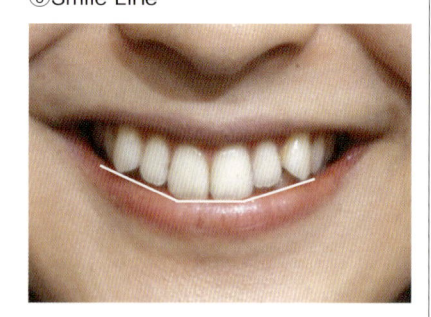

④ Occlusal Plane　　瞳孔線と上顎前歯部の咬合平面は平行か.

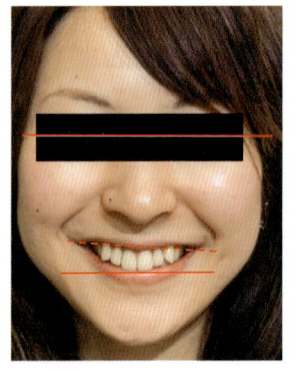

⑤ Gingival Levels　　ジンジバルレベルは左右対称か．また「犬歯-側切歯-中切歯」は「ハイ・ロー・ハイ」の関係か．

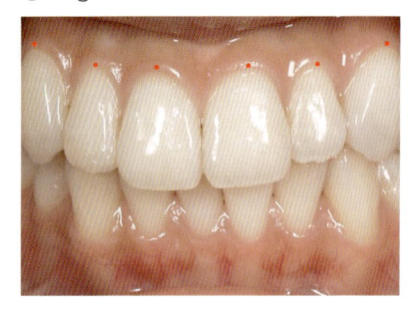

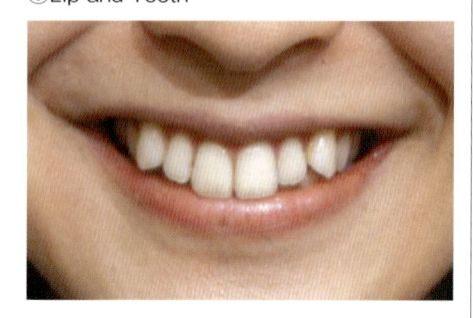

⑥ Lip and Tooth　　口唇と歯列の関係性は調和がとれているか

図4　審美診査項目の例

必ず確認しておきたい項目として，次の6項目が挙げられる（図4）．
① Mid Line：顔貌と正中は一致しているか
② Incisal Edge：切縁のポジションは三次元的に適正か
③ Smile Line：スマイルラインは，下唇の上縁と調和しているか
④ Occlusal Plane：瞳孔線と咬合平面は平行か
⑤ Gingival Levels：ジンジバルレベルは対称か．犬歯-側切歯-中切歯が，「ハイ・ロー・ハイ」となっているか
⑥ Lip and Tooth：口唇と歯列の関係性は調和がとれているか

　以上の基準から逸脱してること＝治療しなければならない，ということではなく，天然歯か否か，健全歯質の残存量，矯正治療の可否，歯周外科の可否，時間，コストなどさまざまな因子により総合的に診断がなされるが，一つの基準としてこれらを用いることで，治療方針の決定のみならず，患者に対して科学的に治療計画の説明をすることが可能となる．

Part 1 基礎資料の収集と診査・診断

●参考症例1　審美診査の重要性（北原）

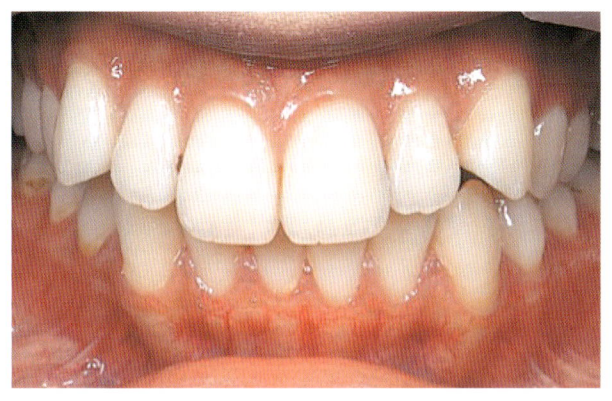

図5　術前．スマイルライン，3|3 の傾斜，インターインサイザルの空隙，2|2 切縁の不揃いを気にされていた

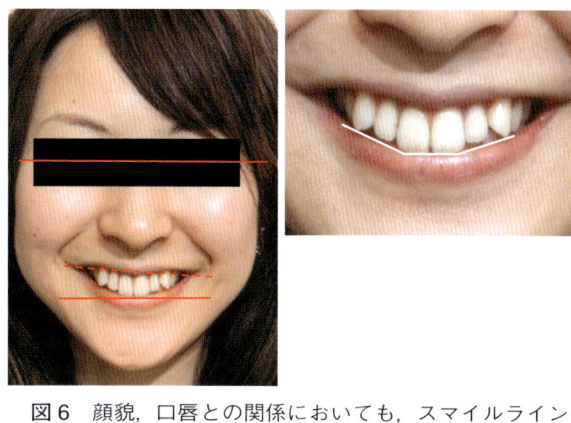

図6　顔貌，口唇との関係においても，スマイルラインの不調和が認められる

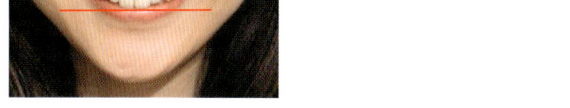

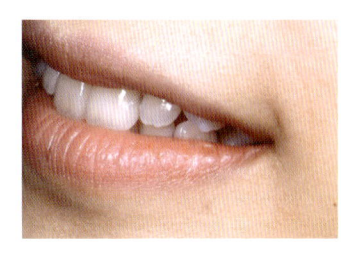

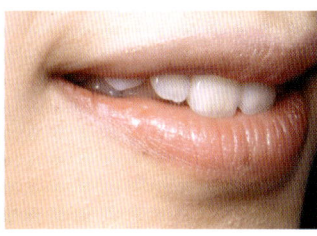

図7，8　口唇との関係においても，インターインサイザルの空隙や 3|3 のポジションに問題がある

参考症例1　審美診査の重要性

　図5～8の患者は，前歯部の審美障害を主訴に来院された．問診の結果，3|3 が唇側に傾斜しており唇に引っかかる，3|3 の傾斜に伴い，3 2|，|2 3 間の空隙が気になる，2|2 切縁の不揃いを気にされていた．

前歯部審美障害
↓
・3|3 の傾斜
・3 2|，|2 3 間の空隙
・2|2 切縁の不揃い

審美診査

　審美診査より，以下の所見が挙げられる．
①Mid Line：顔貌と比較すると，上顎の正中はわずかに右寄りに位置している．
②Incisal Edge：上顎中切歯の切縁のポジションは，ほぼ適正．
③Smile Line：2|2 の切縁の不揃い，3|3 の傾斜の影響により，下唇上縁との調和がとれていない．
④Occlusal Plane：前歯部はわずかに左下がりになっている．
⑤Gingival Levels：3+3 の歯肉レベルは，ほぼ左右対称，かつ「ハイ・ロー・ハイ」の関係である．
⑥Lip and Tooth：口唇と歯列の関係性は，調和がとれていない．

　以上より，「3|3 の傾斜による歯軸方向の相違，3|3 の傾斜に伴う 3 2|，|2 3 間の空隙，|2 の歯冠長が短い，facial lip が左下がり」が問題点として挙げられる．

治療計画の立案

　初診時の咬合状態は，Class 2 Division1 であり，3|3 を改善するためには，4|4

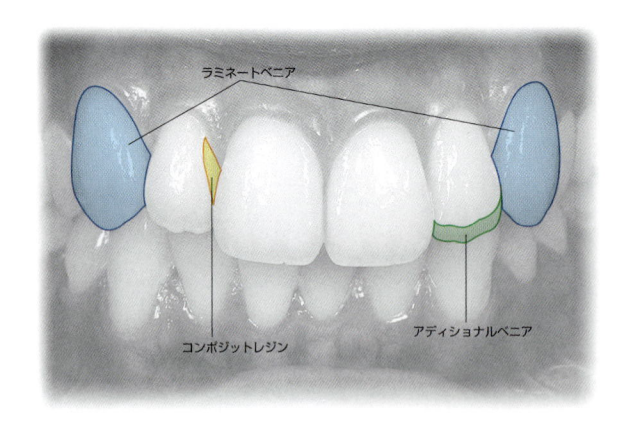

図9　治療計画

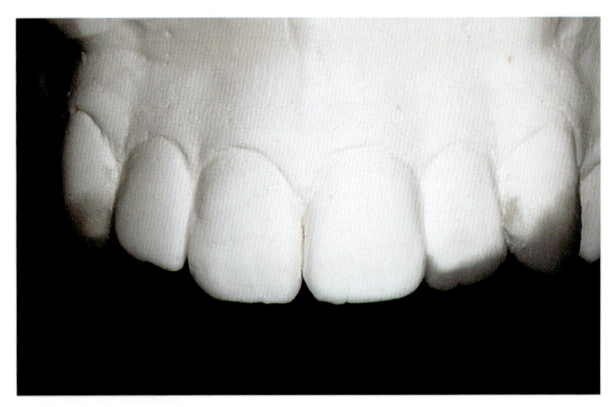

図10　診断用ワックスアップ

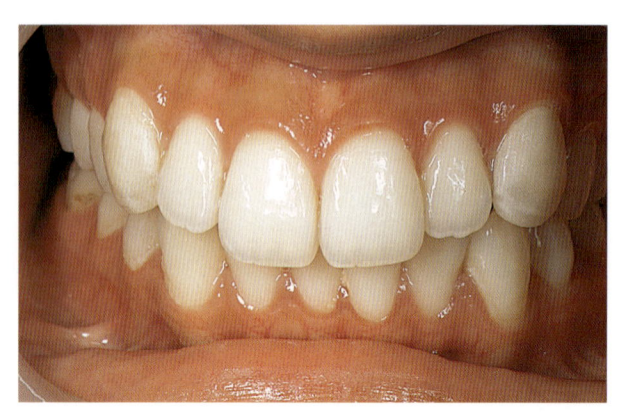

図11　ファーストモックアップ

抜歯の矯正治療を選択する必要があった．しかし，患者はモデルという職業柄，矯正治療は拒否され，補綴治療のみでの改善を希望された．

術前の咬合状態は，5 4|4 5 のグループファンクションで，3|3 の咬合接触は全くなかった．そこで診断用ワックスアップを作製したところ，3|3 の軽度の歯軸改善と歯冠長を延長することによって，補綴的にガイドを与えることが可能であることがわかった．そこで，3|3 をラミネートベニア，|2 にアディショナルベニアとする計画を立案した（図9）．

> 矯正治療は拒否されたため，現在のトゥースポジションで診断用ワックスアップを作製する

治療の流れ

診断用ワックスアップの作製にあたっては，3|3 の形態を修正しつつ，3 2|，|2 3 間の歯間空隙を閉鎖し，なおかつ 3|3 唇面の豊隆を内方に入れる．さらに切端部だけでガイドができるか精査した．同時に |2 の切縁を足して，スマイルラインが下唇と相似形を描くように依頼している（図10）．

補綴設計は，3|3 のラミネートベニア，|2 のアディショナルベニアで患者から同意を得た後，まずはじめにホワイトニングを行う．ホワイトニングは，補綴治療に移行する前に終えておくことが重要である．そして，3|3 に概形成を行い，3|2 3 にファーストモックアップを装着した（図11）．この時点で，審美的な問題点が改善されているか，前方運動，側方運動時に適切にガイドしているか，咬合紙

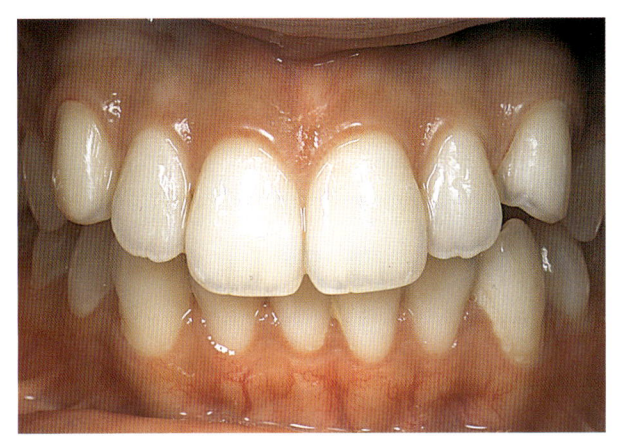

図12　3|3 形成終了時

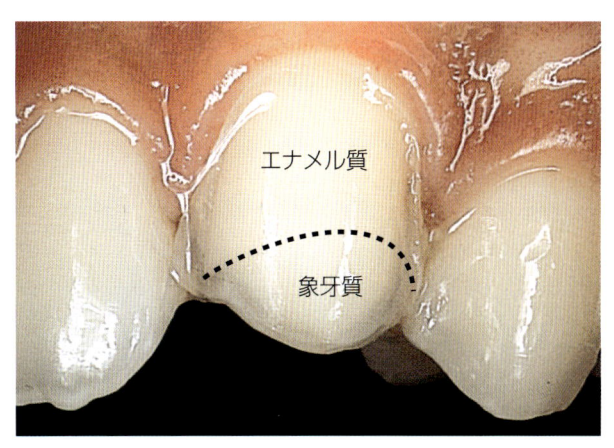

図13　最終支台歯形成
エナメル質
象牙質

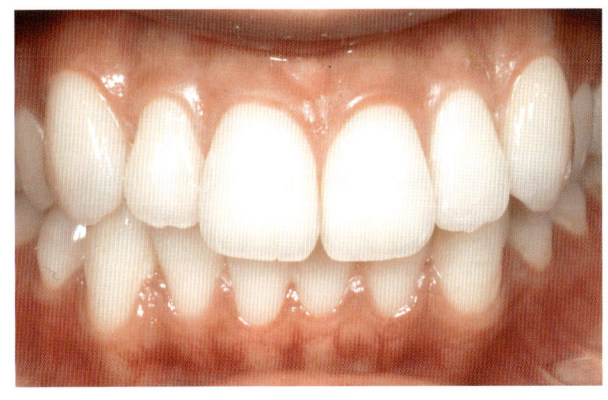

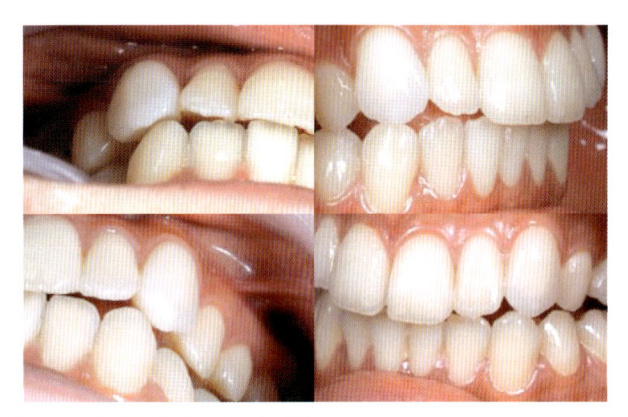

図14, 15　最終補綴物装着時（3|3 ラミネートベニア，|2 アディショナルラミネートベニア）

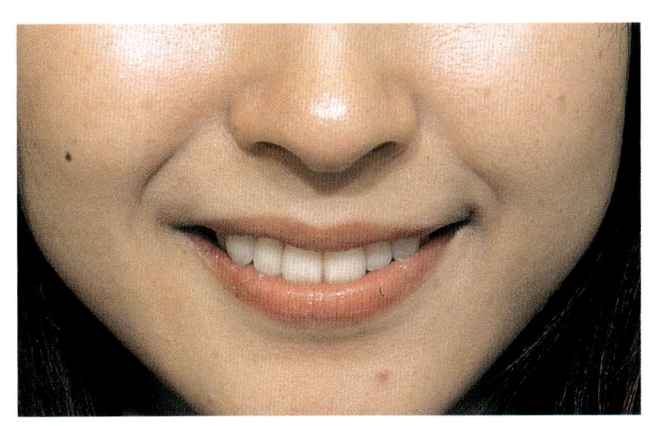

図16　顔貌と口唇の関係

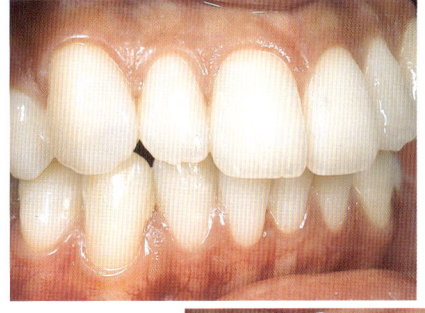

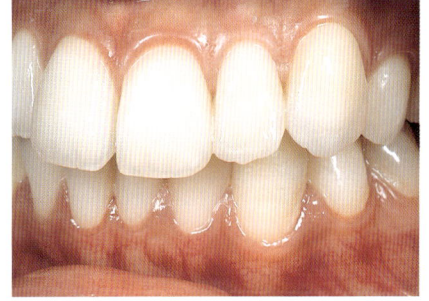

図17　左右側方面観

やプロビジョナルレストレーションの状態などを見ながら確認する．

　特に問題は認められなかったため，3|3 の最終支台歯形成（図12, 13），印象採得，最終モックアッププロビジョナルにて色調，形態の最終確認を行い，最終補綴物を装着した（図14〜17）．現在，術後，5年以上が経過しているが，問題なく順調に推移している．

● 参考症例2　モックアップによるシミュレーション（北原）

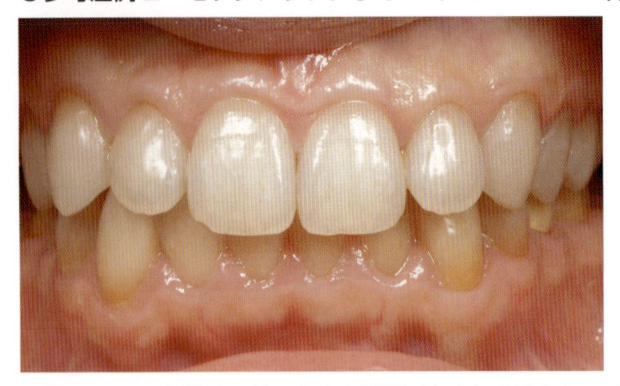

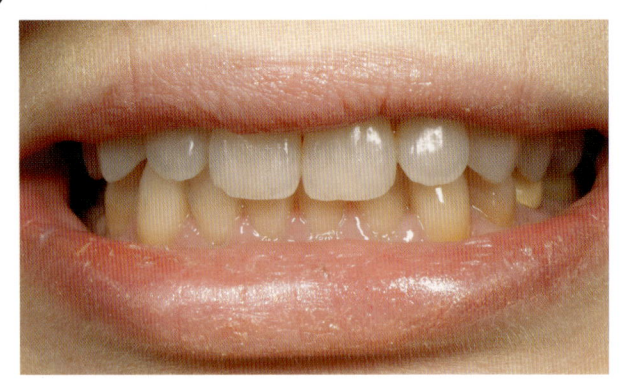

図18，19　初診時．特に大きな問題があるとは思えないが……．
正面，横，斜めからの写真や安静時，アベレージスマイル時，フルスマイル時など，さまざまなシチュエーションを記録しておくことが診断に役立つ

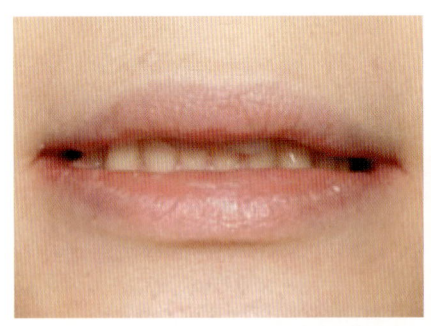

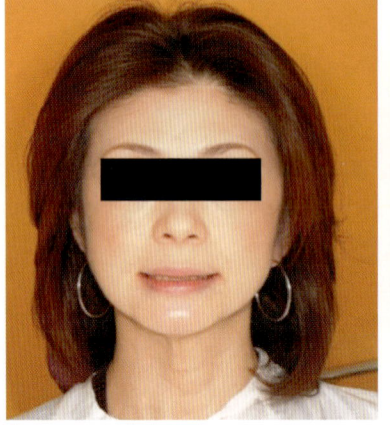

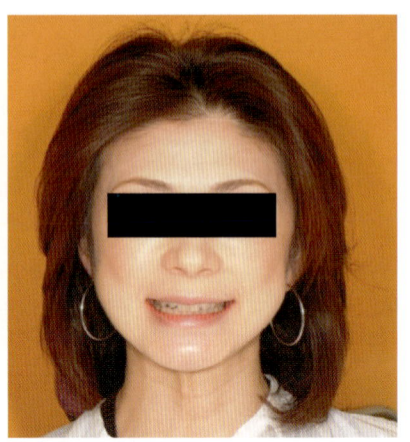

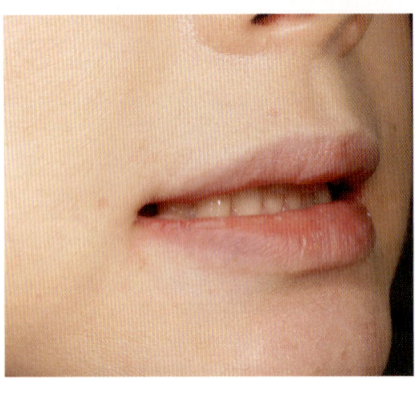

図20　口唇と歯列の関係およびスマイル時．患者の「なんとなく口元が暗い感じがする」といったあいまいな表現の中から本当の問題点を探り出すことが審美治療の第一歩と言える

参考症例2　モックアップによるシミュレーション

　図18，19の患者は，50代の女性で，前歯部の審美障害を主訴に来院された．初回のアポイントでは，患者は，歯の形態，色調，また笑ったり，話をするときに口元が暗く見えることを気にされていた．そこで，審美診査の資料として顔貌，口唇，スマイル時，そして側貌からの写真を数枚撮影した．審美診査の結果，「中切歯が短く，縦横比が悪い」「スマイル時，正面観，側方面観からも，中切歯が短い」ことがわかった（図20）．
　そこで，歯冠形態およびスマイル時の変化を視覚的に理解していただくため，即時重合レジンを直接法で6前歯に築盛した（図21〜23）．すると，患者は，この形態に非常に満足された．

主訴を明確にするため，直接法でレジンモックアップを行う

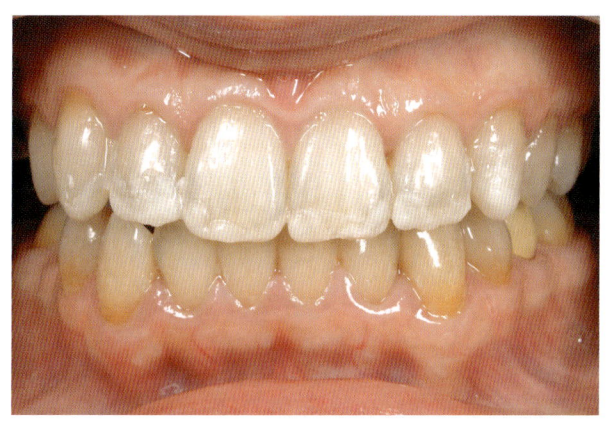

Part 1 基礎資料の収集と診査・診断

図21, 22 即時重合レジンを筆を用いて切縁に築盛する

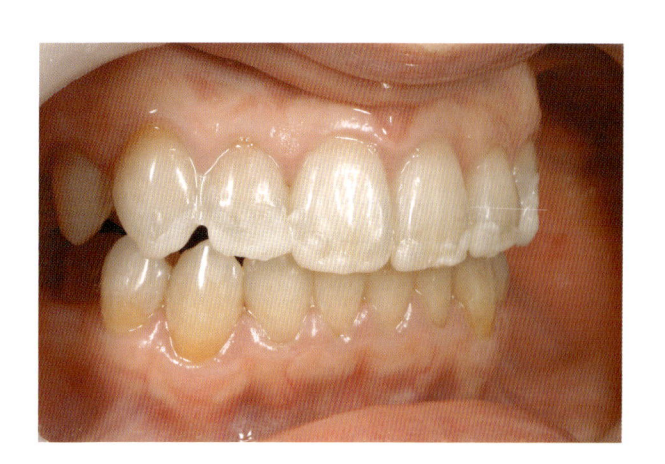

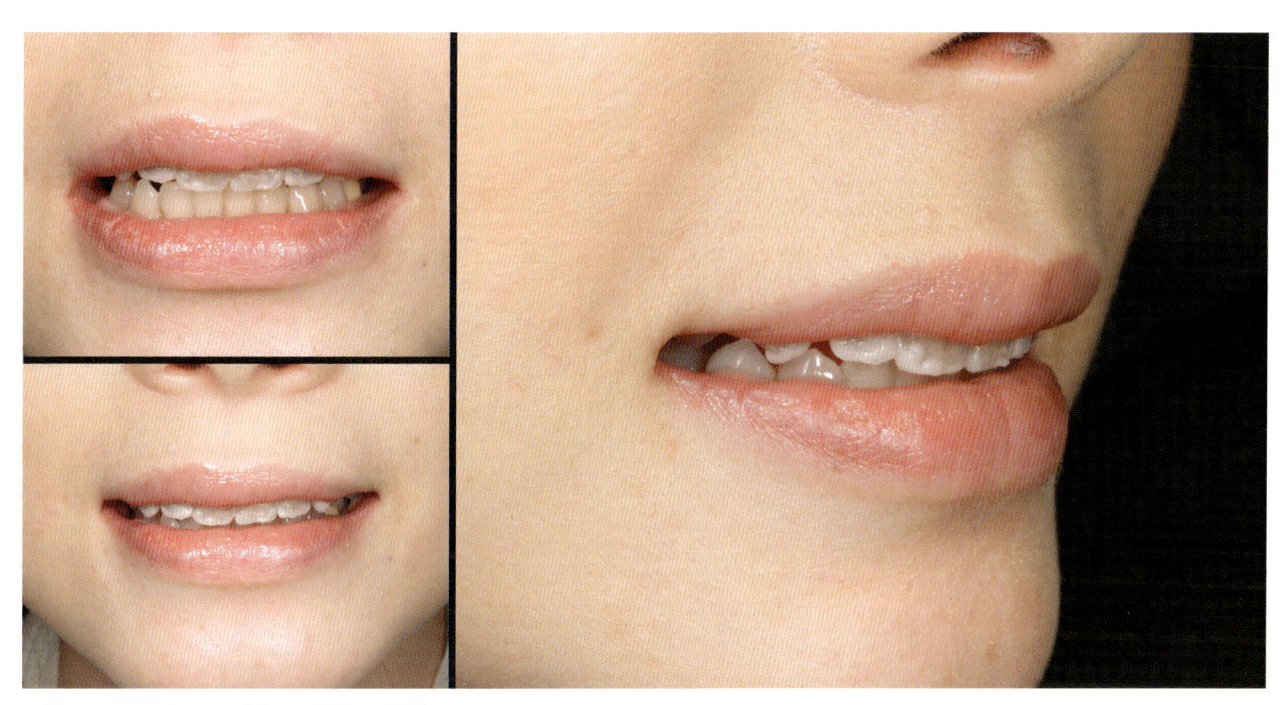

図23 モックアップ後の口唇との関係

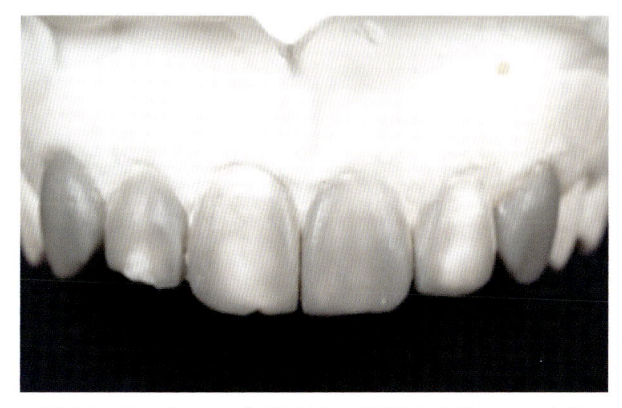

図24 モックアップで検討した切縁のポジションを基準に診断用ワックスアップを作製

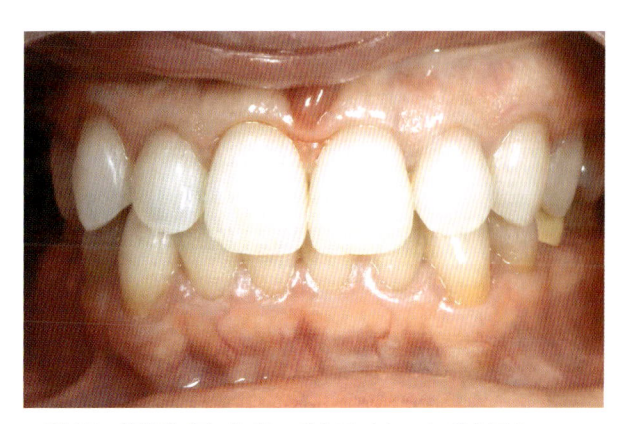

図25 修復治療に先だってホワイトニングを行う

23

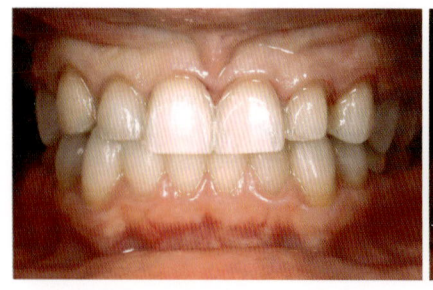

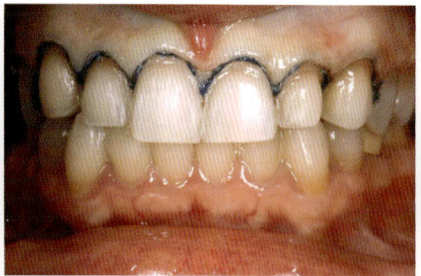

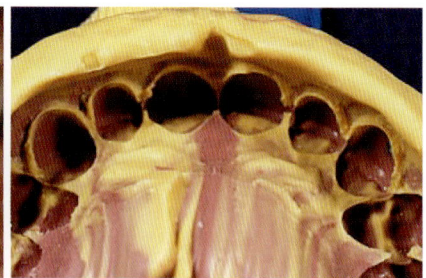

図 26～28　支台歯形成，印象採得

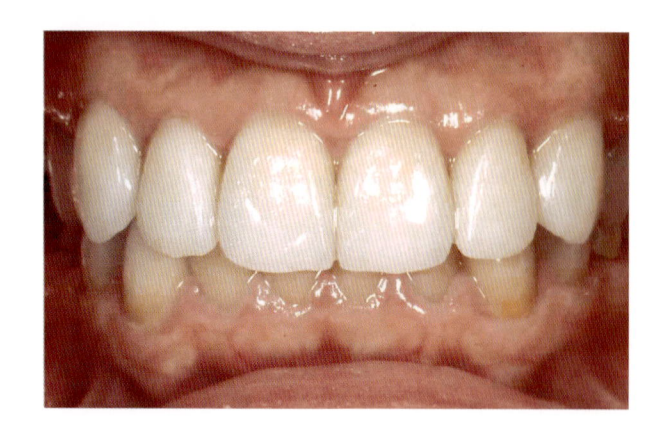

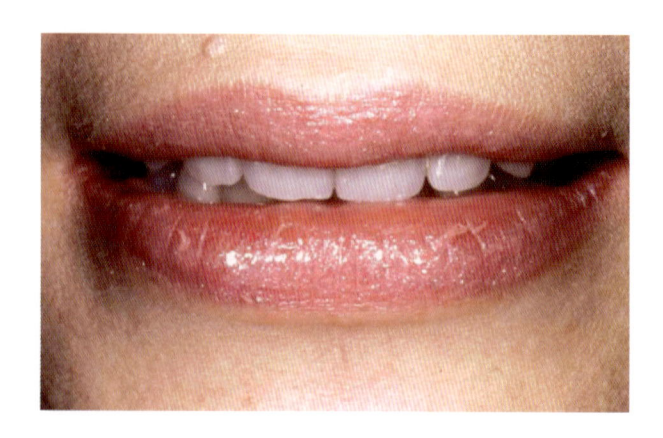

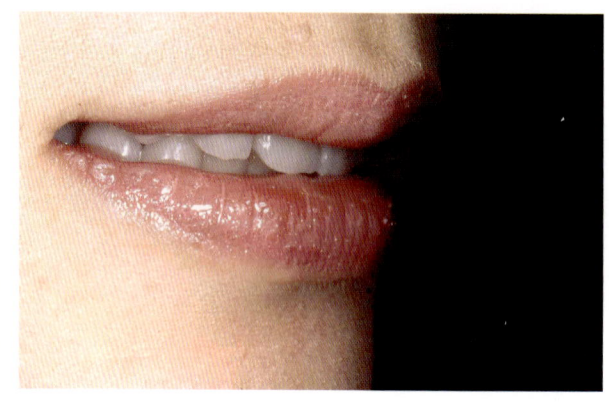

図 29～31　最終補綴物装着（ 3+3 ラミネートベニア）．口元も明るくなり，患者の満足を得ることができた

　2回目の来院時には，患者のほうから「 3+3 のラミネートベニアをお願いしたい」というほど治療に対するモチベーションは上がっていた．機能的にも，この切縁のポジションで前方運動時，側方運動時に問題はなかったため，この切縁のポジションを基準として診断用ワックスアップを作製した（図24）．切縁のポジションがドライウェットラインの内方に位置しており口元が暗く見えてしまうため， 3+3 の唇面の豊隆を唇側方向に出すようにワックスアップの製作を依頼している．
　そしてこの診断用ワックスアップから逆算して支台歯形成量を算出し，支台歯形成を行う（図26）．本症例は，唇側方向へ出すラミネートベニアであり，支台歯の形成量は約0.5mmと非常に薄い．そのため，ほぼエナメル質内の形成となっている．
　その後，印象採得を行い（図27，28），ラミネートベニアを装着した（図29～31）．スマイル時に口元が明るくなり，患者は非常に満足されていた．

支台歯形成は補綴物の最終形態から逆算して行うため，均一とは限らない

機能診査

補綴治療の長期安定を得るためには，口腔内と調和した機能が得られていることが大前提である．そのため，術前に機能診査を行い，問題点があれば治療計画の中に確実に組み込み，改善することが重要である．機能診査において確認しておきたい事項として，以下の項目が挙げられる．

- 早期接触の有無
- ガイド歯の状態（前方運動時，左右側方運動時），適正なディスクルージョンが得られているか
- 顎関節症の有無（既往を含む）
- オーバージェット，オーバーバイトは適正か
- 咬合平面は適正か
- 垂直高径は適正か

以上の問題がある場合には，咬合調整で済むのか，矯正治療や補綴治療で改善可能なのかを診断し，治療計画に組み込んでいく．

> 機能の診査項目

顎関節症の診断

顎関節症は，咀嚼筋障害（Ⅰ型），関節包・靱帯障害（Ⅱ型），関節円板障害（Ⅲ型），変形性関節症（Ⅳ型），その他（Ⅴ型）に分けられるが（図32），診断にあたっては，日本顎関節学会のガイドラインが参考になる（図33）．

まず，パノラマX線写真にて下顎頭の骨変化を診断し，骨変化がある場合には，変形性関節症（Ⅳ型）と診断する．骨変化がなく，関節音の存在，または関節音の既往のある開（閉）口障害がある場合には，関節円板障害（Ⅲ型）と診断する．

続いて，顎運動時に咀嚼筋障害がある場合には，咀嚼筋障害（Ⅰ型）と診断し，上記に当てはまらず，顎運動時に顎関節痛と顎関節部に圧痛がある場合には，関節包・靱帯障害（Ⅱ型）と診断する．

> 顎関節症状の有無は術前に必ず確認しておく

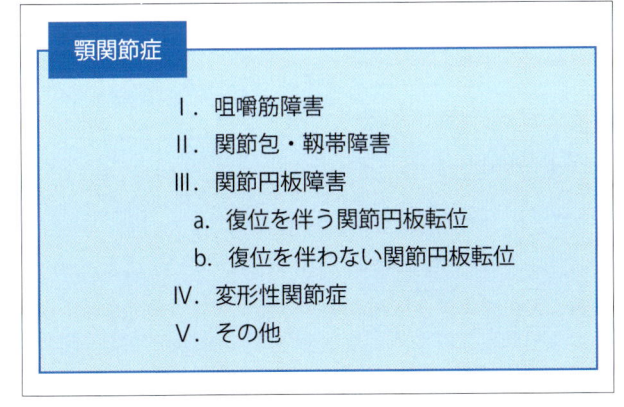

顎関節症
- Ⅰ．咀嚼筋障害
- Ⅱ．関節包・靱帯障害
- Ⅲ．関節円板障害
  - a．復位を伴う関節円板転位
  - b．復位を伴わない関節円板転位
- Ⅳ．変形性関節症
- Ⅴ．その他

図32　顎関節症の分類

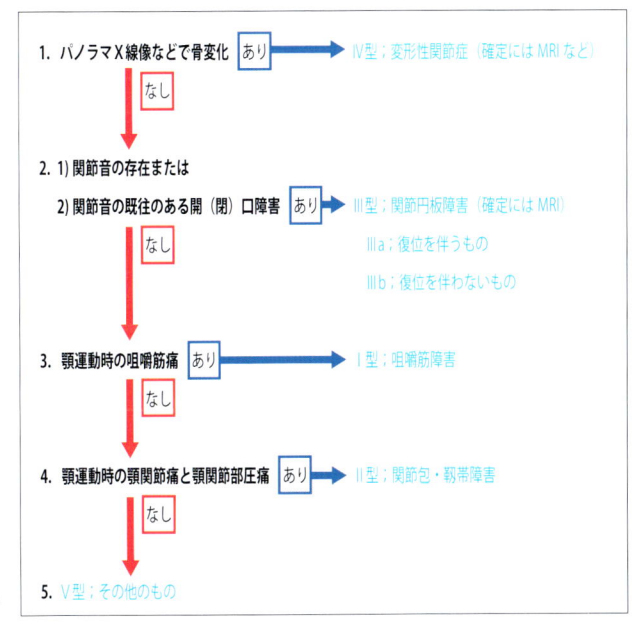

1. パノラマX線像などで骨変化　あり → Ⅳ型；変形性関節症（確定にはMRIなど）
   なし ↓
2. 1)関節音の存在または
   2)関節音の既往のある開（閉）口障害　あり → Ⅲ型；関節円板障害（確定にはMRI）
   　Ⅲa；復位を伴うもの
   　Ⅲb；復位を伴わないもの
   なし ↓
3. 顎運動時の咀嚼筋痛　あり → Ⅰ型；咀嚼筋障害
   なし ↓
4. 顎運動時の顎関節痛と顎関節部圧痛　あり → Ⅱ型；関節包・靱帯障害
   なし ↓
5. Ⅴ型；その他のもの

図33　顎関節症の診断

用語の整理（咬頭嵌合位，中心位，中心咬合位，顆頭安定位）

本題に入る前に，まず用語の整理をしておきたい（**表1**）．日本補綴歯科学会編の『歯科補綴学専門用語集　第3版』（医歯薬出版，2009）によると，

咬頭嵌合位（Intercuspal Position・ICP）とは，「上下顎の歯列が最も多くの部位で接触し，安定した状態にあるときの顎位」と定義されている．これは，歯の接触状態を示しており，下顎頭の位置とは関係ないことに注意する．

中心位（Centric Relation・CR）は，「下顎頭が下顎窩内で以下の位置にあるときの顎位．従って，歯の接触関係とは無関係で，任意の顎間距離で存在する．

1）下顎頭が下顎窩内で，関節円板の最も薄く血管のない部分に対合し，関節結節の斜面と向き合う前上方の位置（GPT-5）．
2）上顎に対して下顎が最後方位をとり，なおかつ下顎側方運動が可能な位置（GPT-3）．
3）下顎頭が下顎窩内で緊張のない最後方位をとり，そこから無理なく下顎側方運動が可能な顎位（GPT-1）．
4）一定の垂直的位置関係において側方運動が可能な上顎に対する下顎の最後方位（Boucher；1953）．
5）下顎頭と関節円板が最中央で最上方にあるときの上下顎の関係（Ash；1993）．

> 用語を正しく理解しておく
> ・咬頭嵌合位（ICP）
> ・中心位（CR）

表1　本稿に登場する言葉の定義（日本補綴歯科学会編：歯科補綴学専門用語集　第3版．医歯薬出版，2009より）

■ 咬頭嵌合位（Intercuspal Position・ICP）
上下顎の歯列が最も多くの部位で接触し，安定した状態にあるときの顎位

■ 中心位（Centric Relation・CR）
下顎頭が下顎窩内で以下の位置にあるときの顎位．従って，歯の接触関係とは無関係で，任意の顎間距離で存在する．
1）下顎頭が下顎窩内で，関節円板の最も薄く血管のない部分に対合し，関節結節の斜面と向き合う前上方の位置（GPT-5）．
2）上顎に対して下顎が最後方位をとり，なおかつ下顎側方運動が可能な位置（GPT-3）．
3）下顎頭が下顎窩内で緊張のない最後方位をとり，そこから無理なく下顎側方運動が可能な顎位（GPT-1）．
4）一定の垂直的位置関係において側方運動が可能な上顎に対する下顎の最後方位（Boucher；1953）．
5）下顎頭と関節円板が最中央で最上方にあるときの上下顎の関係（Ash；1993）．
6）下顎頭が下顎窩内で最上方で最後方にあるときの顎位．
7）下顎頭を前最上方に位置させて臨床的に決定される下顎位（Ramfjord；1993）
※GPT=Glossary of Prosthodontic Terms

本稿では→　下顎頭が下顎窩内の前上方で安定した位置＝中心位

■ 中心咬合位（Centric Occlusion・CO）
1）下顎頭の位置とは関係なく，上下顎の咬合面が最大面積で接触，または，咬頭嵌合したときの顎位．咬頭嵌合位と同義．一般に，正常有歯顎者では，下顎頭は下顎窩内で顆頭安定位にある．
2）下顎が中心位で咬合したときの顎位．前項のごとく，中心位の定義が不明確のため，本項の意味も多様となる

本稿では→　下顎が中心位で咬合したときの顎位＝中心咬合位

■ 顆頭安定位（Stabilized condylar position）
下顎頭が下顎窩の中で緊張なく安定する位置（大石忠雄1967）．正常歯列者の咬頭嵌合位では下顎頭は顆頭安定位にあることから，咬合の診断，あるいは咬合の再構成などの基準として用いられる

6）下顎頭が下顎窩内で最上方で最後方にあるときの顎位．
7）下顎頭を前最上方に位置させて臨床的に決定される下顎位(Ramfjord；1993)．
※ GPT＝Glossary of Prosthodontic Terms」

とされているが，注釈として，「なお，このように多様なニュアンスを有したものは専門用語として不適当であり，使用を控えるべきとする意見も少なくない．しかし，国内外において古くから多方面で用いられており，また，すべての顎位の原点として極めて重要な用語とも言えるため，本委員会では，適当な代替用語も未確定な現時点で，本用語を削除することは不適当であると判断した」と述べられている．

このように時代や解釈によって変遷している言葉ではあるが，現在では「無理なく蝶番回転運動するためには，下顎頭を下顎窩内の前上方に位置させるのがよい」[1]とされており，本稿においても下顎頭が下顎窩内の前上方に位置して安定した位置を中心位と呼ぶこととする(図34)．無理なく蝶番回転運動ができるということは，顎関節や筋など顎口腔系の組織に対して局所的なメカニカルストレスを回避できると考えるからである．ただし，"歯の接触関係とは無関係で，任意の顎間距離で存在する"とあるように，天然歯，補綴物問わず，歯の接触関係と中心位は無関係なので，その点は診断を要する．

中心咬合位（Centric Occlusion・CO）は，二つの意味で定義されている．「1）下顎頭の位置とは関係なく，上下顎の咬合面が最大面積で接触，または，咬頭嵌合したときの顎位．咬頭嵌合位と同義．一般に，正常有歯顎者では，下顎頭は下顎窩内で顆頭安定位にある．2）下顎が中心位で咬合したときの顎位．前項のごとく，中心位の定義が不明確なため，本項の意味も多様となる」とされている．本稿にお

・中心咬合位とは

1）古谷野潔，矢谷博文編：歯科技工別冊／目で見る咬合の基礎知識，2002．

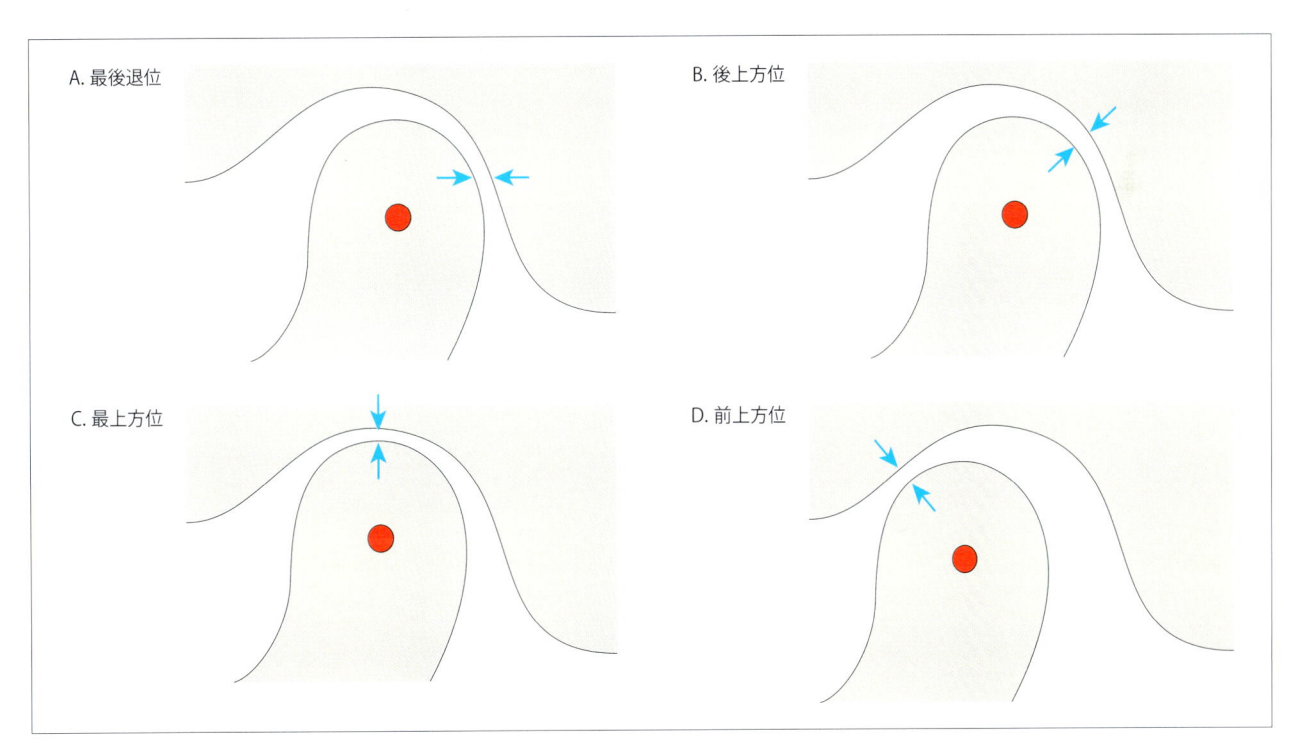

図34 下顎頭の下顎窩内における位置．現在では，無理なく蝶番回転運動をするには，下顎頭を下顎窩内の前上方に位置させるのが望ましいとされており，本稿ではこの位置を中心位と呼称する（古谷野　潔，矢谷博文編：歯科技工別冊／目で見る咬合の基礎知識．より）

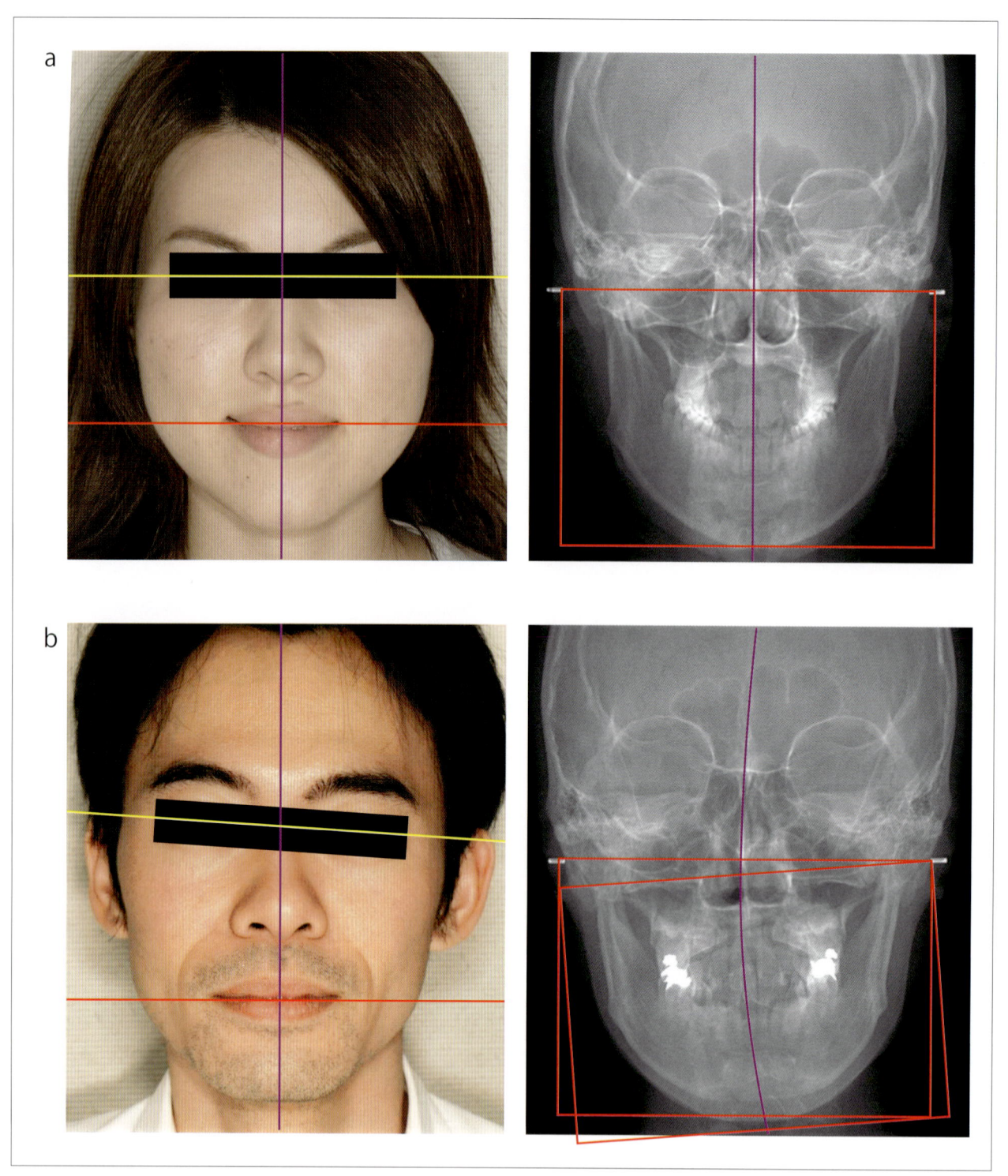

図35 顔貌および頭部X線規格写真（正貌）

いては，前述のように中心位を定義したので，2）の"下顎が中心位で咬合したときの顎位"とする．下顎頭の位置と歯牙が接触した位置の両方を表した言葉であり，補綴治療の際の目標となる咬合状態である．

　顆頭安定位（Stabilized condylar position）は，「下顎頭が下顎窩の中で緊張なく安定する位置（大石忠雄 1967）．正常歯列者の咬頭嵌合位では下顎頭は顆頭安定位にあることから，咬合の診断，あるいは咬合の再構成などの基準として用いられ

・顆頭安定位とは？

28　基本　審美修復治療のマネジメント

Part 1　基礎資料の収集と診査・診断

早期接触をさけるように，
左側顎関節を後方へ押し込みながら
咬頭嵌合位まで噛み込む

右側臼歯部に早期接触

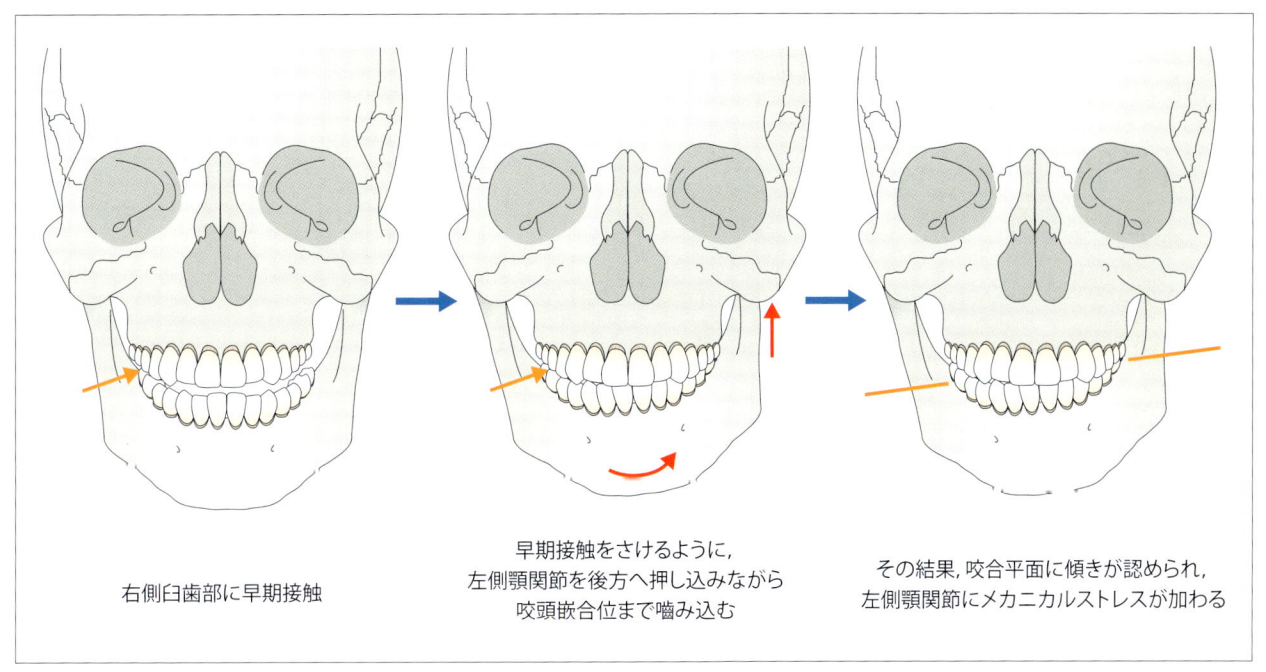

その結果，咬合平面に傾きが認められ，
左側顎関節にメカニカルストレスが加わる

図36　図35bの顔貌が傾いている原因の推定

る」とされている．

以下，本稿においてはこの定義のもと，記述していく．

咬合診断の重要性

有歯顎者の場合，咬頭嵌合位の状態が中心位とは限らず，部分的に残存歯がある場合は習慣的にそこで噛もうとするため，その咬合状態が正しいとは限らない．そのため，顎位の診査・診断には，中心位を求め，咬合器上で模型診断を行い，病的な咬合か否かを診断する必要がある．そのうえで，中心位で診断用ワックスアップを作製するというステップが不可欠である．

図35は咬頭嵌合位で撮影した顔貌および頭部X線規格写真だが，aの患者の場合，顔貌を見ると瞳孔線および口唇のラインが平行で，セファロ所見でも下顎頭の位置，左右の高径は対称である．また口腔内に補綴物もなく，正常有歯顎者と言える．bの患者の場合，瞳孔線は左下がりで，口唇は傾き，口唇左側に過緊張も認められる．セファロ所見でも傾きが認められ，臼歯部に多数の補綴物が認められる．このような患者に対して，現在の咬頭嵌合位を基準として補綴治療を行ったとしても根本的な解決とはならず，一度顎位をキャンセルして顎関節を基準とした補綴治療の必要性を診断する必要がある．

bの患者の場合，右側臼歯部に早期接触があったため，それを避けるようにして左側に偏位させて左側の顆頭を後方に押し込むように咬頭嵌合位まで噛み込むパターンなのではないかという推測が成り立つ（図36）．その診断のためには，まず中心位を探り，その状態を咬合器上にトランスファーして模型診断を行う．早期接触を取り除いて治療が終わる場合もあるし，スプリント治療や補綴治療が必要になる場合もあるが，まずは中心位での模型診断が基本となる（図37～41）．

中心位での模型診断の重要性

29

CR Mount を行い（図37），CO と ICP を咬合器上で表現した状態を示す（図38）．ICP で患者固有の咬合高径を切歯ピンで固定し（図39），撤去していたコンダイラーハウジングを咬合器上へ戻して CR における閉口時の歯の状態（CO）を咬合器上で診査すると（図40），CO が ICP と一致する患者と，一致しない患者がいる（図41）．CO が ICP と一致しない場合は，下顎頭が CR の位置からずれることで ICP へ入り込む．

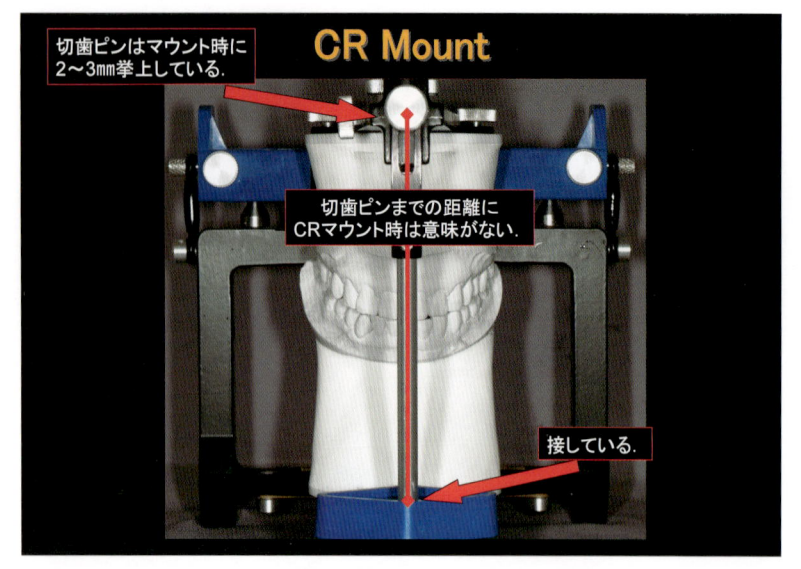

図37 CR マウントは，蝶番運動範囲内で切歯ピンを設定する

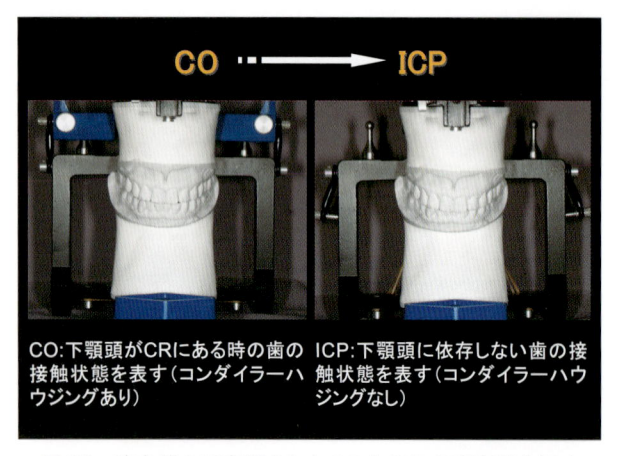

図38 咬合器上に表現された CO と ICP の正面観を示す

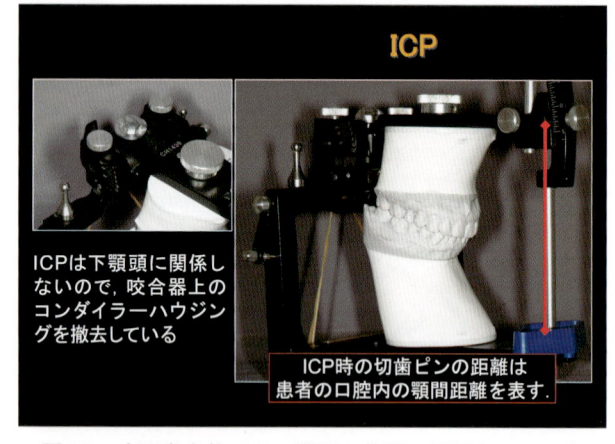

図39 咬頭嵌合位では，顆頭の位置は関係ないので歯優先の顎間関係を咬合器上へ再現するために関節部分を外してフリーにする

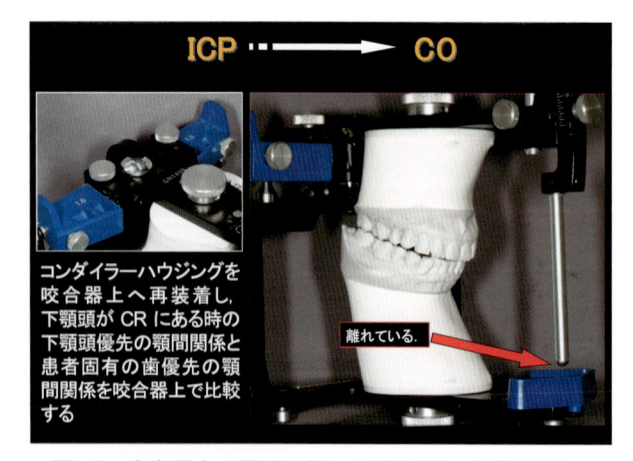

図40 患者固有の顎間距離と下顎頭優先の顎間関係の比較を咬合器上で行う

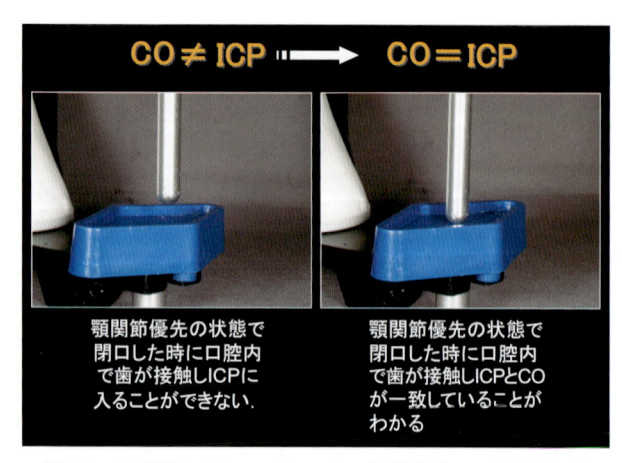

図41 下顎頭が CR にあって，患者固有の咬頭嵌合位が再現できない場合は，その範囲に従って咬合調整を行う

●参考症例3　早期接触の除去（植松）

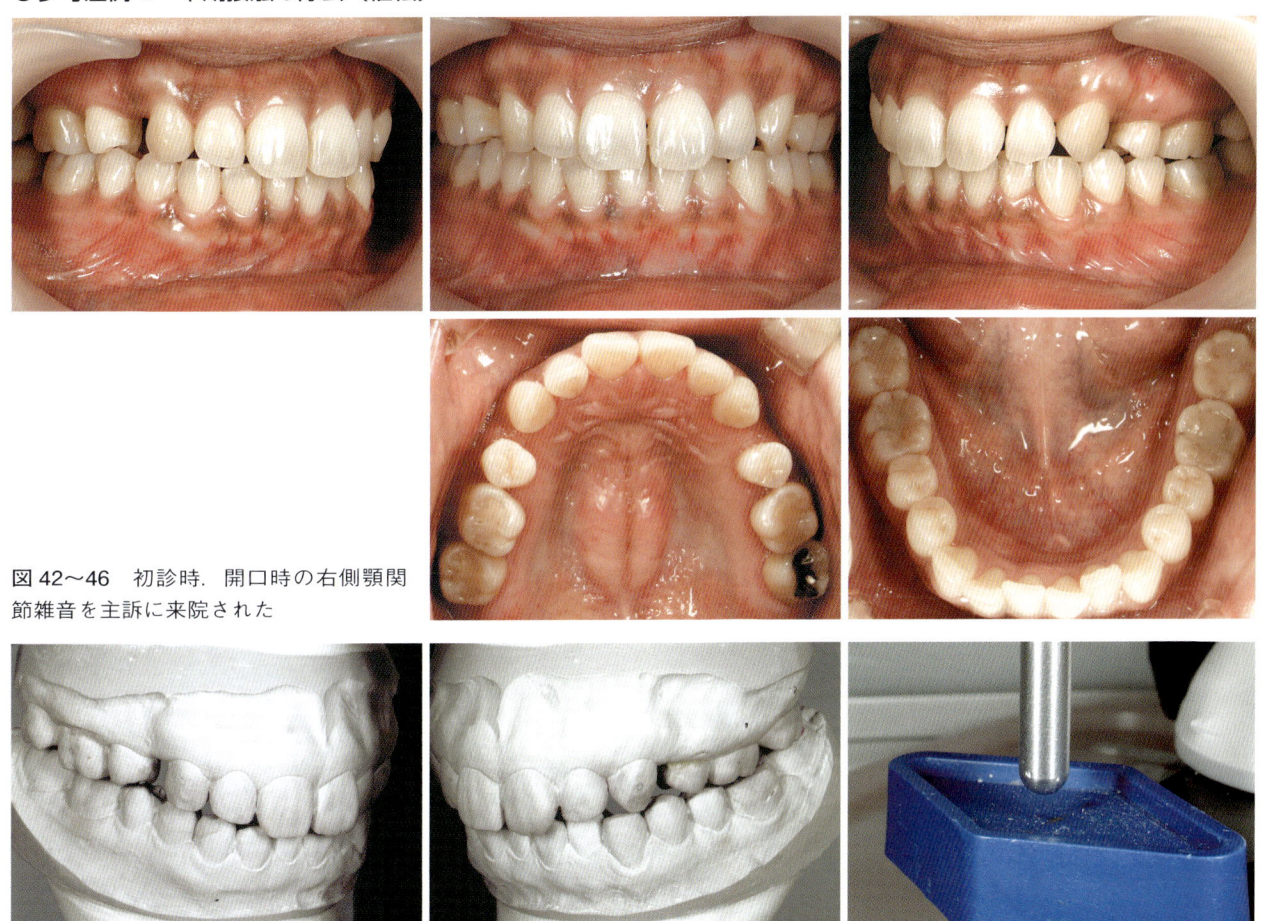

図42〜46　初診時．開口時の右側顎関節雑音を主訴に来院された

図47，48　中心位で咬合器に装着したところ，早期接触を認めた．口腔内ではこの後で咬頭嵌合位へスライドする

図49　咬頭嵌合位の垂直顎間距離に達していないことがわかる

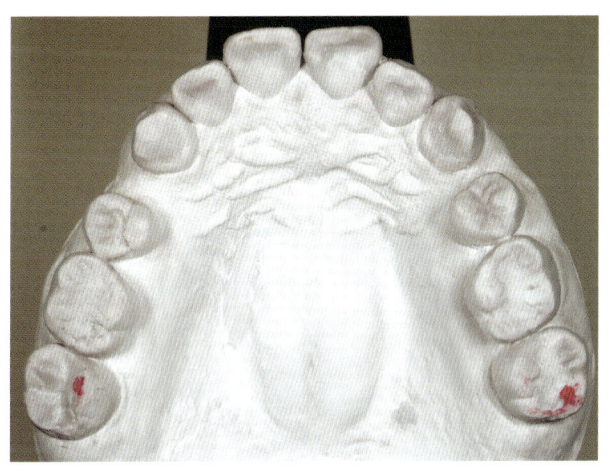

図50，51　上下顎最後方歯に早期接触が認められた

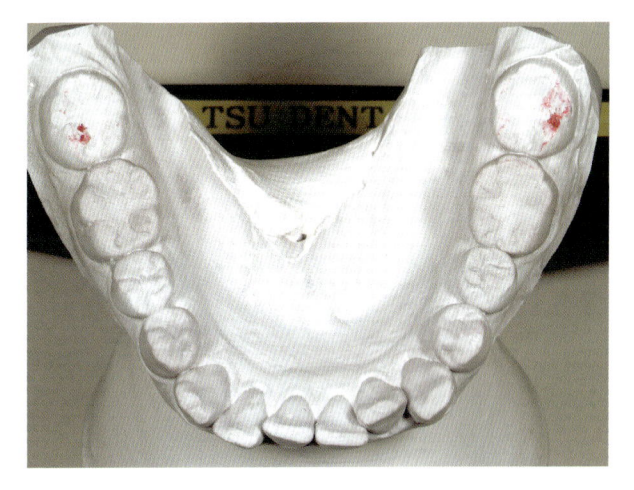

参考症例3　早期接触の除去

　患者は32歳，女性で，矯正治療を途中で放置した結果，左側に関節雑音が生じ，口が動きにくいとのことで来院された（**図42〜46**）．その他の症状として，偏頭痛を訴えていた．

　中心位にて模型を咬合器に装着したところ（**図47〜49**），早期接触が認められた

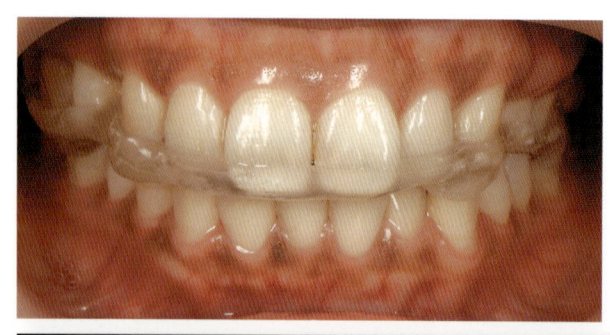

図52 口腔内で中心位を再現するためのレジン製プレートを作製する．このレジン製プレートを口腔内に装着した状態で顎関節断層Ｘ線写真を撮影して，中心位かどうか再確認する

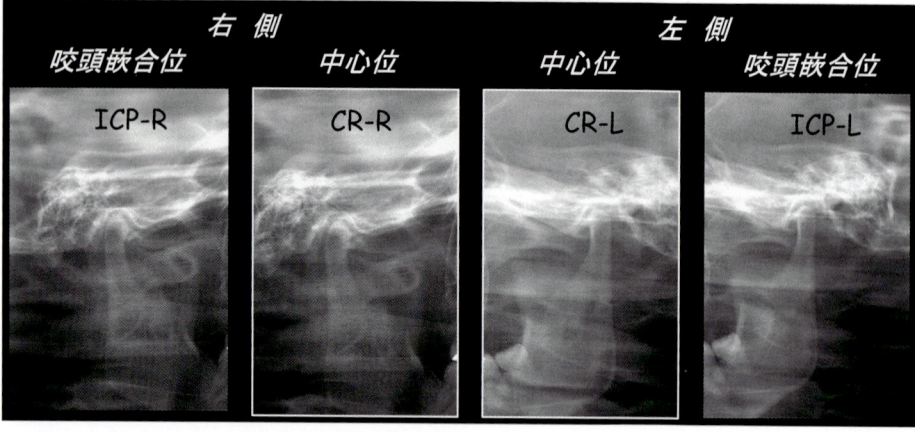

図53 中心位では下顎頭は下顎窩内の前上方に位置している

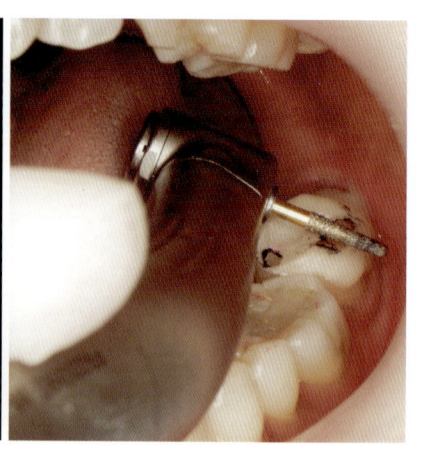

図54 模型診断で発現した早期接触部位を正確に削合するためレジンシェルを作製し，シェルに則って削合した

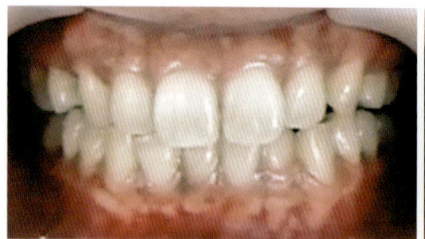

図55 咬頭嵌合位での正面観

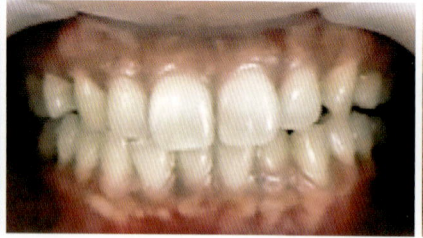

図56 術前．右側方運動時．顎がスムーズに動かない

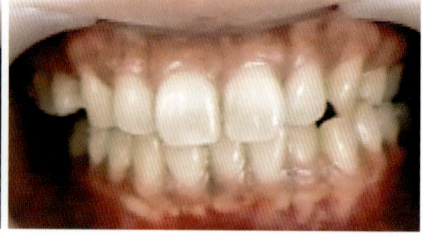

図57 術前．左側方運動時では顎はスムーズに動いている

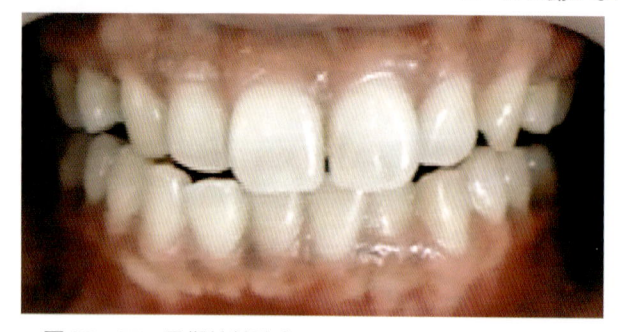

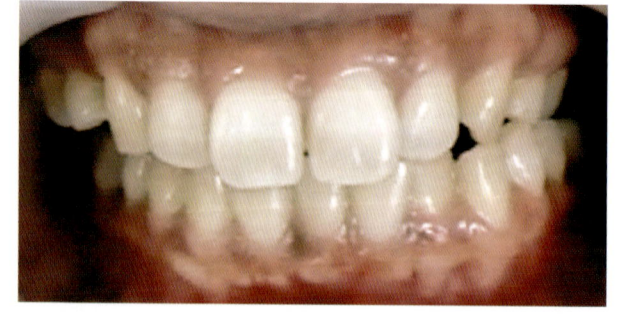

図58，59 早期接触除去から2週間後の口腔内．円滑な機能運動が営めるようになり，偏頭痛と開口時の顎関節雑音も消失した

（図50，51）．口腔内の診断だけでは早期接触の発見は難しいため，咬合器上での診断が重要である．

また，咬合器に装着した顎位が本当に中心位なのかを確認するため，咬合器上でレントゲン確認用のレジンプレートを作製し，プレートを装着した状態で顎関節断層Ｘ線写真を撮影した（図52）．その結果，下顎頭の位置は中心位に位置している

レジンプレートを用いて中心位を確認する方法

Part 1　基礎資料の収集と診査・診断

● 参考症例 4　中心位の診断（植松）

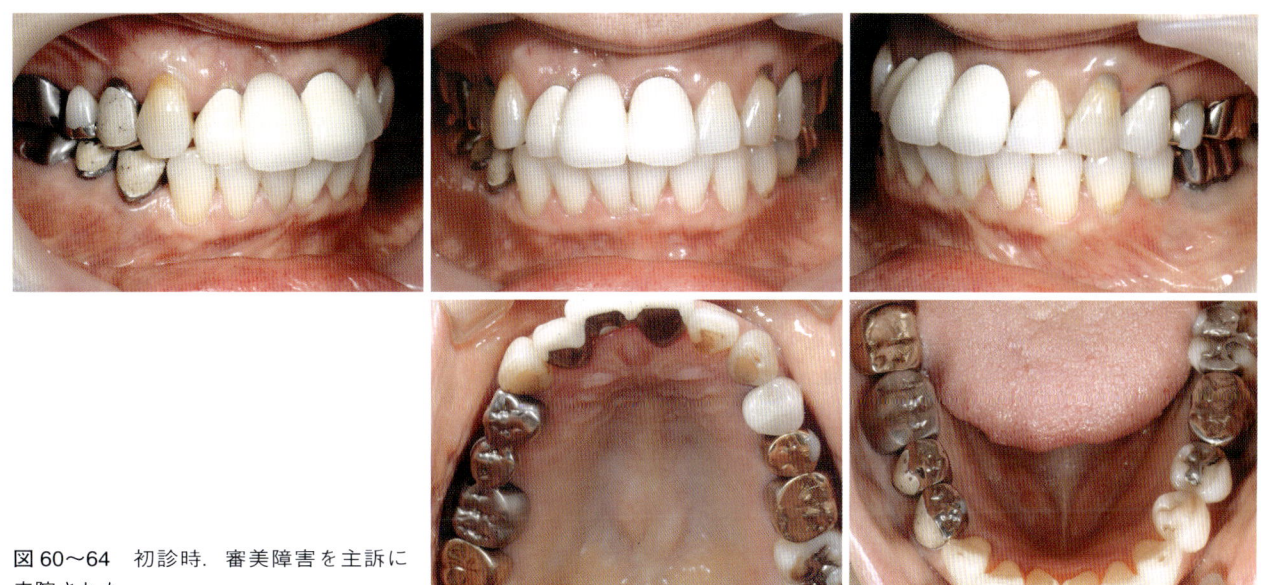

図 60〜64　初診時．審美障害を主訴に来院された

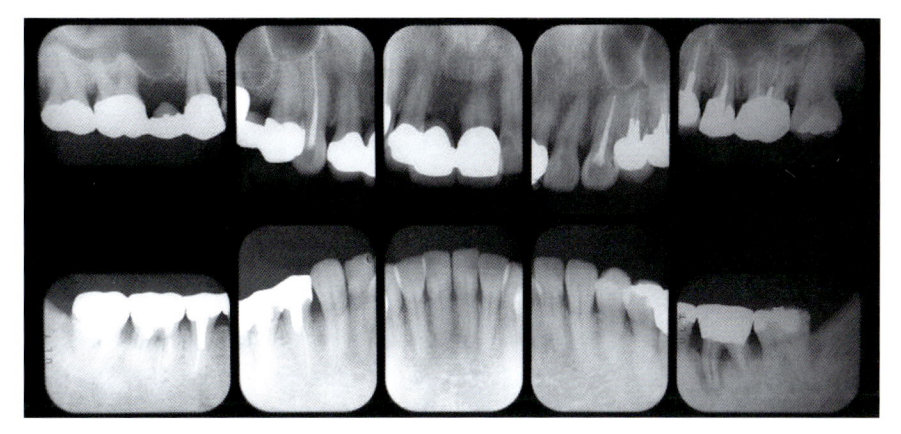

図 65　初診時のデンタル X 線写真

と確認された（図 53）．

　そこで，早期接触部のみを正確に削合できるように模型上でレジンシェルを作製し，咬合調整を行った（図 54）．術前にはスムーズな開口や側方運動が行えなかったが（図 56），咬合調整後は関節雑音も消失し，左右とも円滑な顎運動が行えるようになり，偏頭痛も消失した（図 58, 59）．

参考症例 4　中心位の診断—フルマウスリコンストラクション—

　患者は 53 歳，女性で，歯並びと審美障害を主訴に来院された（図 60〜65）．3|23 および下顎前歯部以外には補綴物が装着されており，全顎的な再治療が必要である．

　まずは中心位にて咬合器に装着し，模型診断を行ったところ，咬合高径は低下しており，顎位に問題があると診断した．そこで，中心位の状態で診断用ワックスアップを作製し（図 66〜68），咬頭嵌合位の安定，咬合接触状態，偏心位でのガイド，ディスクルージョン量，審美性などを診断していく．

> 全顎的に補綴物が装着されており，術前の咬頭嵌合位が適切かどうかは診査が必須である

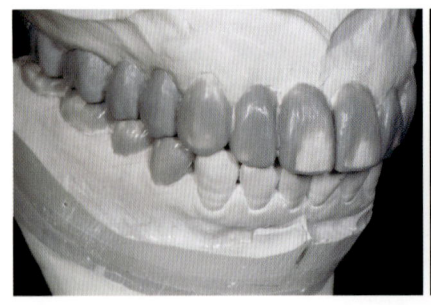

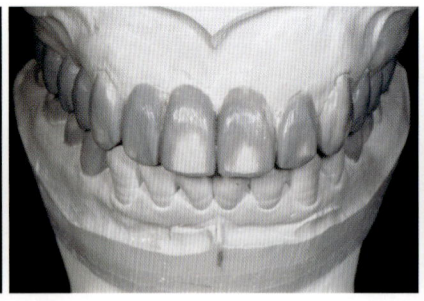

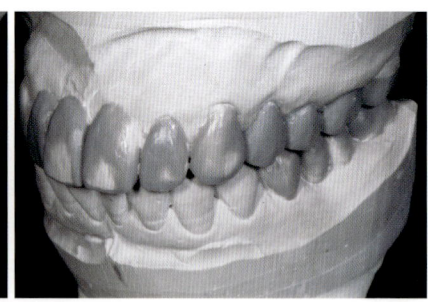

図66〜68 中心位にて咬合器に装着し，診断用ワックスアップを作製

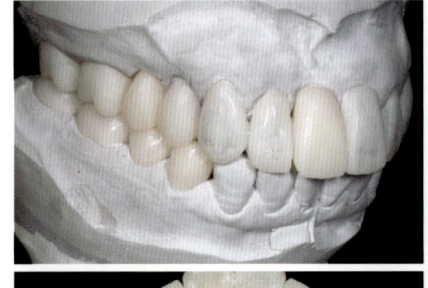

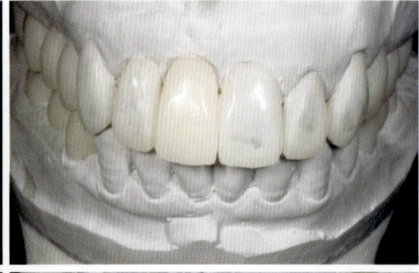

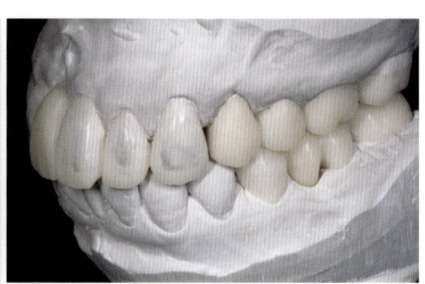

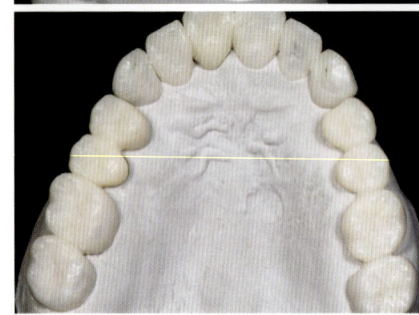

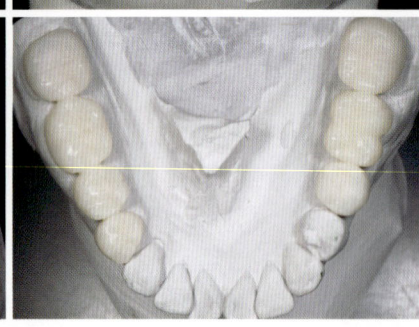

図69〜73 診断用ワックスアップを基にプロビジョナルレストレーションを作製

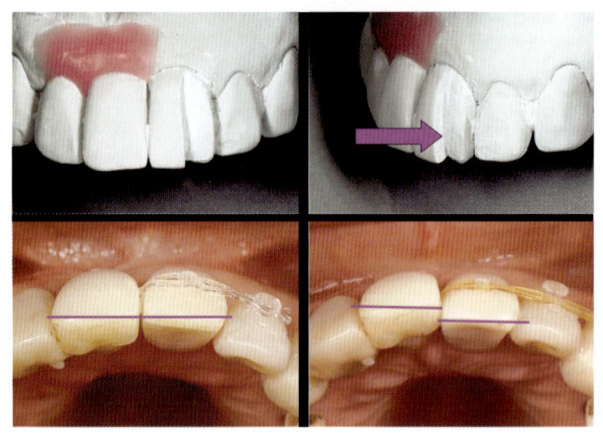

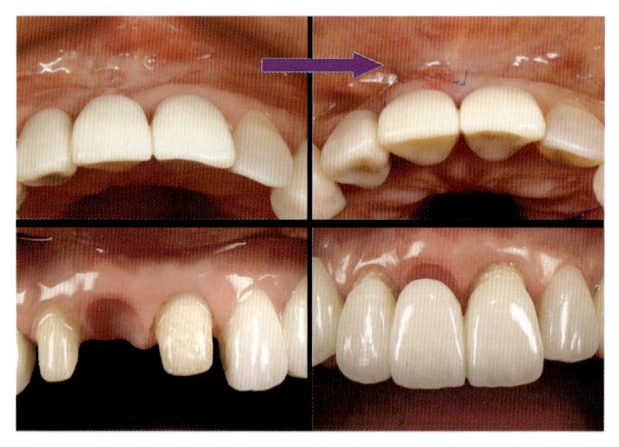

図74 MTMで|1 のポジションを口蓋側へ移動し，結合組織移植を行う前に，歯冠と歯肉とのカントゥアの調整を行った

図75 ②1① ポンティック部の頬側歯頸部付近に結合組織移植を行い，プロビジョナルレストレーションで歯肉の形態を整えた

　そして診断用ワックスアップをもとにプロビジョナルレストレーションを作製し（図69〜73），装着した．並行して，|1 のMTM，1|の結合組織移植を行っている（図74, 75）．プロビジョナルレストレーションにおいて問題がないことを確認した上で，最終補綴物を装着した（図76〜81）．現在，術後6年が経過しているが，順調に推移している．

Part 1 基礎資料の収集と診査・診断

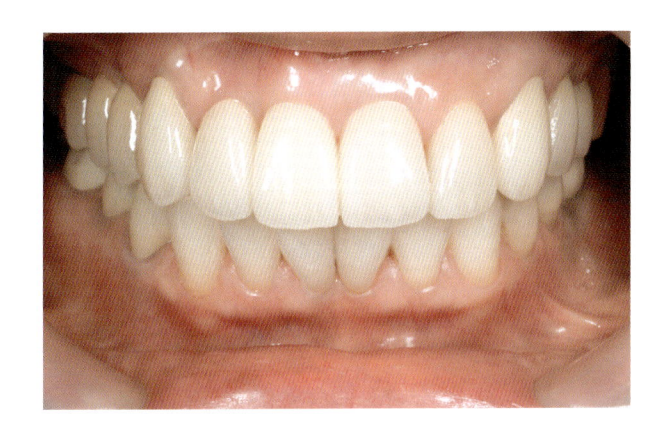

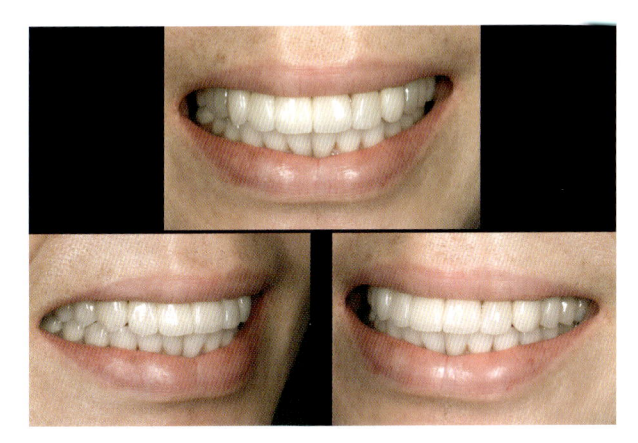

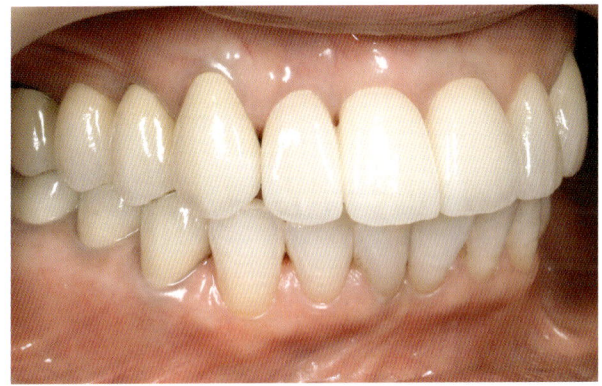

図 76〜81 最終補綴物装着時

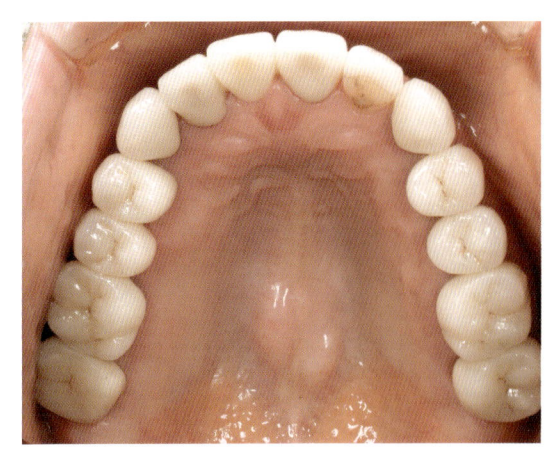

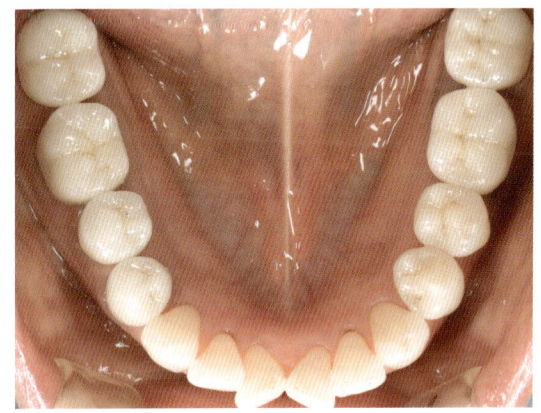

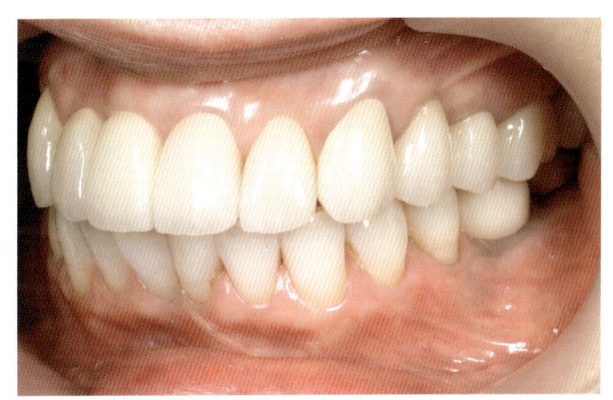

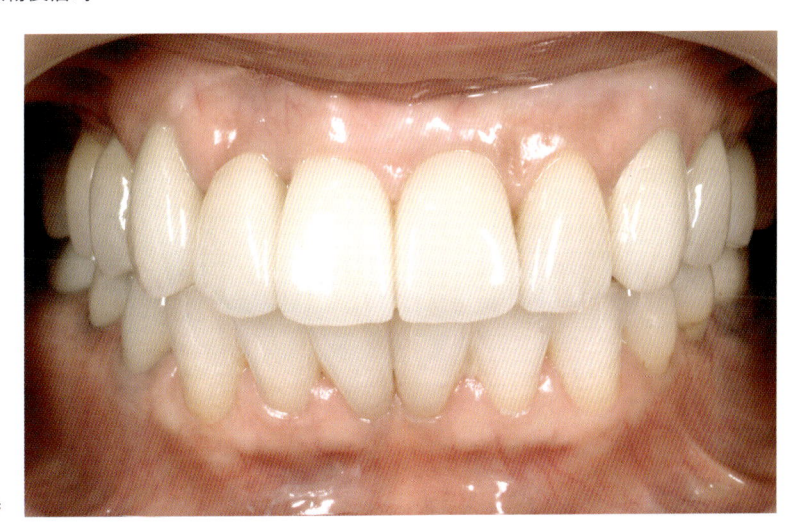

図 82 術後 5 年経過時

Case Study 1

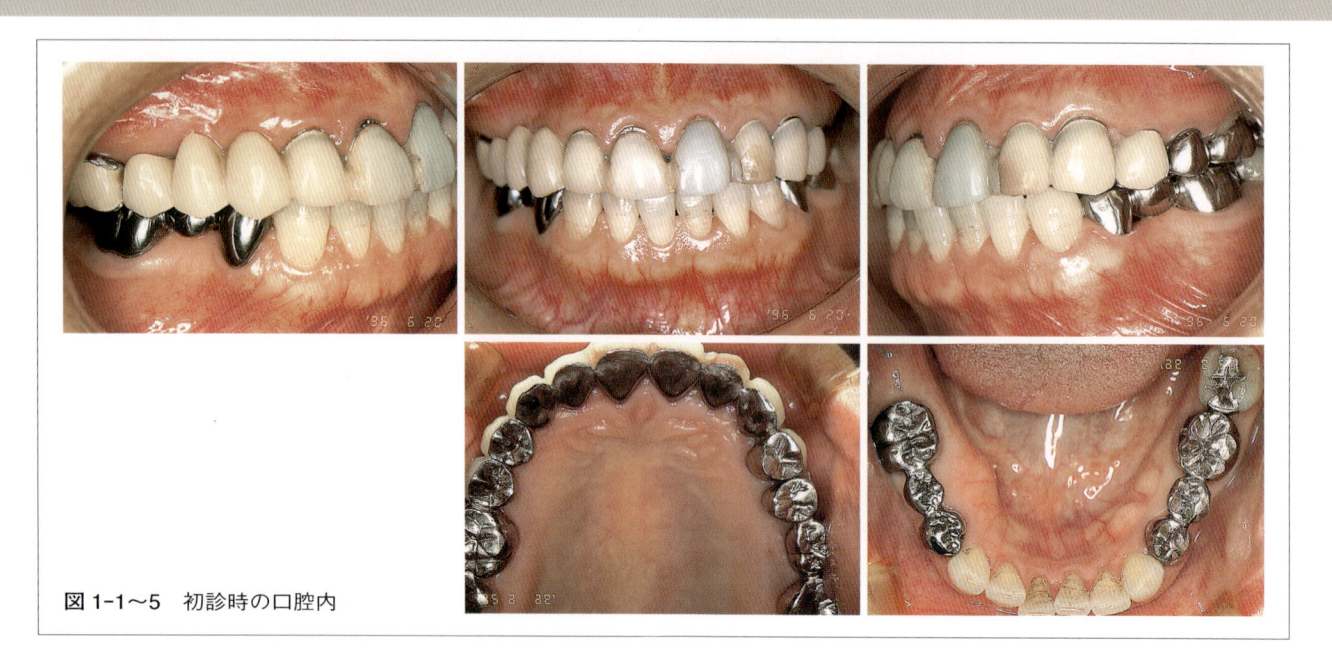

大分県由布市・小原歯科医院　**小原正嗣**
コメント・植松厚夫，北原信也

図1-1～5　初診時の口腔内

症例の概要

患者は，初診時51歳の女性で，「前歯をきれいにしてほしい」「補綴物がよく壊れる」ことを主訴に来院された（図1）．

下顎前歯以外はすべての歯が既に補綴されており，装着から10年以上が経過しているとのことだった．

基礎資料の収集と診査・診断

・上顎は 7|7 以外すべての歯が失活歯で，根の劣形も認められる．
・歯周組織の状態は，プロービングデプス，X線像（図2）から，それほど問題はなく，初期治療でのSRP，TBIで改善が可能であると診断した．
・上顎前歯部歯肉縁下に二次カリエスが認められ，矯正的挺出もしくは歯周外科で対処する必要がある．
・CRバイトにて咬合器に付着し，咬頭嵌合位と中心咬合位のずれの診査を行ったところ，1.5 mmの前方偏位を認めた．
・咬合状態は， 7|7 / 8|7 に早期接触が認められる．補綴を行う上で慎重な配慮が求められる．
・TMJには問題はなかった．

以上の所見から，患者に説明を行い，具体的な治療計画の立案を行う．

治療計画

・初期治療（SRP，TBI）
・要エンド歯の， 6|7 ， 6|6 の再根管治療

Case Study 1

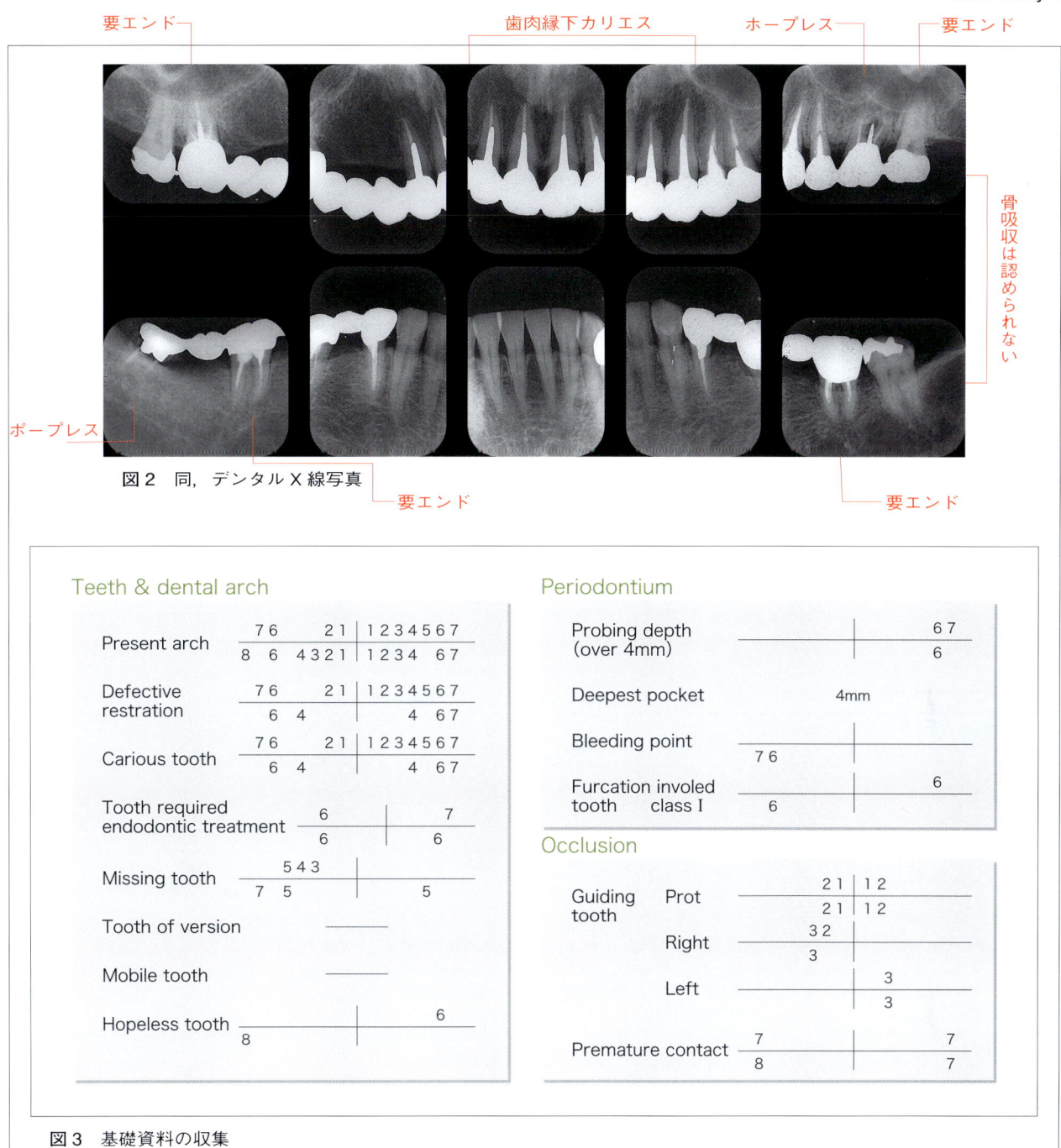

図2 同，デンタルX線写真

上段ラベル（左から）: 要エンド / 歯肉縁下カリエス / ホープレス / 要エンド / 骨吸収は認められない
下段ラベル: ホープレス / 要エンド / 要エンド

Teeth & dental arch

Present arch	7 6　　　2 1 | 1 2 3 4 5 6 7
	8　6　4 3 2 1 | 1 2 3 4　6 7

Defective restration	7 6　　　2 1 | 1 2 3 4 5 6 7
	6　　4　　|　　　　4　6 7

Carious tooth	7 6　　　2 1 | 1 2 3 4 5 6 7
	6　　4　　|　　　　4　6 7

Tooth required endodontic treatment	6 | 　　　　　　7
	6 | 　　　　　　6

Missing tooth	5 4 3　|
	7　5　　　　|　　　　5

| Tooth of version | |
| Mobile tooth | |

Hopeless tooth	| 　　　　　　6
	8　　　　　　|

Periodontium

Probing depth (over 4mm)	|　　6 7
	|　　6

| Deepest pocket | 4mm |

Bleeding point	|
	7 6　|

Furcation involed tooth　class I	|　　　6
	6|

Occlusion

Guiding tooth　Prot	2 1 | 1 2
	2 1 | 1 2

Right	3 2 |
	3　　|

Left	| 3
	| 3

Premature contact	7 | 7
	8 | 7

図3 基礎資料の収集

・診断用ワックスアップ
・プロビジョナルレストレーション①
・二次カリエスへの対処のため前歯部に歯周外科を行う
・再評価
・プロビジョナルレストレーション②
・インプラントオペ
・再評価
・下顎最終補綴物装着，上顎プロビジョナルレストレーション
・上顎最終補綴物装着
・メインテナンス

●治療計画の立案

治療計画

1. 初期治療
2. 診断用ワックスアップ①
3. プロビジョナルレストレーション①
4. 歯周外科
5. 再評価
6. プロビジョナルレストレーション②
7. インプラントオペ
8. 再評価
9. 下顎ファイナル・上顎プロビジョナルレストレーション
10. 上顎ファイナル
11. メインテナンス

補綴設計

```
                    Implant                           Br
             Cr Cr  Cr Cr Cr Cr Cr    Cr Cr Cr       Cr Cr Cr
             7  6   ⑤ ④ ③ 2  1  | 1  2  3  ④ ⑤ 6  ⑦
             ⑥ 5   ④ 3  2  1     | 1  2  3  ④ 5  ⑥ 7
                    Br                              Cr
                                              Br
```

図4　治療計画の立案と補綴設計

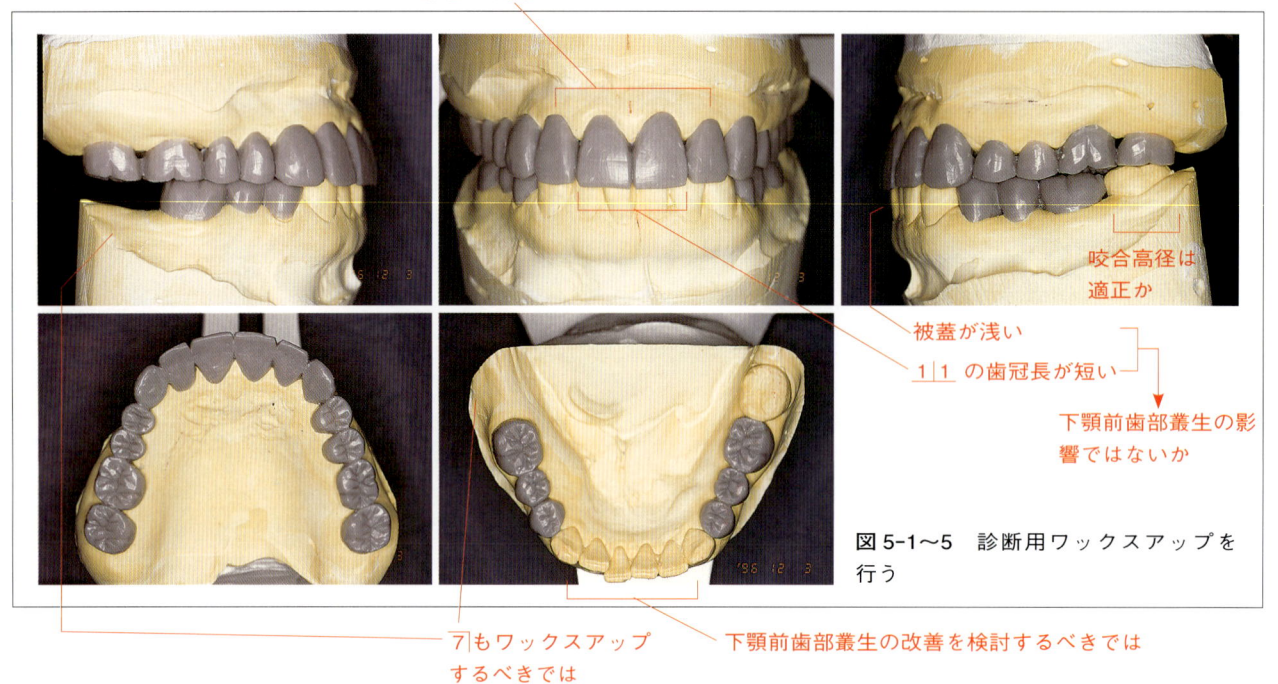

●診断用ワックスアップ

形態が不揃い

咬合高径は適正か

被蓋が浅い

1|1 の歯冠長が短い

下顎前歯部叢生の影響ではないか

7|もワックスアップするべきでは

下顎前歯部叢生の改善を検討するべきでは

図5-1〜5　診断用ワックスアップを行う

補綴設計

・既存の補綴物に関しては，すべて再製作を行う．
・5 4 3| 欠損は，3本のインプラントを埋入し，PFMによる連結冠
・④⑤6⑦，⑥5④，④5⑥ PFMによるブリッジ
・その他の部位は，PFMによる単冠

治療の流れ

　CRマウントした模型上にて診断用ワックスアップを作製し（図5），歯冠形態，機能の診断を行う．歯肉縁下の二次カリエスに対して歯周外科を行った後（図6），

● プロビジョナルレストレーション〜最終補綴物装着

図6 歯周外科を行う

図7 1回目のプロビジョナルレストレーション．歯周組織の治癒を待つ

図8 2回目のプロビジョナルレストレーション．この後，5 4 3|部にインプラントの埋入を行う

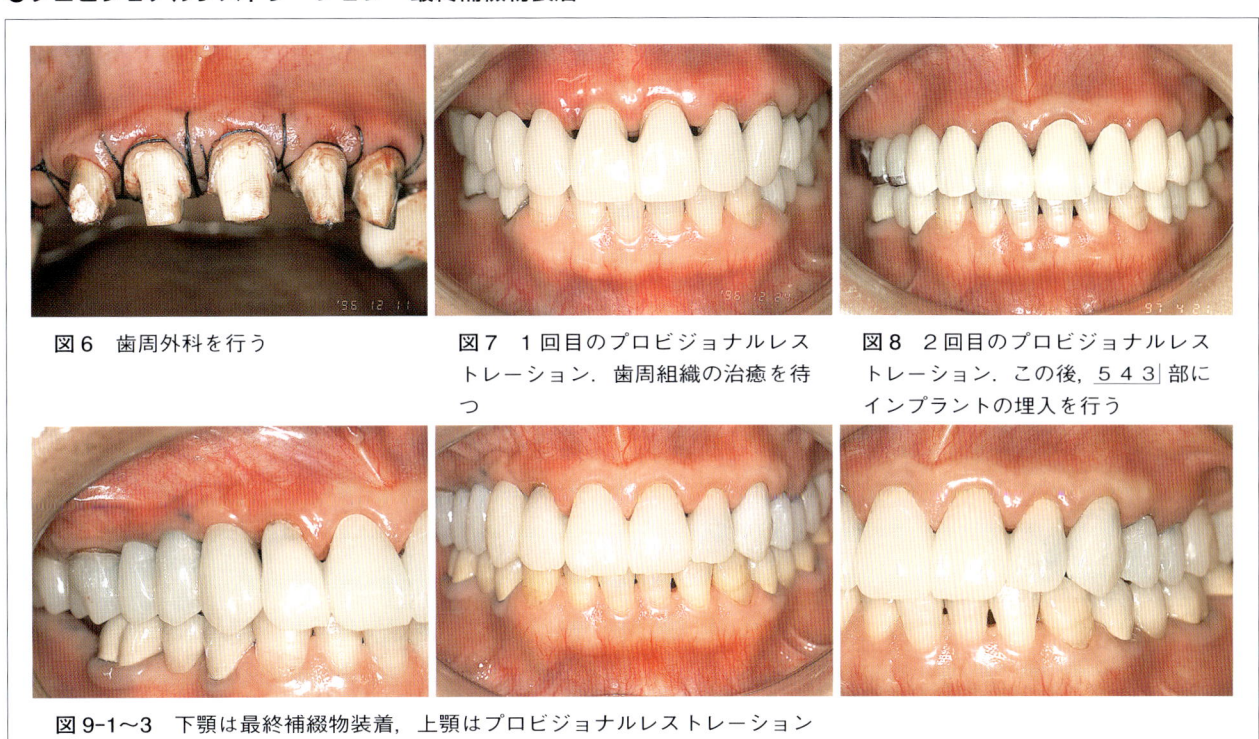

図9-1〜3 下顎は最終補綴物装着，上顎はプロビジョナルレストレーション

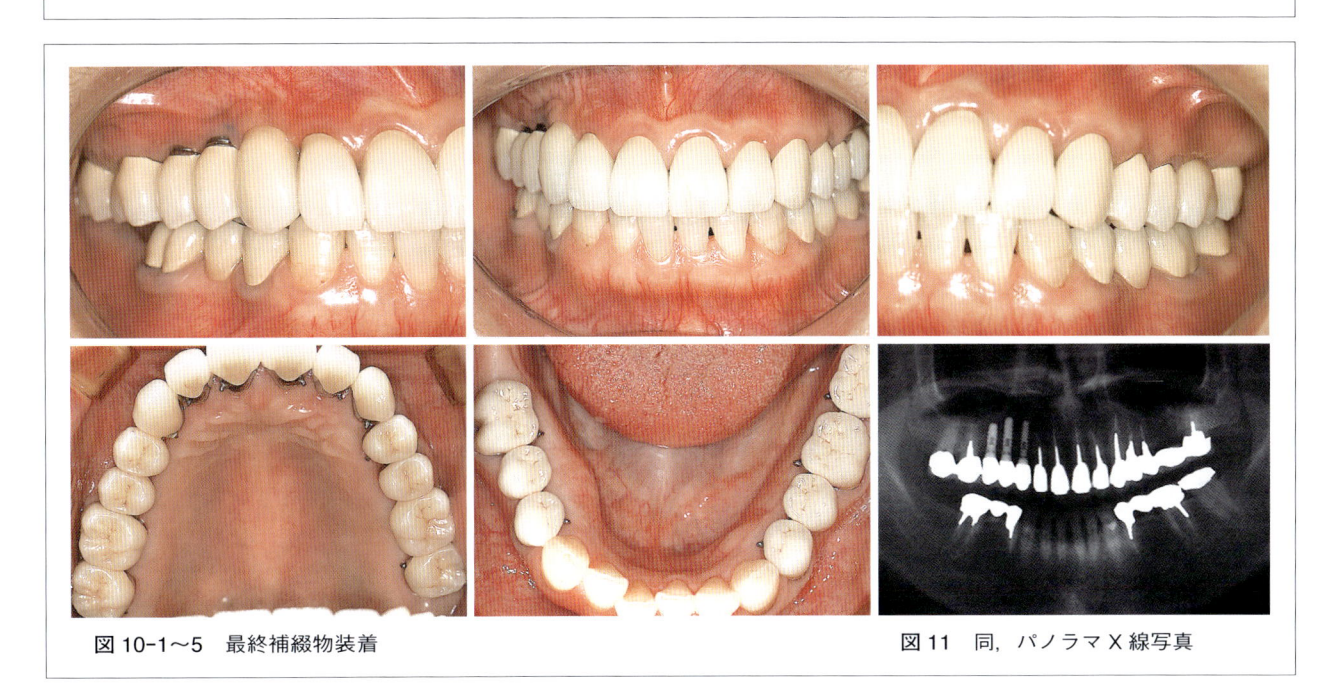

図10-1〜5 最終補綴物装着

図11 同，パノラマX線写真

診断用ワックスアップを基に作製した1回目のプロビジョナルレストレーションを装着した（図7）．歯周組織の治癒を待ち，歯冠形態を修正した2回目のプロビジョナルレストレーションを装着する（図8）．この後，5 4 3|にインプラントを埋入する．

インプラント埋入後，下顎に最終補綴物を装着した（図9）．そして，インプラント埋入，GBRから18カ月後に上顎の最終補綴物を装着した（図10）．

術後4年経過時に6|遠心のポーセレンがチップし（図12），修理を行ったが，それ以外は順調に推移している．

●術後4年の状態

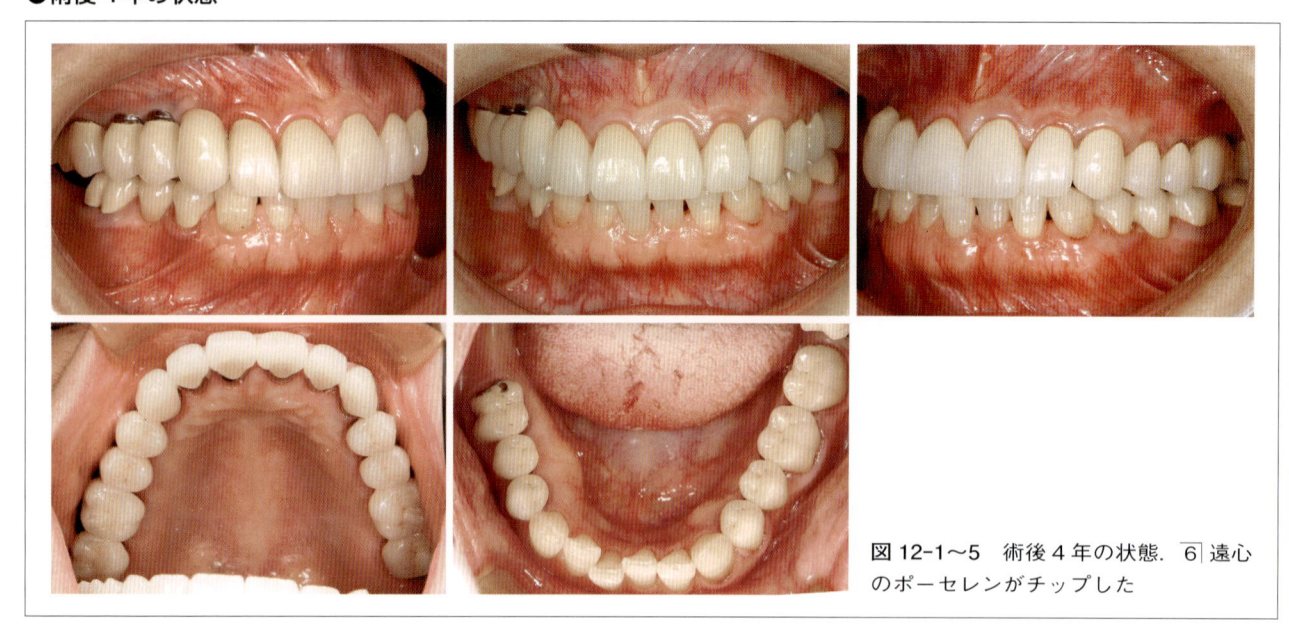

図12-1～5　術後4年の状態．6|遠心のポーセレンがチップした

本症例のポイント

●5 4 3|の欠損はなぜ生じたか？　欠損してからの期間は？

→患者から聞き取りをしたが，正確な原因はわからなかった．事故などの外傷ではないとのことだったが，カリエスリスクが高い患者であることから，カリエス処置を繰り返すうちに歯肉縁下カリエスや歯根破折によって喪失したのではないかと推測した．

期間に関しても正確にはわからなかったが，インプラントオペの際に，骨吸収が大きかったことや，補綴物の状態から，抜歯してからかなりの期間が経過していると推測した（小原）．

●顎位の診断は行ったか？　咬合器付着の基準は？

→本症例は，広範囲にわたり補綴物が装着されており，そのうえ上顎咬合面の摩耗も進行している．このような場合，まずは現在の顎位が適正かどうか，中心位バイトを採り，咬合器上での診断が必要である．咬頭嵌合位と中心咬合位では，どの程度のずれがあったか？（植松）

→最初の診断では，前方へ1.5mmのずれが認められた．習慣性咬合位が前方へ偏位していたと考えられる．治療の進行に伴い，診断用ワックスアップ，プロビジョナルレストレーションの作製，修正を行い，安定する顎位を模索していった（小原）．

→現在の咬頭嵌合位が顎機能と調和した再現性の高い顎位なら問題はないが，適正ではない咬頭嵌合位の場合，その顎位を基準に咬合器付着すると，咬合器診断も適正に行えず，その上，その顎位で作製した診断用ワックスアップも適正とは言え

ない．問題が内在化したまま治療を終えることとなり，再治療のリスクが高まると言えるため，本症例の処置は適切である（植松）．

●咬合高径は適正か？
→前述の顎位とも深く関連するが，前歯部の嵌合状態は角度が急峻であり，また臼歯部，特に $\frac{7}{7}$ が窮屈に見える．術前に早期接触が認められた部位でもあるため，配慮する必要がある．後述する下顎前歯部の叢生とも関係してくるが，咬合高径を少し挙上し，アンテリアガイダンスを緩やかにするという処置も考えられるのではないか．全顎的に補綴物を再製作することが可能であるため，咬合高径の挙上も無理なく行えるし，1|1 の歯冠長も適正な長さにすることが可能である（北原）．

●下顎の叢生
→下顎前歯部の叢生は改善すべきではないだろうか．下顎前歯部が唇側に出ていることによって，上顎前歯部の歯冠長や角度が制限されている．また適正なアンテリアガイダンスも付与しにくい状況になっている．この程度の叢生であれば，3カ月程度の期間で改善が可能であり，インプラントの治癒期間やプロビジョナルレストレーションの期間を利用すれば，全体の治療期間に影響せずに改善が可能であったと思われる（北原）．

●7| の補綴を行わなかったのはなぜか？
→インプラントで補綴するか悩んだが，結局そのまま終了した（小原）．
→7| の挺出などは起こっていないか？（植松）
→7 6| で連結しているので，挺出は起こっていない（小原）．

●プロビジョナルレストレーション
→プロビジョナルレストレーションでトラブルは起こったか．起きたとすると，その原因は？（北原）
→プロビジョナルレストレーションの破折が起こった．原因としては，下顎前歯の叢生を残したため顎位が不安定であったことが考えられる．対応として咬合調整を行い，顎位の安定を確認した．セカンドプロビジョナルレストレーションで改善が認められたため，最終補綴物へと移行した（小原）．

●術後の経過
→術後4年が経過したころ，6| 遠心のチッピングが起こった．7| の補綴を行わなかったこと，6| カットバックデザインの不備等が考えられる．対応として，咬合調整を行い，ナイトガードを使用していただいている．今後，さらに問題が起こるようであれば，6| の再製作と 7| 部のインプラント補綴を行う予定であるが，現在術後12年が経過しており，特に問題なく推移している（小原）．

真の意味のMinimal Interventionを実現した21世紀の保存修復・歯冠修復とは？

シリーズ＜歯科臨床のエキスパートを目指して＞の第2期配本！

ボンディッドレストレーション

山﨑長郎／監修

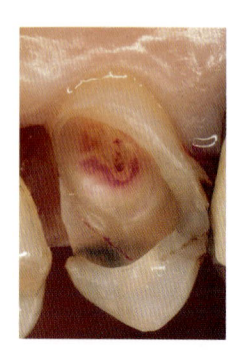

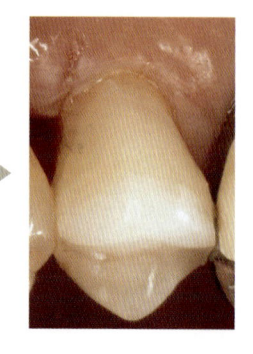

6～10巻＋別冊セット

6～10巻セット＋別冊箱入り
各巻A4判変型・120頁・オールカラー
セット定価 38,850円（本体37,000円＋税5％）
ISBN978-4-263-44210-4

より低い侵襲性・より高い審美性のための画期的臨床書！

- ◆ 6巻　トゥースホワイトニング………………………………土屋　賢司・北原　信也／編
- ◆ 7巻　コンポジットレジンレストレーション…………………西川　義昌・天川由美子／編
- ◆ 8巻　ポーセレンインレー・アンレーレストレーション……岡口　守雄・南　昌宏／編
- ◆ 9巻　ポーセレンラミネートベニアレストレーション………山﨑　長郎・大河　雅之／編
- ◆ 10巻　オールセラミッククラウン・ブリッジレストレーション………日高　豊彦・土屋　賢司／編

● 第1期配本「コンベンショナルレストレーション1～5巻」で整理した修復治療のための診査・診断をベースに，歯科臨床を180度変えたデンティンボンディングによる修復治療の全貌を初めて体系的に整理・展開！

● 21世紀において実現した真の意味の「Minimal Interventionの修復治療」の診査・診断から歯質除去・接着・修復の処置全体までを，オリジナリティーあふれる発想と斬新なビジュアル構成で示した，全5冊の画期的臨床書！

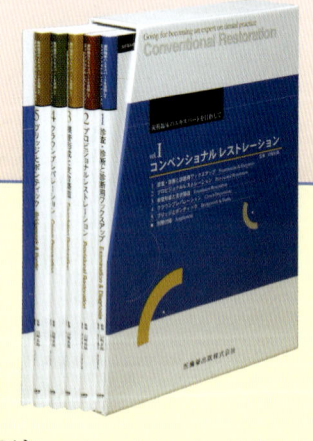

歯科臨床のエキスパートを目指してVOL.I
コンベンショナルレストレーション

山﨑長郎／監修

1～5巻＋別冊セット

1～5巻セット＋別冊箱入り
■各巻A4判変型・120頁・オールカラー　■セット定価 36,750円（本体35,000円＋税5％）　ISBN978-4-263-40720-2

● 安全で的確な修復治療ができるための「診査・診断と処置の要点」をグローバルな視点から系統立てて整理！
● 美しい臨床写真，わかりやすいイラストなどにより，歯周・外科・矯正・審美などを高度なレベルで連携させた修復治療をコンベンショナルレストレーション（基本的歯冠修復治療）として展開. 21世紀初頭の歯科医療が到達しえたレベルを余すところなく提示．

- 1巻　診査・診断と診断用ワックスアップ
- 2巻　プロビジョナルレストレーション
- 3巻　根管形成と支台築造
- 4巻　クラウンプレパレーション
- 5巻　ブリッジとポンティック

医歯薬出版株式会社

〒113-8612　東京都文京区本駒込1-7-10　TEL.03-5395-7630　FAX.03-5395-7633　http://www.ishiyaku.co.jp/

Part 2
診断用ワックスアップ

Case Study 2 ── 西　耕作
Case Study 3 ── 德田将典

Part2 診断用ワックスアップ

　診断用ワックスアップとは，模型上にワックスを用いて理想的な歯冠形態を付与することにより，補綴治療における問題点を具現化し，三次元的に診査・診断を行うためのものである．

　診断用ワックスアップを作製することにより，歯牙の位置，歯冠形態，咬合平面，側方運動時のガイド，ディスクルージョンといった機能的な診断や，正中，歯肉レベル，インサイザルラインなど審美的な診断を行うことができる．

　その結果，問題点を明確にし，治療計画および最終的な補綴計画を視覚的に患者に提示することができ，コンサルテーションツールとしても有用である．

　また，診断用ワックスアップを基準として，モックアップの作製，プロビジョナルレストレーションの作製，支台歯形成用のインデックスの作製，歯周外科用のサージカルガイドの作製など用途は多岐にわたる．言いかえれば，適切ではない診断用ワックスアップから導き出された診査・診断，治療計画は，誤った治療につながるおそれがあるため，診断用ワックスアップの作製およびその評価は慎重に行わなければならない．

> 診断用ワックスアップを作製することにより
> ↓
> ・最終的なゴールをイメージする
> ・問題点を具現化する

診断用ワックスアップの作製プロセス（図1）

　作製にあたっては，まず患者の顎機能診査を行い，顎機能の問題の有無を確認した上で，フェイスボウトランスファーを行い模型を咬合器に付着し，咬合器上で咬合診査を行う．患者のICPとCOが一致している場合には顎位の変更をせずに治療を進めることができるが，一致していない場合には，咬合調整の必要性や矯正治療，補綴治療による改善が必要な場合がある（図2）．

> 診断用ワックスアップは，CRポジションでの作製が基本となる

第1段階	顎機能検査
第2段階	咬合器上での咬合診査
第3段階	顔貌と上顎中切歯との正中線の位置的関係（左右的な関係）
第4段階	上顎前歯切縁と下口唇との位置的関係（前後的・上下的な関係）
第5段階	上顎前歯から臼歯へかけての咬合平面

図1　診断用ワックスアップ作製のプロセス（[1]より）

1）山﨑長郎監修：歯科臨床のエキスパートを目指して Vol.Ⅰ コンベンショナルレストレーション．医歯薬出版，2004．

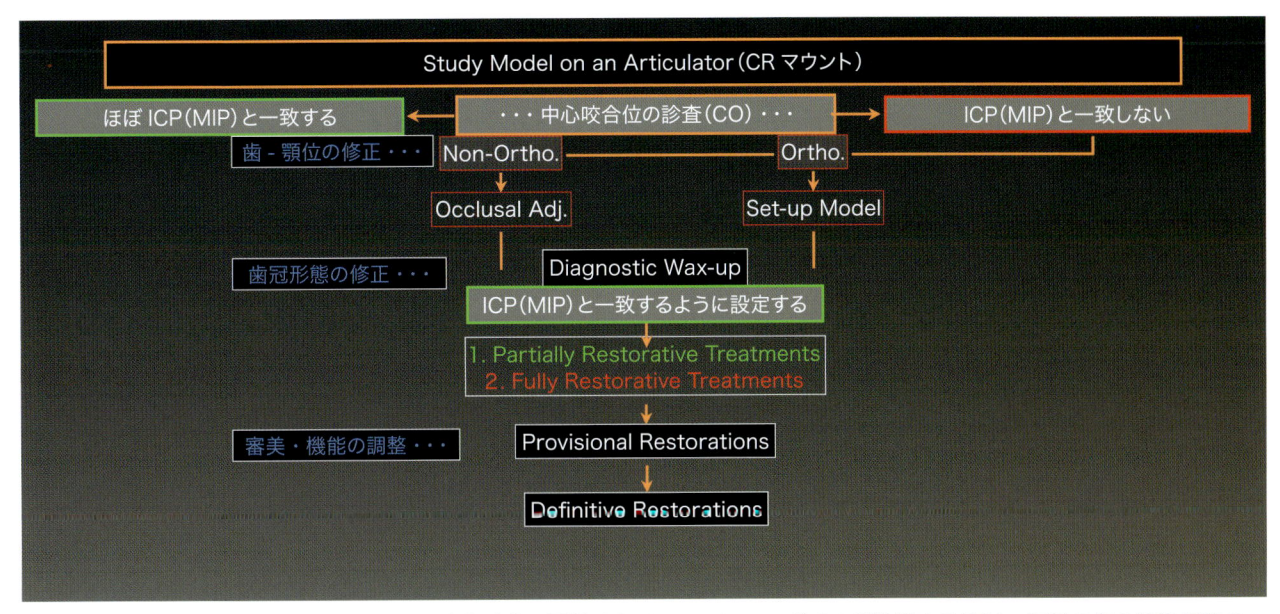

図2 咬合器にCRで付着を行うことで咬合診査は開始される．CRにコンダイルが位置する時に，患者の歯の接触状態を診査すると，最大接触面積で咬頭嵌合する場合（左：CO＝ICP）と最大接触面積で咬頭嵌合する途中で歯の接触を認める場合がある（右：COがICPと一致しない場合）

咬合器に付着後，顔貌と上顎中切歯との正中線の位置的関係（左右的な関係），上顎前歯切縁と下口唇との位置的関係（前後的，上下的な関係）を確認し，次に上顎前歯から臼歯にかけての咬合平面を見ていく．こうして段階的にワックスアップを作製していき，作製された診断用ワックスアップの機能的，審美的な評価を行う．

咬合器付着の際の注意点

咬合器に付着する際には，フェイスボウトランスファーが必須である．この操作は目的によって①ファンクショナルマウント，②エステティックマウント，③ファンクショナル＆エステティックマウントの三つの方法がある．

①ファンクショナルマウント

患者の頭蓋に対する上顎歯列の位置関係をフェイスボウトランスファーによって咬合器上に位置付け，下顎頭が中心位に存在するときの下顎歯列の機能的な状態を診査するために用いるマウント法である．

②-1 エステティックマウント1（図3）

水平測定器を用いることで，患者の水平的審美平面に基づき咬合器付着を行う方法．

②-2 エステティックマウント2（図4）

ホリゾンタルリーディングバーを用いることで，患者の水平的審美平面を咬合器上へトランスファーする．同時にホリゾンタルリーディングバーを前頭面断に対して平行に位置づけることで，1|1 唇面と顔貌との関係を診査・診断することができる．

③ファンクショナル＆エステティックマウント（図5）

ファンクショナルマウントされた模型上へ，ホリゾンタルリーディングバーを用いて患者の水平的審美平面をトランスファーする方法．

フェイスボウトランスファーの方法

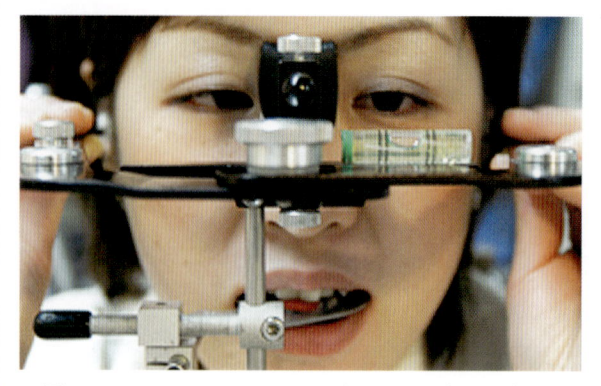

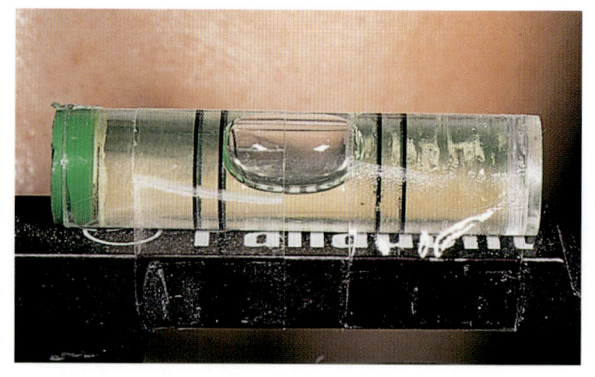

図3-1,2 エステティックマウント1.水平測定器を用いることで，患者の水平的審美平面に基づく咬合器付着を行うことができる

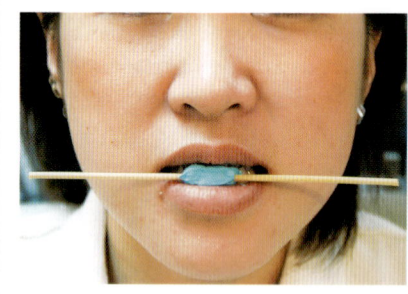

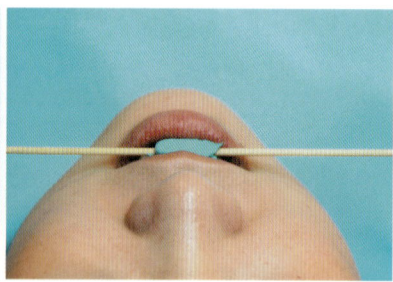

図4-1,2 エステティックマウント2.ホリゾンタルリーディングバーを用いることで，患者の水平的審美平面を咬合器上へトランスファーできる

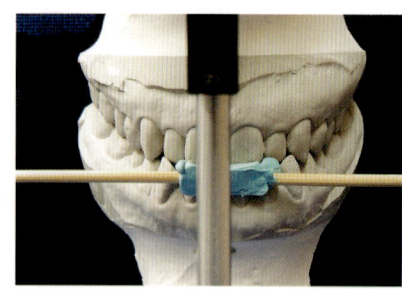

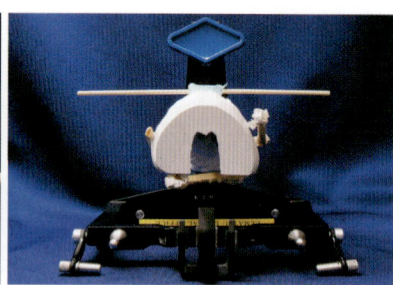

図4-3,4 同時にホリゾンタルリーディングバーを前頭面断に対して平行に位置づけることで，1|1 唇面と顔貌との関係を診査，診断することができる

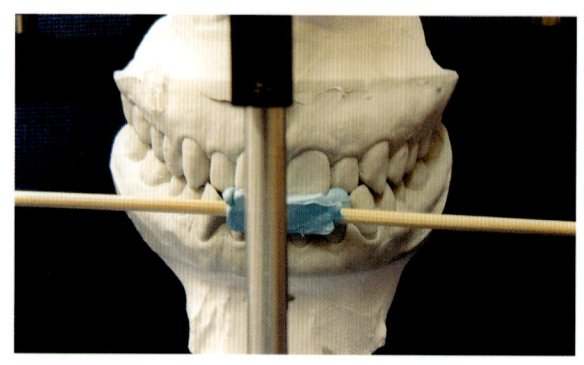

図5 ファンクショナル＆エステティックマウント．ファンクショナルマウントされた模型上へ，ホリゾンタルリーディングバーを用いて患者の水平的審美平面をトランスファーする

基本　審美修復治療のマネジメント

診断用ワックスアップの作製基準

診断用ワックスアップの作製においては，歯科技工士とディスカッションの上，歯冠形態，歯列の連続性，対合歯との接触状態，咬合平面などを設定していく（図6）．

まずはその患者に適した形態を付与し，「現状の口腔内の状態」と「理想的な口腔内の状態」に，どの程度，差違があるのかを三次元的に，視覚的に診断する．

> 診断用ワックスアップの作製にあたっては歯科技工士との連携が重要となる

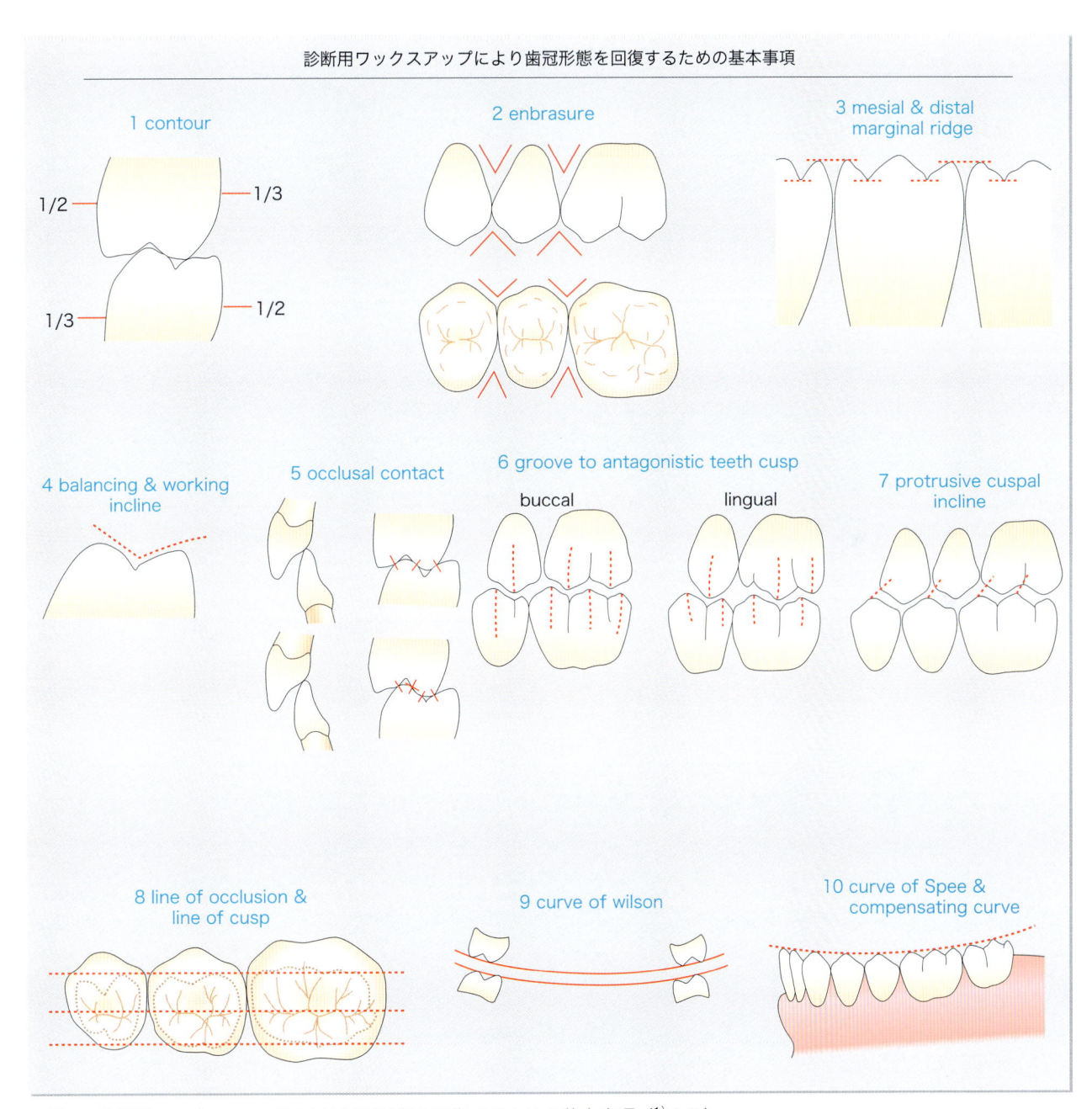

診断用ワックスアップにより歯冠形態を回復するための基本事項

1 contour
2 enbrasure
3 mesial & distal marginal ridge
4 balancing & working incline
5 occlusal contact
6 groove to antagonistic teeth cusp (buccal / lingual)
7 protrusive cuspal incline
8 line of occlusion & line of cusp
9 curve of wilson
10 curve of Spee & compensating curve

図6　診断用ワックスアップにより歯冠形態を回復するための基本事項（[1]より）

診断用ワックスアップの評価

診断用ワックスアップの評価には,「機能的形態の診断」と「審美的形態の診断」に分けることができる（図7）.

「機能的形態の診断」においては，歯の位置，歯の形態，歯の長さ・幅，歯軸，安定したセントリックストップ，側方のガイド，歯列弓（図8），咬合平面などを確認していく.

「審美的形態の診断」では，顔貌と口腔内の正中線の調和，上顎中切歯の位置，切端平面，スマイルライン，咬合平面，歯肉レベル，歯冠形態の左右対称性などを確認していく.

このとき，トゥースポジションが乱れているために補綴治療のみでは回復が難しいと診断すれば矯正医との連携が必要となるし，欠損がありインプラント治療を行うのであれば，理想的な埋入ポジションを導き出すことができる.

> 診断用ワックスアップを評価し，治療の方向性を決める

機能的形態の診断	審美的形態の診断
歯の位置	正中線
歯の形態	切端平面
歯の長さ	スマイルライン
歯の幅	咬合平面
歯軸	歯肉レベル
安定したセントリックストップ（咬合面接触）	その他
側方のガイド	
歯列弓	
咬合平面	
その他	

図7　診断用ワックスアップの評価基準（[1]より）

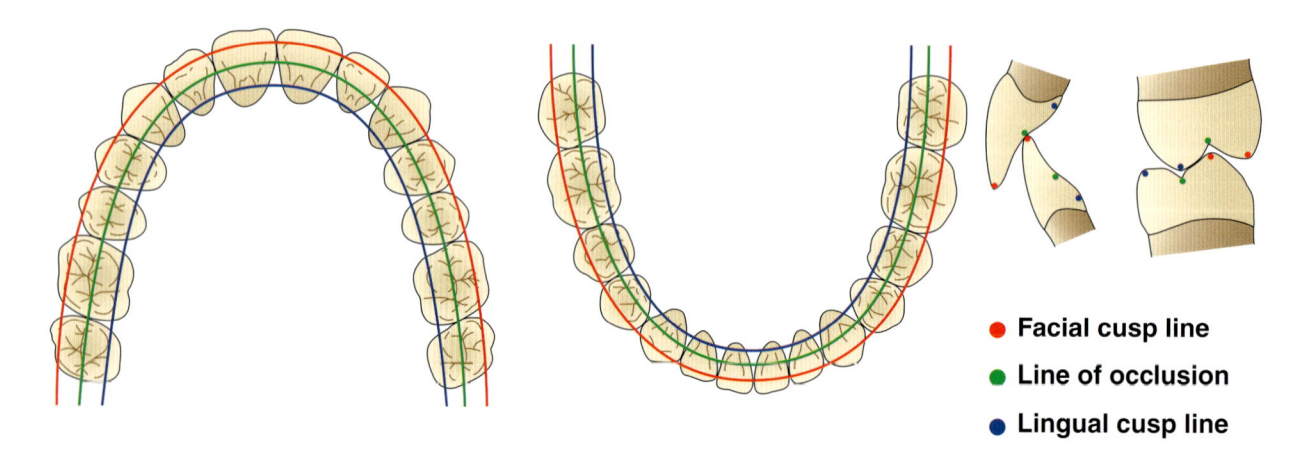

- ● Facial cusp line
- ● Line of occlusion
- ● Lingual cusp line

図8　上下顎咬頭頂および中央窩の位置を設定するための基準（[1]より）

Part 2 診断用ワックスアップ

●参考症例 1　診断用ワックスアップを用いたシミュレーション（北原）

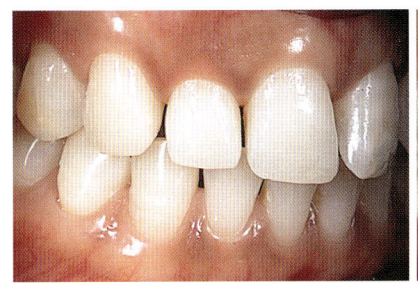

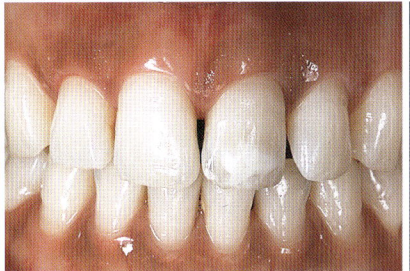

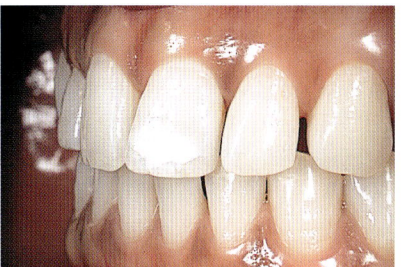

図 9-1〜3　初診時．前歯部の歯間空隙と審美障害を主訴に来院

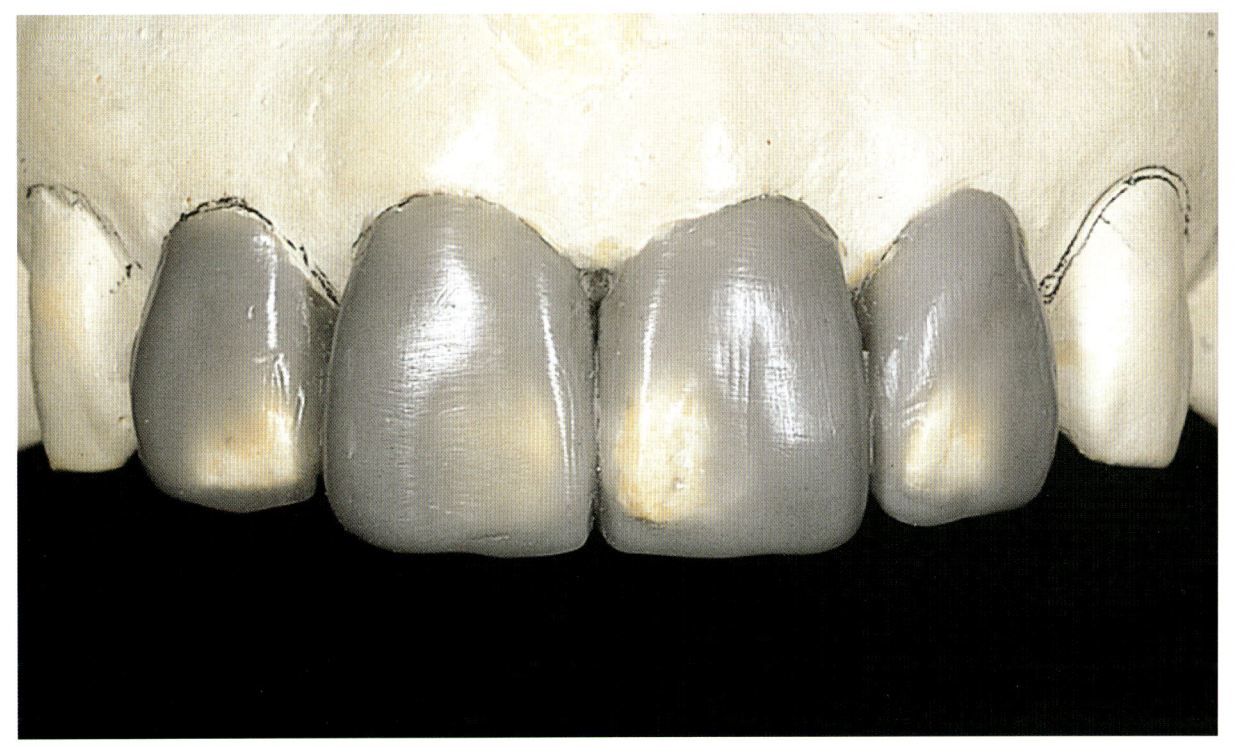

図 10　矯正治療は拒否されたため，修復処置のみでの治療を診断用ワックスアップを作製してシミュレーションする．|1 は捻転歯で近心の切削量が多くなることが予想されるが，70％以上のエナメル質が残存しており，ラミネートベニアの適応が可能と診断した

参考症例 1　審美領域における診断用ワックスアップ

　患者は，前歯部の歯間空隙と審美障害を主訴に来院された（図 9）．|1 2 が捻転しており，特に |1 近心隅角が突出している．それに伴い，1|1 の歯肉輪郭の頂点が異なるため，ジンジバルラインは左右非対称である．その他にも，1|1 の歯軸方向が異なる，2⊥2 の歯間空隙，|1 のホワイトスポット，2|2 のジンジバルラインが異なる，|2 近心のカリエスなどが問題として挙げられる．

　理想的には矯正治療を行い，捻転やジンジバルラインを改善したいところだが，患者は矯正治療を拒否されたため，補綴治療でどの程度まで改善が可能か診断用ワックスアップを作製する．

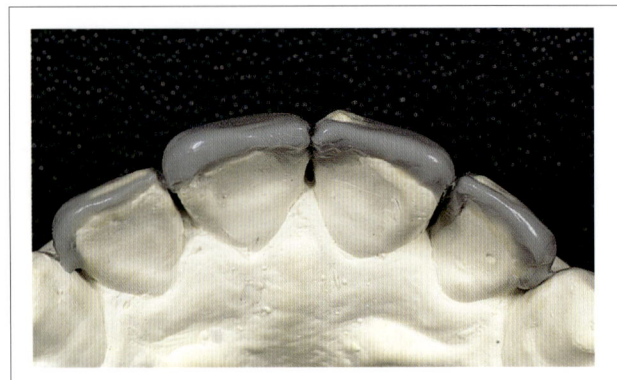

図11　1| 近心の突出がわかる

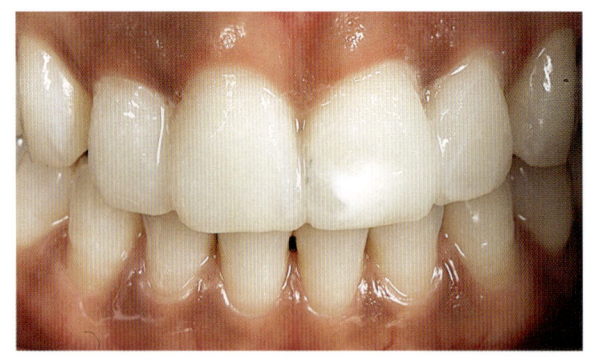

図12　モックアッププロビジョナルを装着した状態

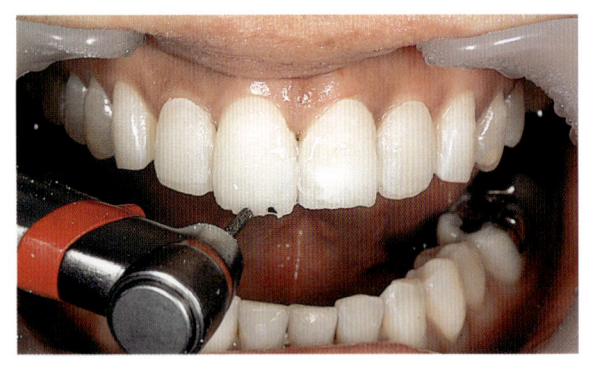

図13　モックアッププロビジョナルを装着したまま支台歯形成を行う

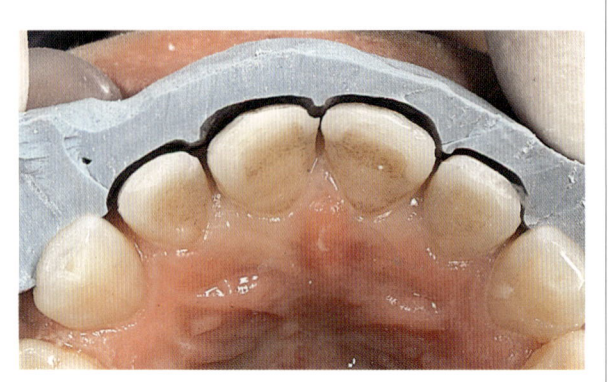

図14　診断用ワックスアップより作製したシリコーンインデックスにて形成量の確認を行う

診断用ワックスアップの作製

前述した問題点の改善を目標として、診断用ワックスアップを作製した（図10, 11）。歯間離開の改善はもちろんのこと、歯冠形態の左右対称性、ジンジバルラインの左右対称性の獲得を図る。診断用ワックスアップから、1| の捻転歯は近心の削除量が多くなることが予想されるが、エナメル質は70%以上残存しており、ラミネートベニアの適応が可能であると診断した。

ただし、1| は捻転しているため、1|1 のジンジバルスキャロップを完全に一致させることは困難である。また、2|2 のジンジバルレベルを一致させるためには、①|2 の歯周外科、もしくは②|2 の矯正的挺出が必要である。このように、「できること」と「できないこと」を鑑別診断することが診断用ワックスアップの目的の一つと言える。

そこで患者に、「2|2 のジンジバルレベルの揃えることのメリット」と、そのためには、「歯周外科や矯正的挺出の処置が必要であること」を説明したところ、患者は、ジンジバルレベルは不揃いのままで構わないとのことであった。このように、コンサルテーションの際にも、診断用ワックスアップは有効であろう。

以上より、2+2 のトゥースポジションは現状のままで、2+2 のラミネートベニア修復を行うことを決定した。

> 診断用ワックスアップにより、問題点を明確にし、治療計画に反映させる

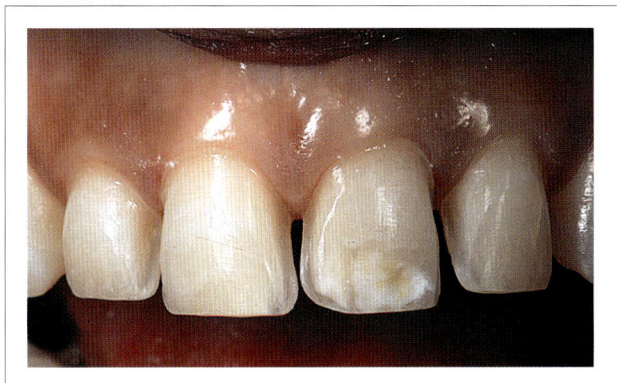

図15 支台歯形成終了時

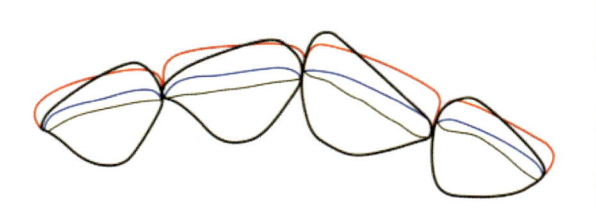

図16 形成デザイン（黒：形成前の歯冠概形，青：形成ライン，赤：ラミネートベニア装着時）

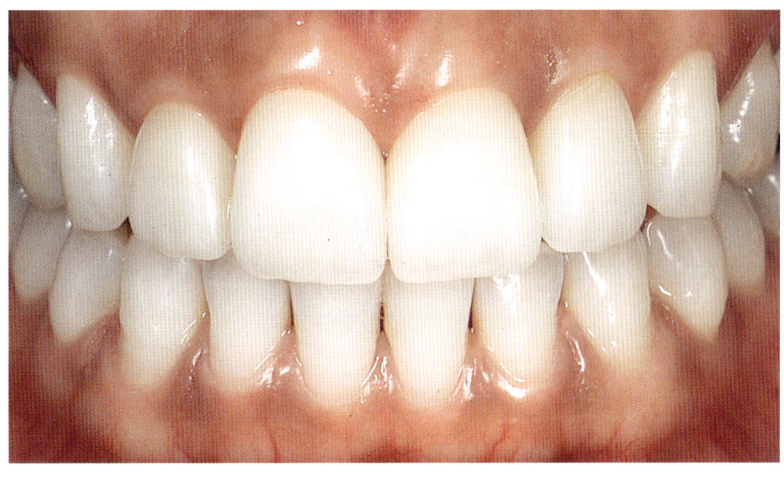

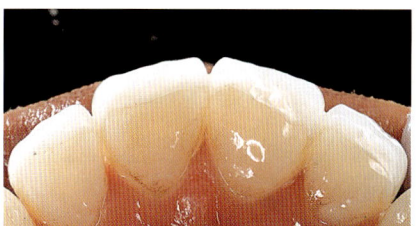

図17-1, 2 最終修復物装着

🔴 モックアップ〜支台歯形成

　次に，モックアップの作製，装着に移行する．本症例では，1| 近心に突出部があるが，この段階ではまだ削らずに，アディショナルで装着する（図12）．そして患者に形態など審美性を確認してから支台歯形成へと移行する．患者からの同意を得るまでは可逆的に治療を進めていくことが重要である．

　次に支台歯形成だが，捻転歯の場合，均一な形成ではなく，「削る部分と削らない部分」があり非常に難しい．本症例では，モックアップを装着したままの状態で支台歯形成を行っている（図13）．つまり，モックアップ上で均一に形成すればよく，結果的に歯が削られている部分とほとんど削られていない部分に分かれる．形成の際には，診断用ワックスアップより採得したシリコーンインデックスを用いて形成量の確認を行っている（図14）．

　その後は通法に従い，印象採得，最終プロビジョナルレストレーションの装着，調整を行い，最終補綴物を装着した（図17）．

　診断用ワックスアップが，最初の診断のみならず，治療計画，モックアップ，支台歯形成，プロビジョナルレストレーションと治療全体にわたって重要な役割を果たしていることがおわかりいただけたかと思う．

> 診断用ワックスアップは，モックアップ，プロビジョナルレストレーションの作製基準にもなる

●参考症例2　全顎的に介入を行う際の診断用ワックスアップ（植松）

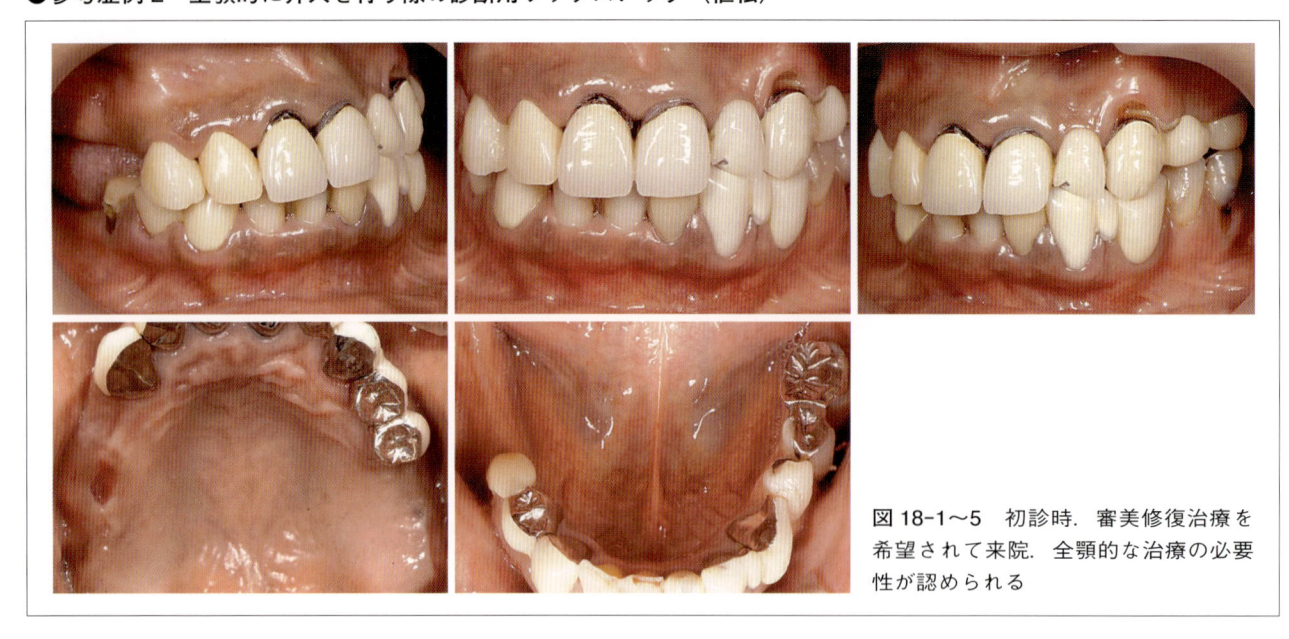

図18-1〜5　初診時．審美修復治療を希望されて来院．全顎的な治療の必要性が認められる

参考症例2　全顎的に介入を行う際の診断用ワックスアップ

　患者は，審美的な改善を希望されて来院された．上顎左右臼歯部，下顎右側臼歯部は欠損しており，咬合平面も乱れ，全顎的に不適合修復物が装着されている（図18）．

　このような症例の場合には，咬頭嵌合位の安定性は失われており，現在の咬頭嵌合位が適正な顎位であるかは非常に疑わしい．そのため，まずは中心位を探り，そのCRポジションにて咬合器に付着し，診断用ワックスアップを作製する（図19）．

　この時に，矯正医を交えて，トゥースポジションやガムライン，機能的な問題についてディスカッションしたが，本症例においては，|3 の矯正的挺出以外は補綴治療で改善することとした．

　診断用ワックスアップの評価を行い問題がないことを確認した後，この診断用ワックスアップを基にプロビジョナルレストレーションを作製し，一回のアポイントですべてのプロビジョナルレストレーションを装着した（図20）．

　この後，上顎左右臼歯部，下顎右側臼歯部のインプラント埋入，および|3 の矯正的挺出を行う．また，プロビジョナルレストレーションにおいて，機能的にも審美的にも問題がないことを確認した後，最終補綴物を装着した（図21）．

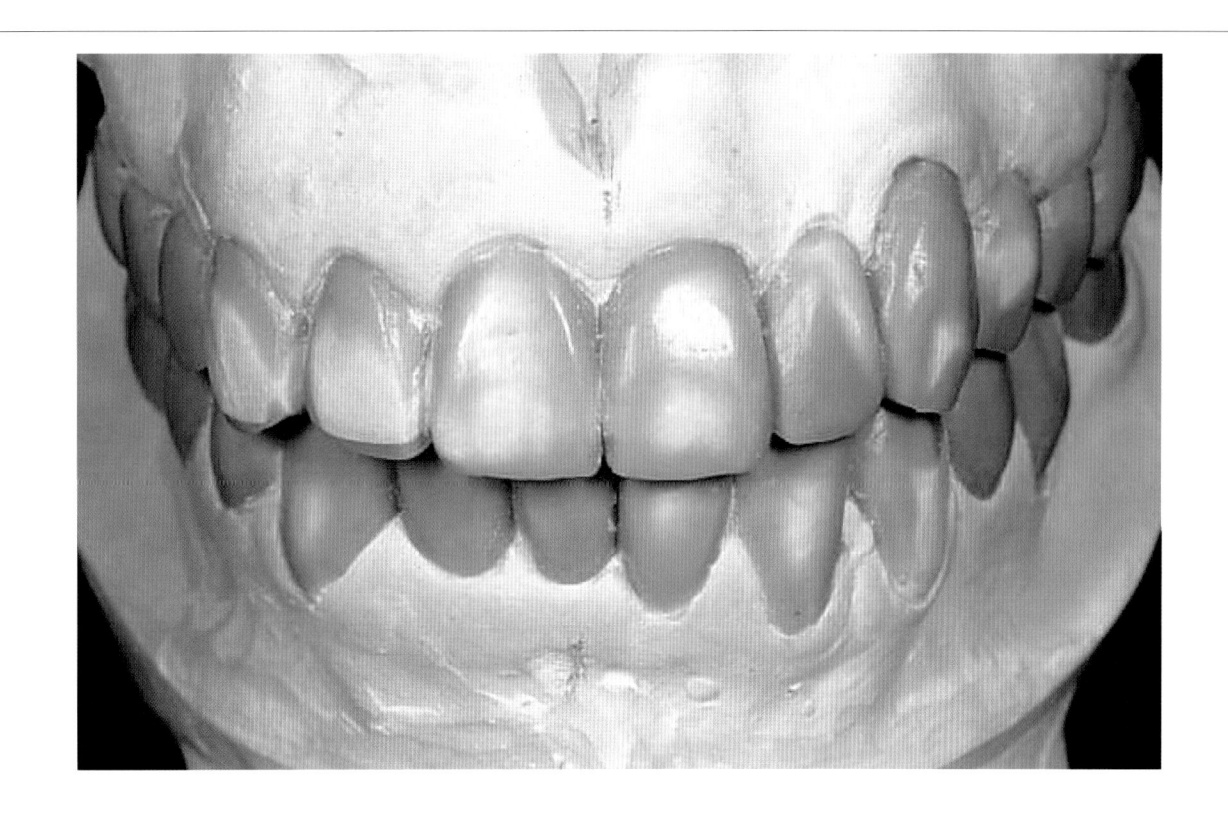

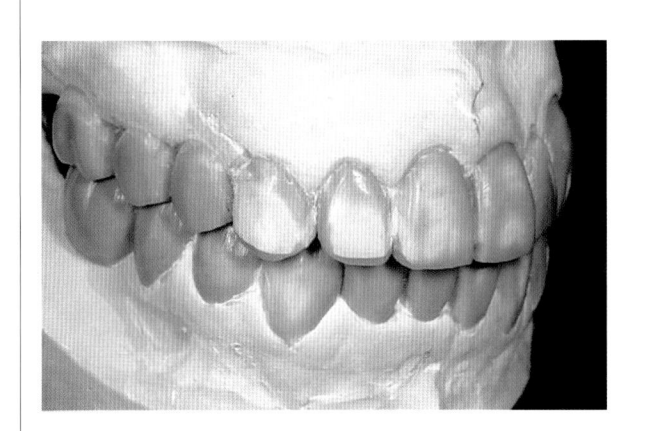

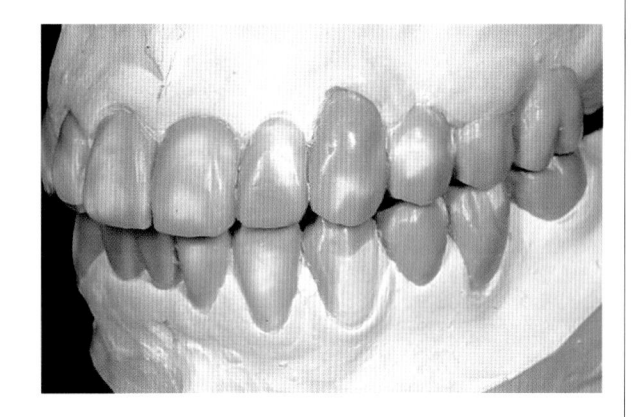

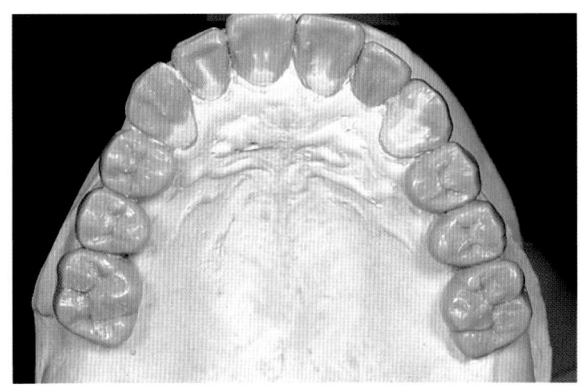

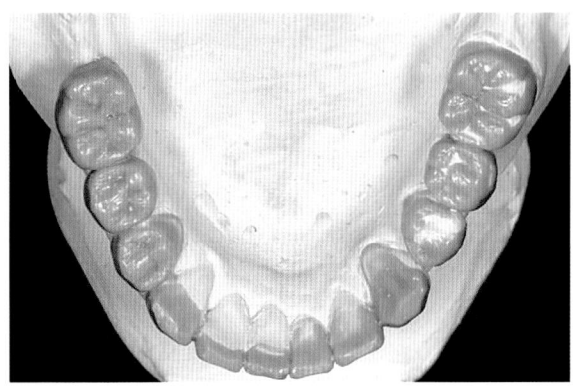

図 19-1～5　診断用ワックスアップの作製．矯正医，歯科技工士，歯科衛生士を交えて治療の方向性を決定する．この症例においては，3｜の矯正的挺出以外は補綴治療のみで改善することとした

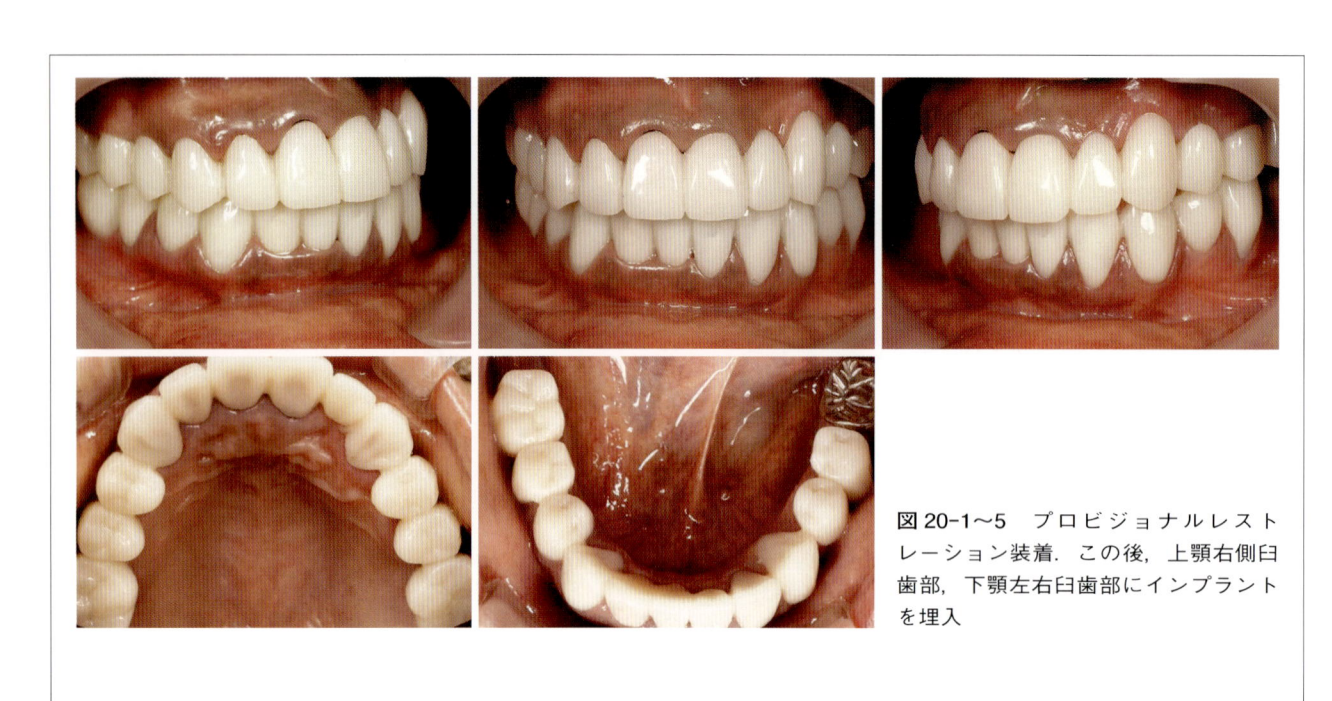

図20-1～5 プロビジョナルレストレーション装着．この後，上顎右側臼歯部，下顎左右臼歯部にインプラントを埋入

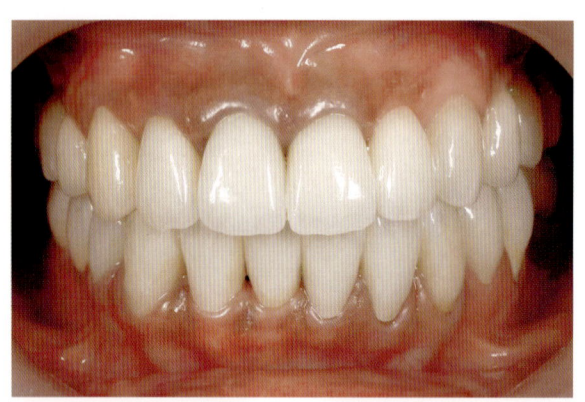

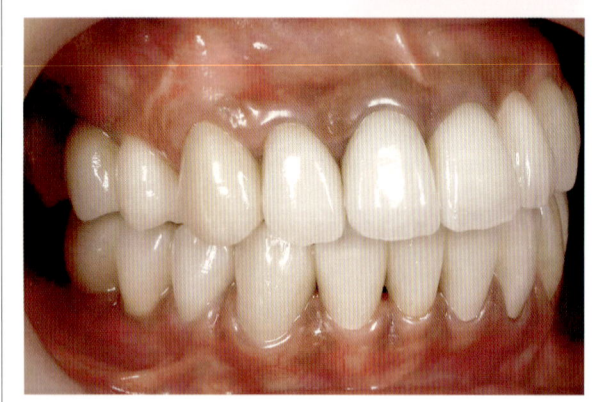

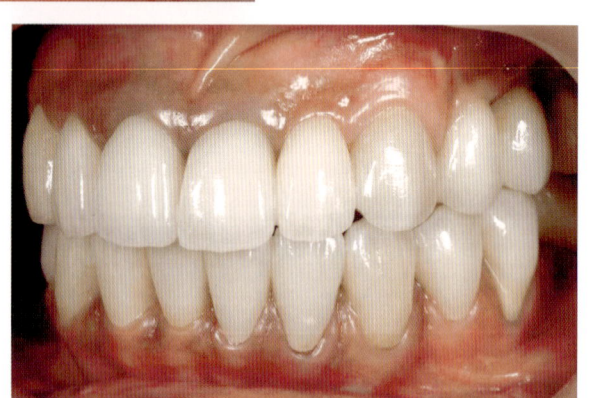

図21-1～3 最終補綴物装着

　本症例のように，全顎的に崩壊して複雑に見える症例でも，理想的な最終形態を診断用ワックスアップにおいて再現することで，ゴールへの道筋が明確となり，無理，無駄のない適切な治療計画の立案と実践が可能となる．

54　基本　審美修復治療のマネジメント

歯を白くすることが**ホワイトニング**ではありません
歯を計画的に白くできること，それが**ホワイトニング**です
そして歯科治療です

クリニカル トゥース ホワイトニング
Clinical Tooth Whitening

北原信也　著

- A4判変型／176頁
- オールカラー
- 定価13,650円
  （本体13,000円＋税5％）
- ISBN978-4-263-44233-3

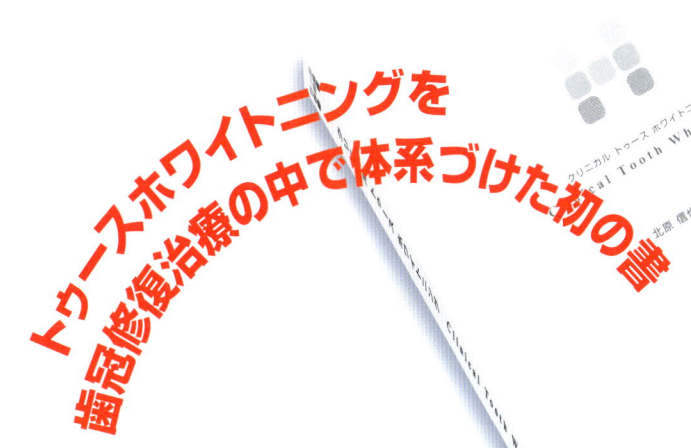

トゥースホワイトニングを
歯冠修復治療の中で体系づけた初の書

- 圧倒的迫力の巻頭15症例！ホワイトニングの難易度を客観的に示すレーダーチャートは初公開！
- 患者さんに依存しないオフィスホワイトニングの治療術式を確立．これまでホワイトニングの超重症例・禁忌例とされていた症例も，本書の診査・診断・治療計画に基づく術式に従えば治療可能となり，また歯冠修復治療とのトータルプランニングを積極的に進めることも可能としました．
- より臨床的に分類した著者オリジナルの着色歯分類は，日本人の顔の色タイプにも細かく対応．
- 診査・診断・治療計画に基づくトゥースホワイトニングを体系的にまとめた世界に類のない画期的な一冊！

主な目次 CONTENTS

■パターン別治療例
1. 重症度別・難易度別治療例
2. 修復治療とのコンビネーション症例
3. 顔色の違いによる症例

PART1 トゥースホワイトニング臨床の基本
PART2 トゥースホワイトニングのための診査・診断の基本
PART3 トゥースホワイトニングの臨床
■トゥースホワイトニングQ&A（Q1～10）

医歯薬出版株式会社

〒113-8612　東京都文京区本駒込1-7-10　TEL.03-5395-7630　FAX.03-5395-7633　http://www.ishiyaku.co.jp/

Case Study 2

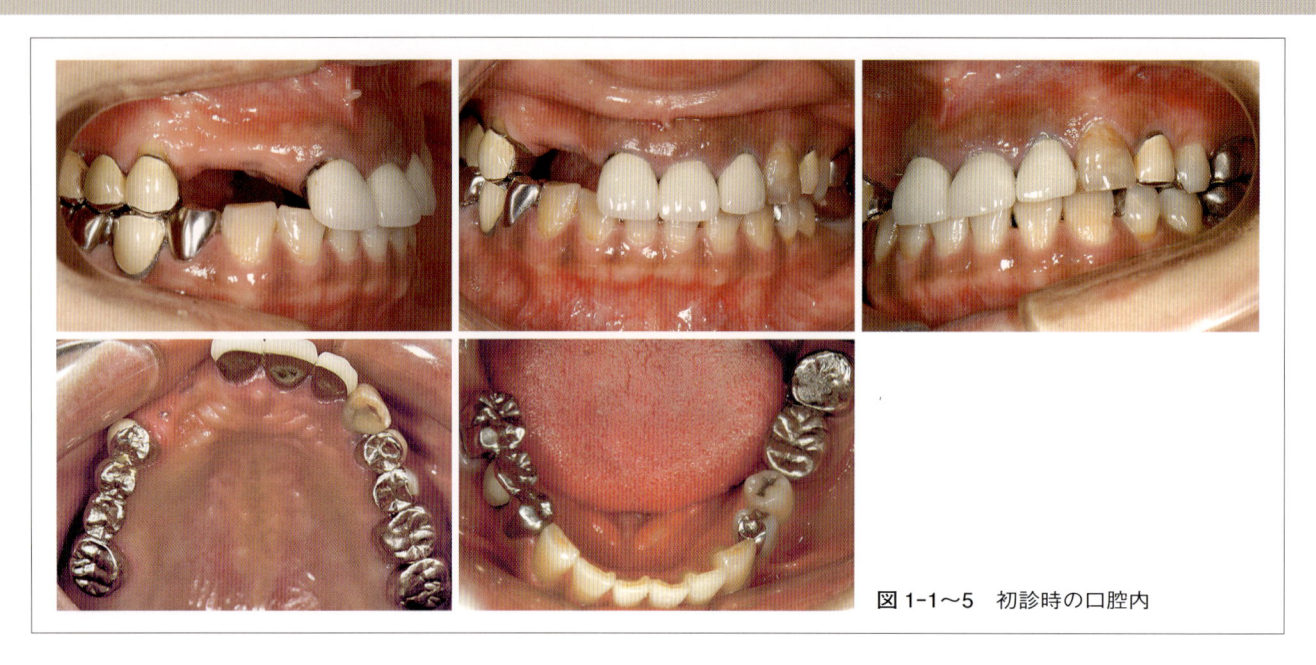

福岡県福岡市南区・西耕作歯科　西　耕作
コメント・植松厚夫，北原信也

図1-1〜5　初診時の口腔内

症例の概要

患者は，初診時45歳の女性で，3 2| 欠損の改善および上顎前歯部の審美障害を主訴に来院された（図1，2）．3 2| にはパーシャルデンチャーが装着されていたが，義歯の金属色が気になるとのことであった．

全顎的に不適合修復物が認められ，咬合高径，咬合平面も乱れており，咬合再構成を含む全顎的な修復治療の必要性がある．

・咬合高径の低下
・咬合平面の乱れ
・全顎的な不適合修復物
↓
咬合再構成を伴う全顎的な介入

口腔内所見

・右側方ガイドは 1|，左側方ガイドは |3 4 5 のグループファンクション（図3，4）
・下顎は水平的な咬耗が認められる
・1|1 は唇舌的はポジションが異なる（図5）
・前歯部の被蓋関係は深い（図6）
・3 2| 欠損
・「Mid line」は，顔貌，口腔内の正中ともにほぼ一致している．

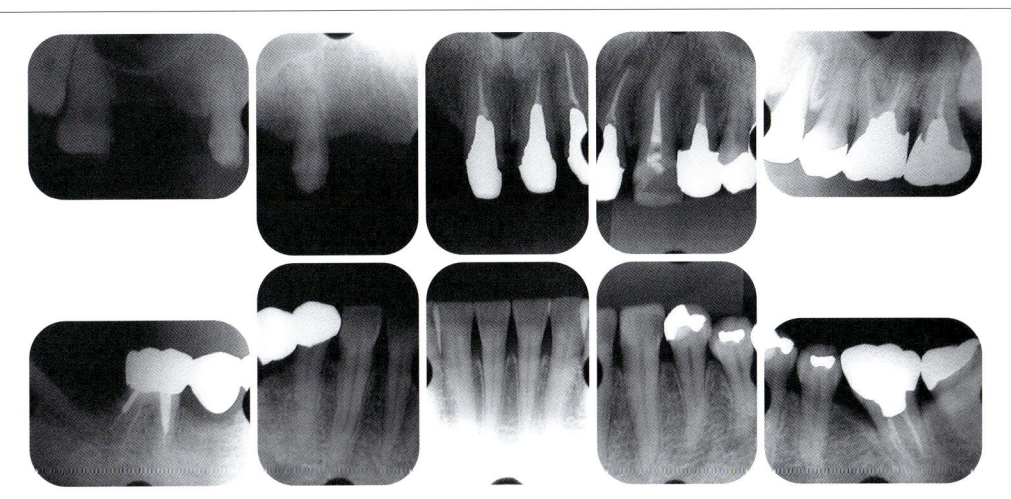

図2　初診時のデンタルX線写真

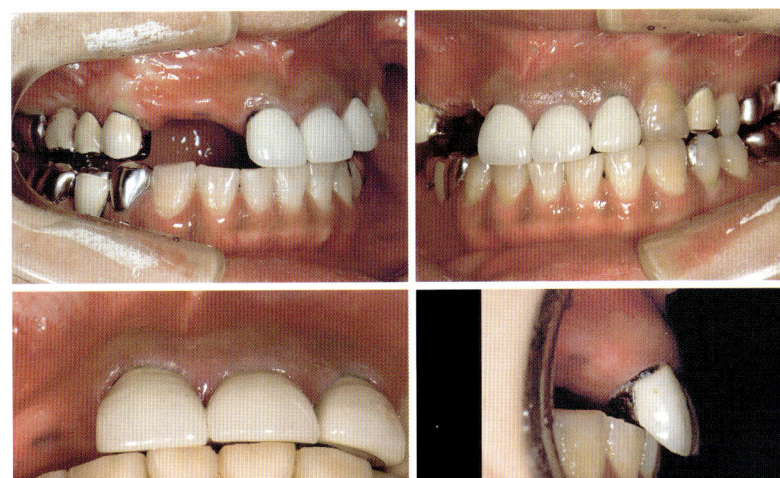

図3, 4　左右側方運動

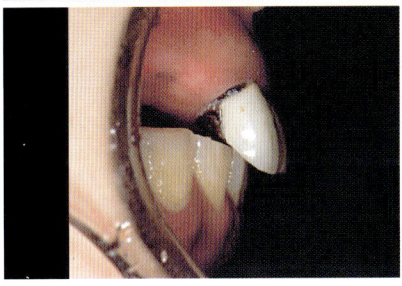

図5　前歯のカップリング状態

図6　側方からの観察

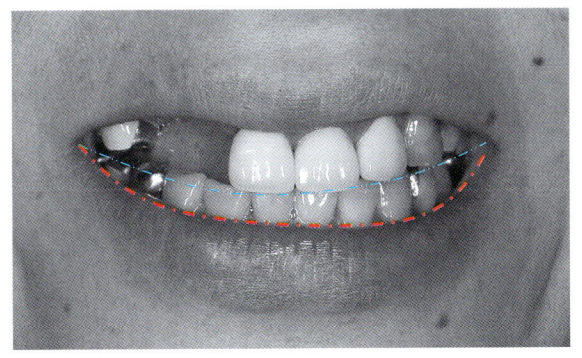

図7　Mid line, Incisal edge, Smile line の診査

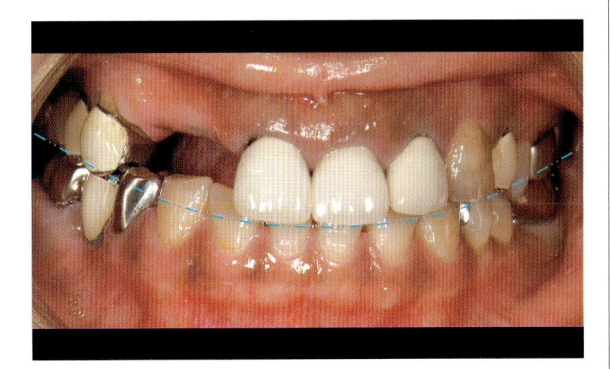

図8　Occusal plane, Gingival level の診査

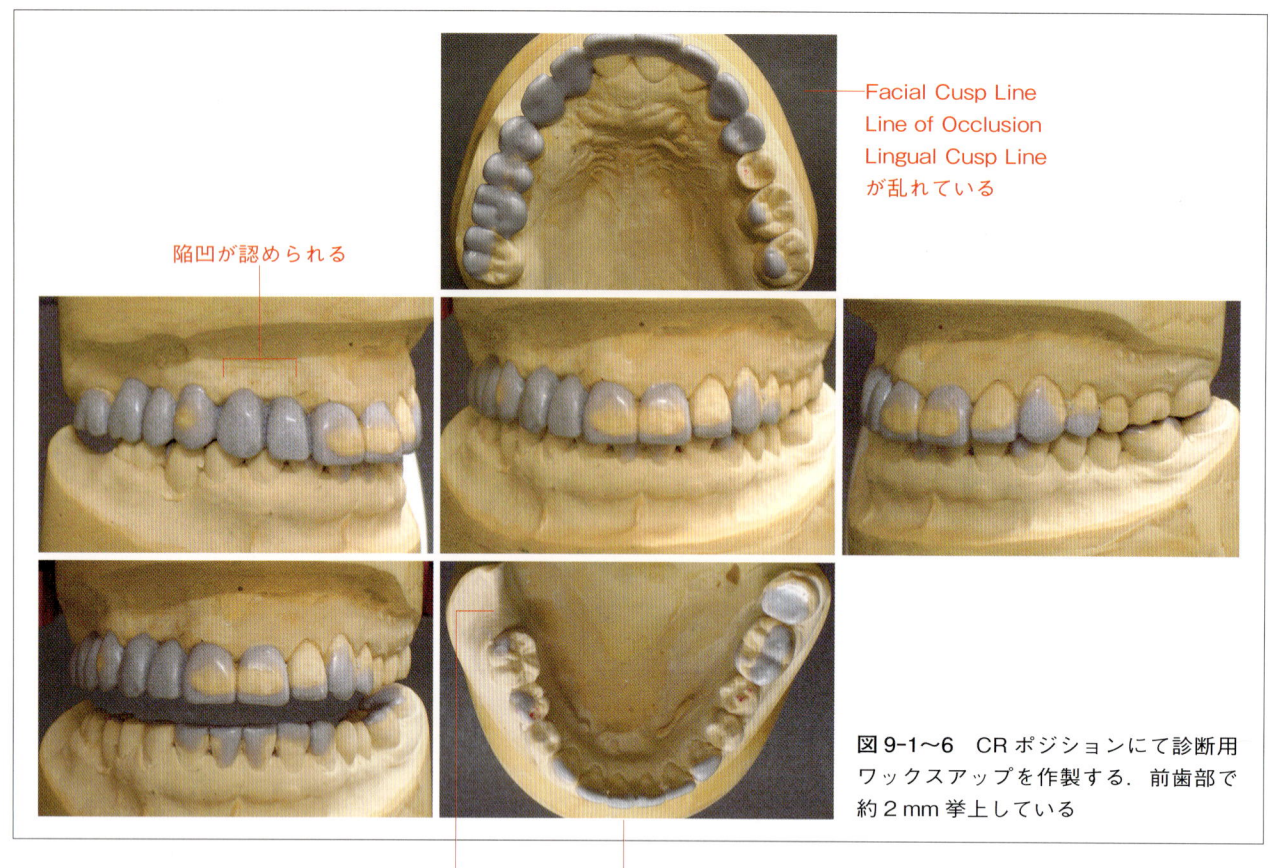

●診断用ワックスアップ

陥凹が認められる

Facial Cusp Line
Line of Occlusion
Lingual Cusp Line
が乱れている

図9-1〜6　CR ポジションにて診断用ワックスアップを作製する．前歯部で約2mm 挙上している

7｜補綴の必要性

Facial Cusp Line
Line of Occlusion
Lingual Cusp Line
が乱れている

診断用ワックスアップ

　CR バイトを採り，マウントを行う．上顎に対し，下顎は約1.5 mm 左側方にずれており，7／7 は早期接触していた．この CR ポジションにて，診断用ワックスアップを作製する（**図9**）．咬合高径は，下顎前歯部で約2 mm 挙上している．また，｜456 は矯正治療を前提として，ワックスアップしている．

　評価としては，バーティカルストップとアンテリアガイダンス，正中線，上顎中切歯のポジション，スマイルライン，咬合平面，歯肉レベルを確認していく．

治療計画

・現在装着されている補綴物はすべて不適合と診断し，補綴治療を行う．
・診断用ワックスアップより上顎前歯部のモックアップを作製し，特に上顎中切歯のポジションを決定する．その切縁のポジションを基準として歯冠形態，歯肉レベルなどを検討する．
・歯牙のポジションを確認した後，32｜ にインプラントを2本埋入する．並行して，｜6 の MTM を行う．

CR ポジションで診断用ワックスアップを作製する

Case Study 2

●治療の流れ

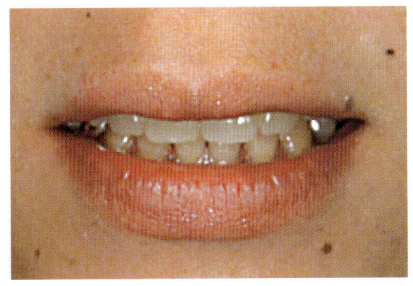

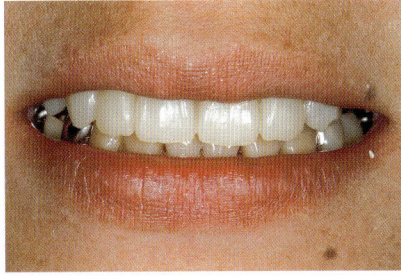

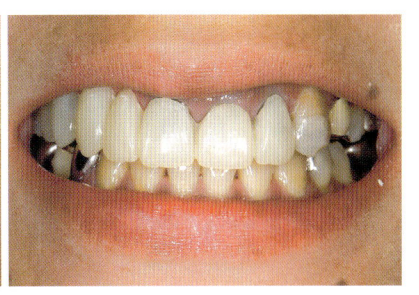

図10-1〜3 診断用ワックスアップより得られたモックアップの装着．切縁のポジションは問題ないと思われるが（左，中），スマイル時にgingival levelの不揃いが認められる（右）

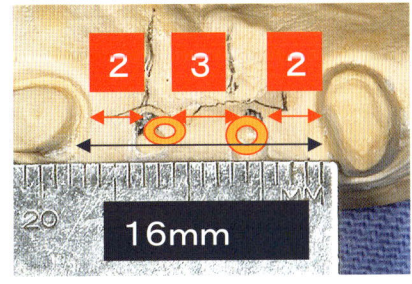

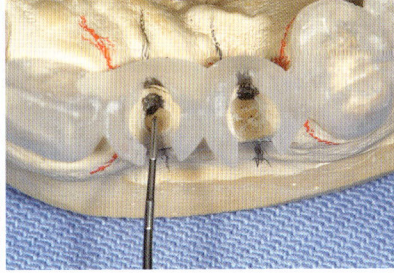

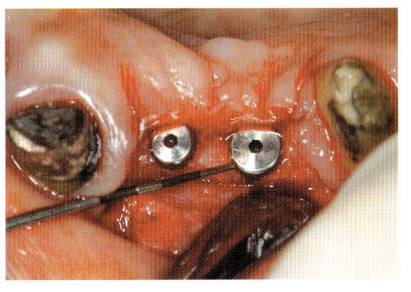

図11-1〜3 現在のトゥースポジションで最終的な歯冠修復治療を行うことを決定した後，診断用ワックスアップを参考に3 2|のインプラント埋入ポジションを決定する（3|：φ3.75 mm，2|：φ3.25 mm）

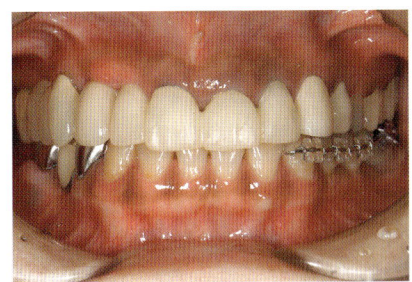

図12-1 インプラント二次手術後，プロビジョナルレストレーションを装着し，1カ月経過時

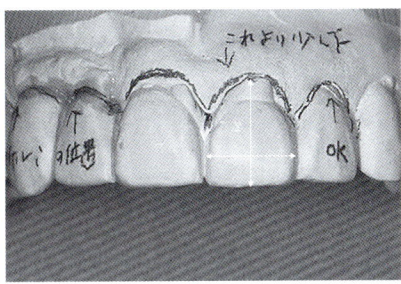

図12-2 診断用ワックスアップを改変し，歯冠長延長術の計画を行う

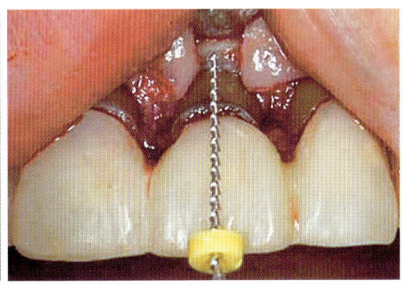

図12-3 切縁より長径を決定し，骨整形する

治療の流れ

　まず，診断用ワックスアップや患者の昔の写真を参考に，上顎前歯部のモックアップを作製する（図10）．安静時の切縁の見え方は問題ないが，スマイル時にはジンジバルレベルの不揃いが認められる．

　3 2|欠損部は診断用ワックスアップを参考に埋入ポジションを決定し，インプラントを埋入した（図11）．

　インプラント埋入後，1|1の歯冠長延長術を行う．1|1は縦横比を計算して切縁から歯冠長を決め，骨整形を伴う歯冠長延長術を行い，プロビジョナルレストレーションを装着した（図12）．

　|6のMTMおよび前歯部歯周組織が安定した後，再度，CRポジションでマウントを行い，中心位でのワックスアップからプロビジョナルレストレーションを製作する．下顎前歯部はレジンで咬合挙上している（図13-1〜3）．

59

●プロビジョナルレストレーション

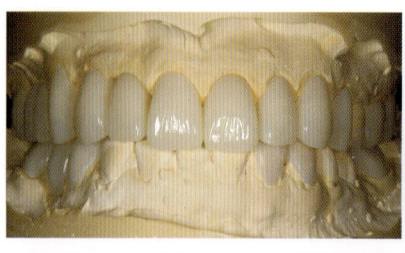

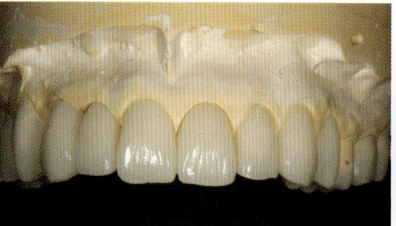

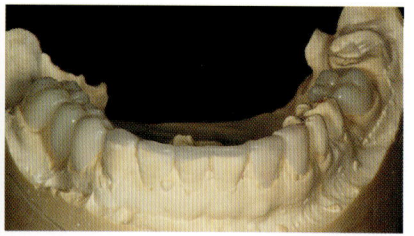

図 13-1〜3　6̄ MTM および前歯部歯周組織の安定が図られた後，再度確認のため CR マウントを行い，最終的なプロビジョナルレストレーションを作製する

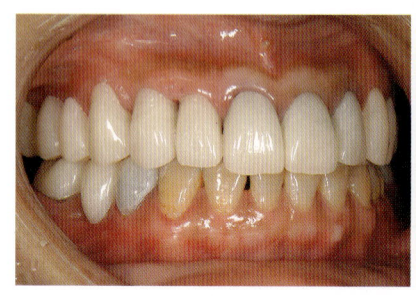

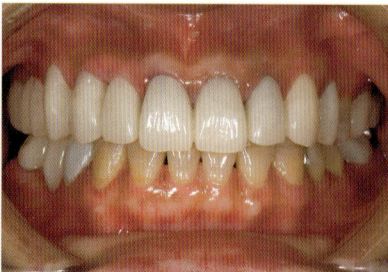

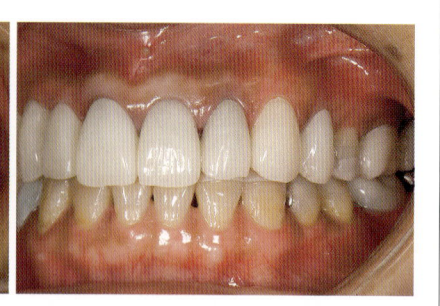

図 13-4〜6　プロビジョナルレストレーションの装着

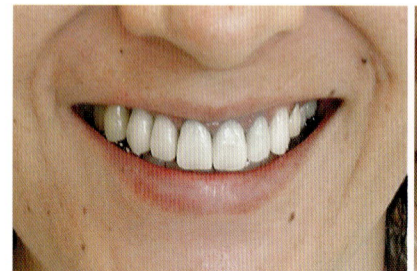

図 13-7　顔貌との関係を確認

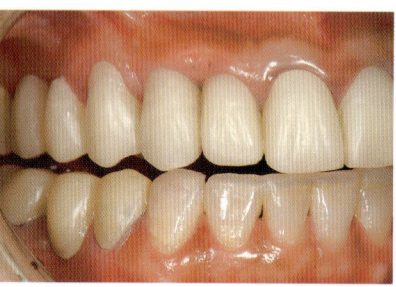

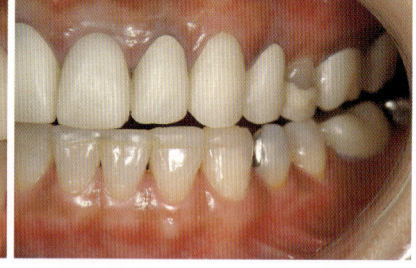

図 13-8，9　犬歯舌面の角度を調整し，側方運動時のディスクルージョン量を確認する．上顎切縁の調整と下顎のホームホワイトニングを行った．審美，機能を確認後，最終補綴物装着へと移行する

　プロビジョナルレストレーションでは，上顎切縁の調整，発音の確認，および犬歯舌面の長さ，角度を調整してディスクルージョン量を確認している（図 13-4〜9）．

　プロビジョナルにて 4 カ月間の経過観察を行い，問題がないことを確認した後，最終補綴物の製作へと移行する．3 2| は PFM，3+3 はラミネートベニア，その他は Procera（Nobel Biocare）で作製した．

　図 14-6 は，1| を矢状面で切断した模型だが，バイトを挙上することで歯軸の角度が改善されていることがわかる．

咬合高径を上げて前歯のカップリングも改善された

●最終補綴物装着

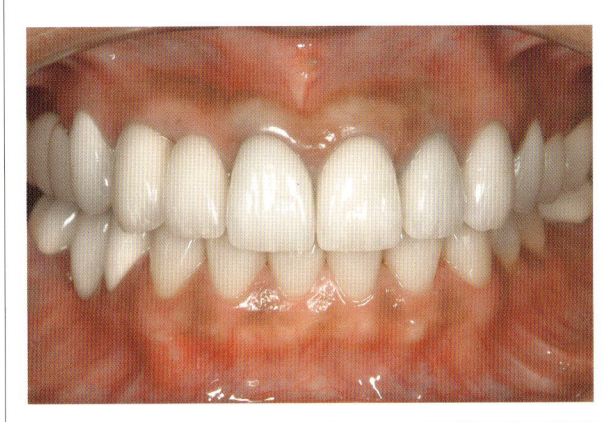

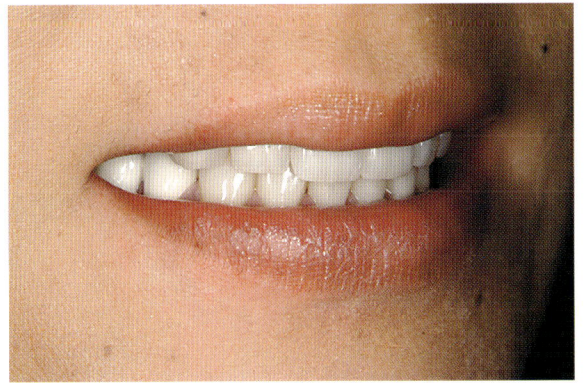

図 14-1〜4　最終補綴物装着

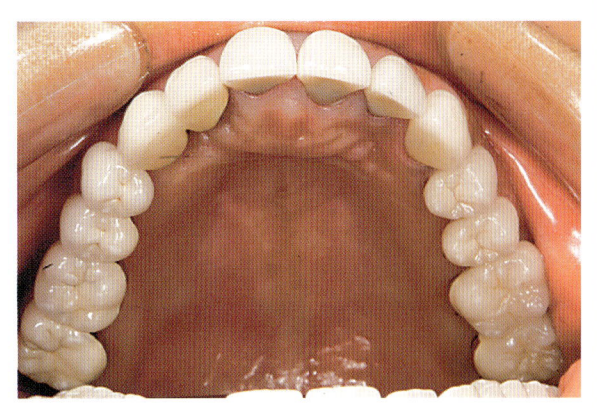

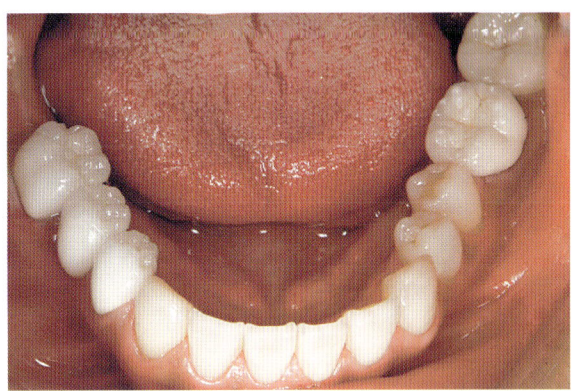

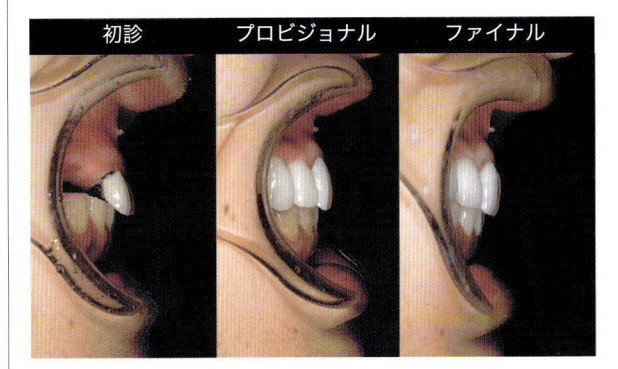

図 14-5　前歯部被蓋関係の変化

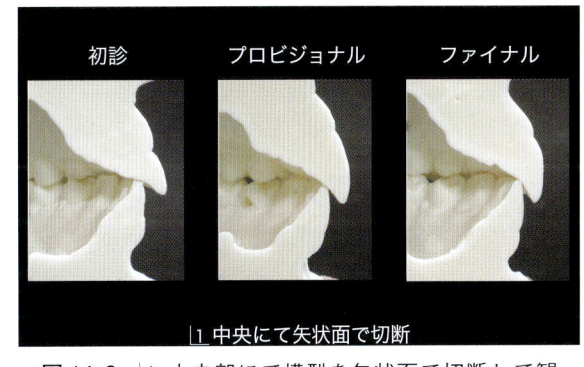

図 14-6　|1 中央部にて模型を矢状面で切断して観察

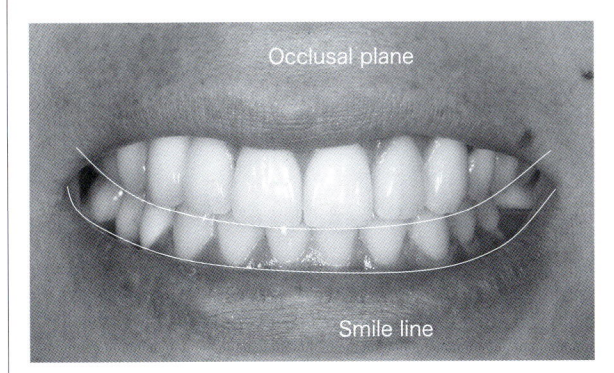

図 14-7　Occlusal plane, Smile line の評価

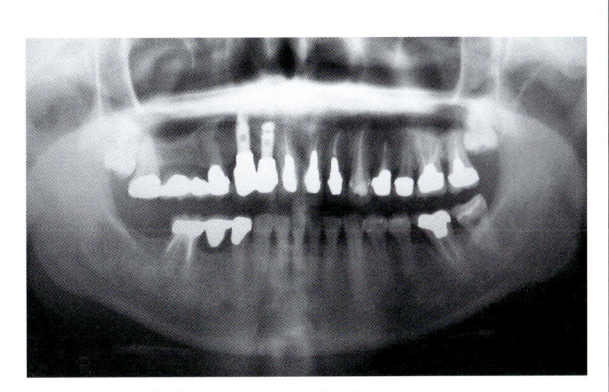

図 14-8　術後パノラマX線写真

●術後4年経過時

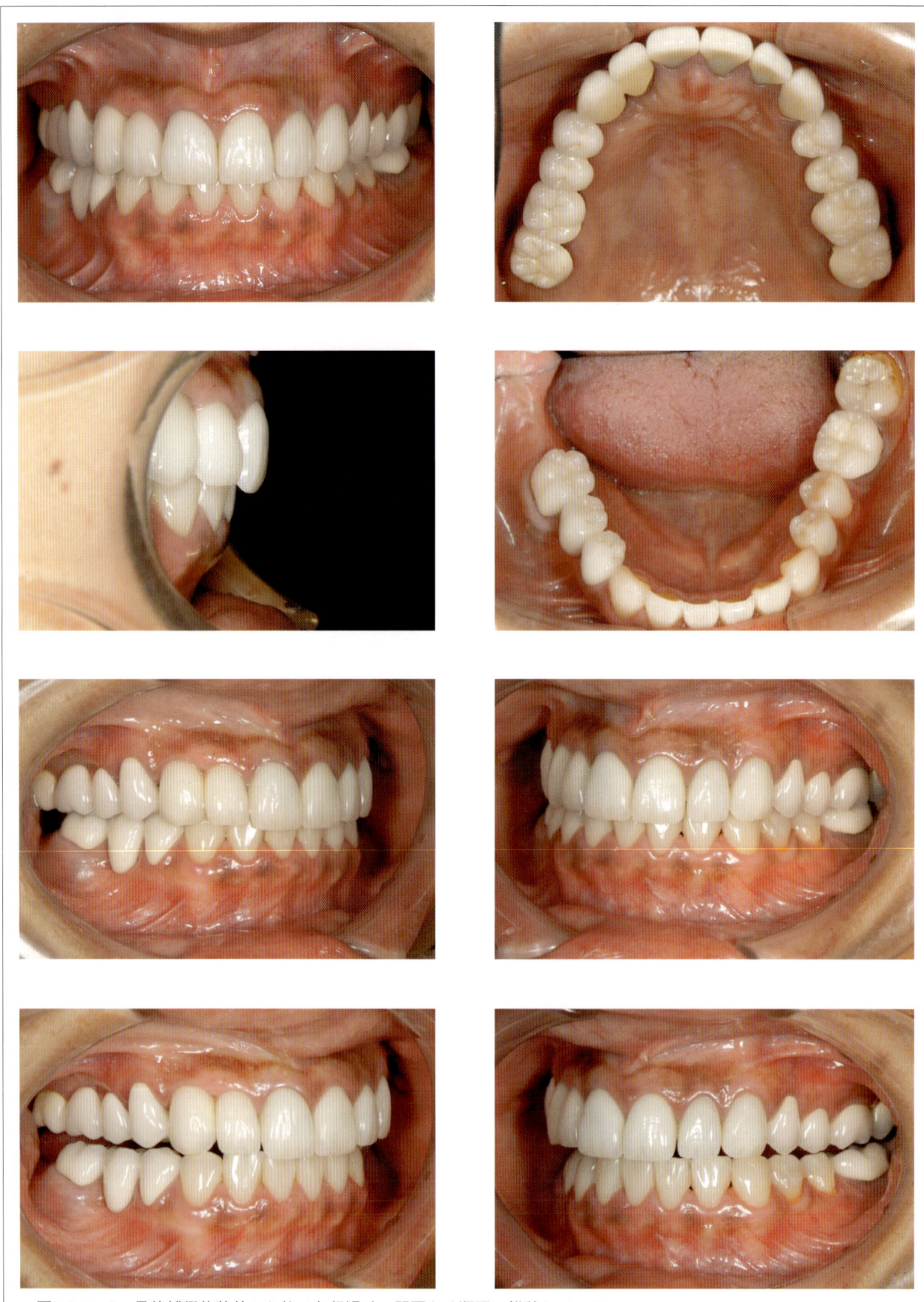

図15-1〜8　最終補綴物装着から約4年経過時．問題なく順調に推移している

基本　審美修復治療のマネジメント

本症例のポイント

●7⏋ の補綴について
・臼歯部のサポートが失われ，前歯のフレアアウトなど問題が起こった．7⏋ に補綴を行わなかった理由は？（植松）

→6 5⏋，7⏋部はインプラントを計画に入れていたが，費用の面で患者の同意が得られず，インプラント補綴を行えなかった（西）．

●診断用ワックスアップについて
・診断用ワックスアップでは，左右の歯冠形態がばらばらで，咬合面形態も左右で異なる．理想的な「Facial Cusp Line」「Line of Occlusion」「Lingual Cusp Line」ともかけ離れている．診断用ワックスアップの目的は，理想的な形態と現在の状態がどれくらい離れているかを診断することが目的の一つである．そのため，まずは理想的と思われる形態をワックスアップするべきである．そのうえで，補綴治療の必要性，補綴治療の範囲，矯正治療の必要性などを診断していく（北原）．

・上顎右側前歯部の陥凹についても，診断用ワックスアップの段階で GBR や GTR の必要性がわかったはずである．治療するかどうかは別として，問題点としてピックアップすべきである．
また上顎右側は全体的に唇側に出過ぎているように見える（植松）．

→3 2⏋ はスペースが広いため，ワックスアップで形態を付与するのに苦労した．この部分は，MTM を取り入れた方が補綴もしやすかったと思われる（西）．

●⏌6 MTM について
・⏌6 の MTM 後，歯冠形態の変更や咬合調整はどのように行ったか（北原）．

→MTM 終了後に，再度，CR ポジションでマウントを行い，中心位にて作製したプロビジョナルレストレーションを装着して経過を観察した（西）．

●最終補綴物について
・最終補綴物の咬合面観を観察すると，⏌4 5 6 7 で「Facial Cusp Line」「Line of Occlusion」「Lingual Cusp Line」が乱れている．これは，⏌6 MTM が不完全であったことが原因か（植松）．

→MTM 後，半年間保定した後に最終補綴物の作製を行ったが，少し後戻りが起こってしまった（西）．

●メインテナンスにおける注意点
→7⏋ が欠損のままなので，右下ブリッジ，右上ブリッジの荷重負担が懸念される．特に 4⏋ 支台歯には，注意が必要だと考える（西）．

→本症例では臼歯部サポートの再構築が必須であり，この部分に十分注意して経過を見る必要がある（植松）．

Case Study 3

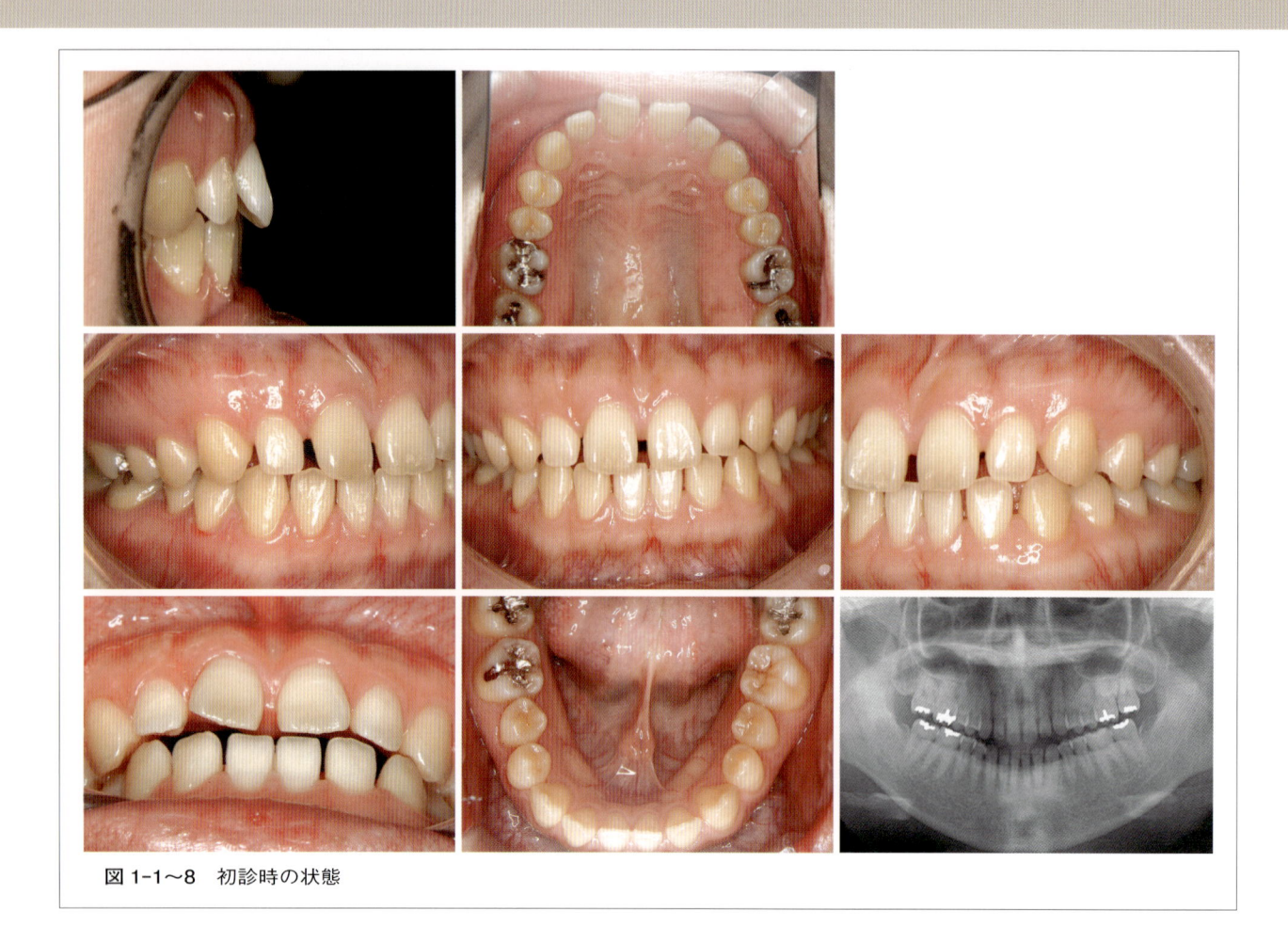

福岡県春日市・とくだ歯科医院　徳田将典
コメント・植松厚夫，北原信也

図1-1～8　初診時の状態

症例の概要

　患者は26歳の女性で，前歯部の空隙歯列の改善を主訴に来院された（図1）．問題点としては，上下顎前歯部の空隙，$\underline{1|}$ 捻転，$\underline{2|2}$ の矮小歯，前歯部カップリングの欠如，舌癖が挙げられる．

- 前歯部の空隙
- $\underline{1|}$ 捻転
- $\underline{2|2}$ 矮小歯
- 前歯部カップリング欠如
- 舌癖

基礎資料の収集と診査・診断

・ガイドに関しては，口腔内での運動の確認と模型上のファセットから，側方運動時は両側とも犬歯，第一小臼歯でのグループファンクションで，$\frac{2\,1|1\,2}{2\,1|1\,2}$ はほとんど咬合に関与していない状態であった．

・ペリオリスク，カリエスリスクはともに低い．

・顎関節に問題はない．

・前歯部の長径，幅径を計測し，平均的数値と比較したところ，$\underline{2|2}$ の形態が劣形ということもあり，幅径がわずかに狭かった（図2）．

64　基本　審美修復治療のマネジメント

Case Study 3

● 歯冠の計測

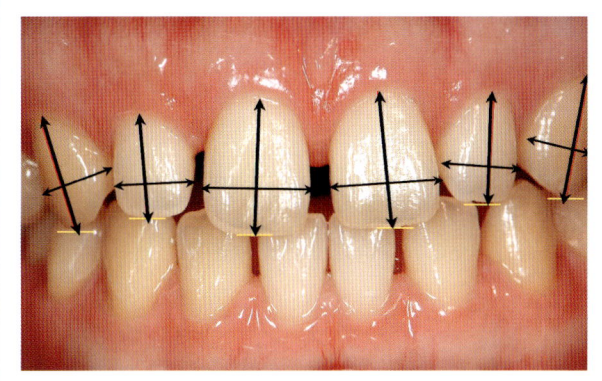

図 2-1, 2　上顎前歯部の歯冠長径, 幅径の診査

歯冠の長径・幅径（日本人平均値）

	長径	幅径
1⏐1	11.7 (10.7)	8.6
2⏐2	9.6 (8.6)	6.9
3⏐3	10.9 (9.9)	7.9

( ) 内はC-EJから1mm引いた値

● 診断用ワックスアップの作製

1⏐ 捻転のため遠心削除量が多くなる

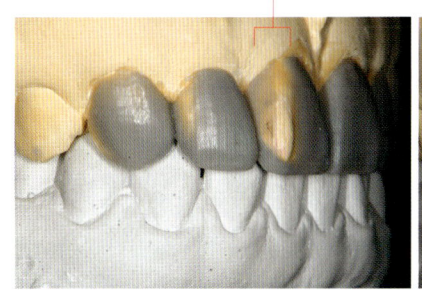

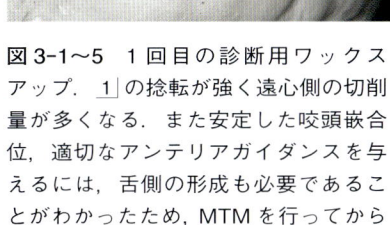

図 3-1～5　1回目の診断用ワックスアップ. 1⏐の捻転が強く遠心側の切削量が多くなる. また安定した咬頭嵌合位, 適切なアンテリアガイダンスを与えるには, 舌側の形成も必要であることがわかったため, MTM を行ってからラミネートベニアとする計画を立てた

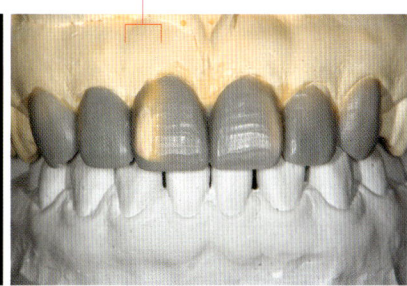

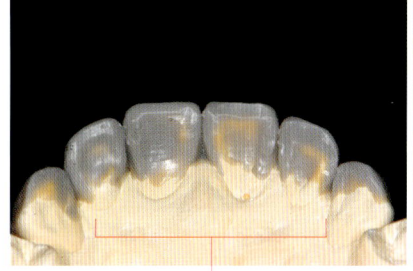

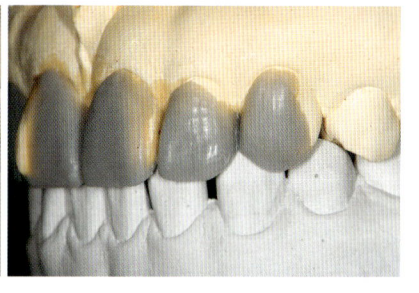

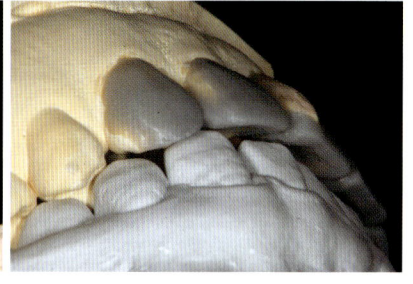

アンテリアガイダンスを付与するためには舌面の修復が必要となる

治療計画

　以上より, 全顎矯正ののち, 2⏐2 のみをラミネートベニアとする計画を立案し, 患者にコンサルテーションをしたが, 治療期間, 費用の面から矯正治療は拒否された.

　そこで, 全顎矯正をせずに, なおかつ, なるべく歯質を削除しないようにするためにはどうすればよいか, 診断用ワックスアップを作製して検討した (図3).

　1⏐ は捻転が大きく, 遠心側を相当量削除しなければならない. また, アンテリアガイダンスを得るためには, 360°形成する必要がある. そこで, 1⏐ の捻転を改善することを目的として MTM を行い, その後, 2 1⏐1 2 をラミネートベニア, 3⏐3 の近心に現在のガイドを変えないようにコンポジットレジンを充填する計画を立て, 患者の了承を得た.

全顎的な矯正治療は拒否された.
可及的に歯質を保存するため, MTM後に 2 1⏐1 2 ラミネートベニア, 3⏐3 は CR とする計画を立案

65

● MTM～2回目の診断用ワックスアップ

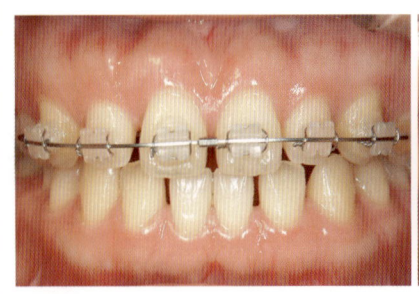

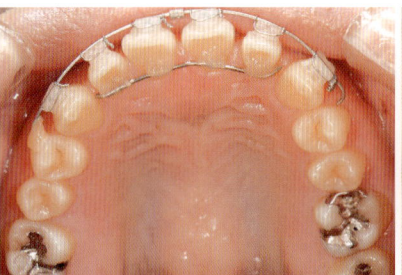

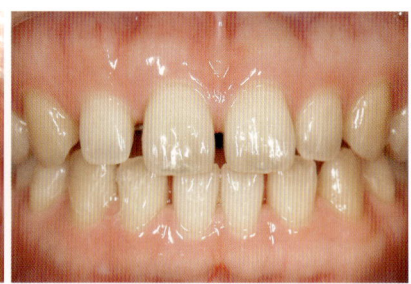

図4-1, 2　MTMを行う

図4-3　MTM終了後

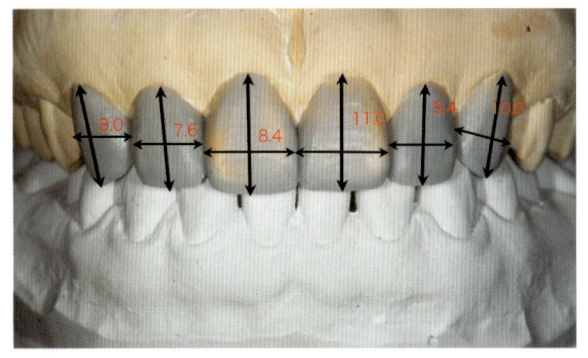

図5　2回目の診断用ワックスアップ．平均的数値から長径をワックスアップしたが，既存のガイドが変わってしまう

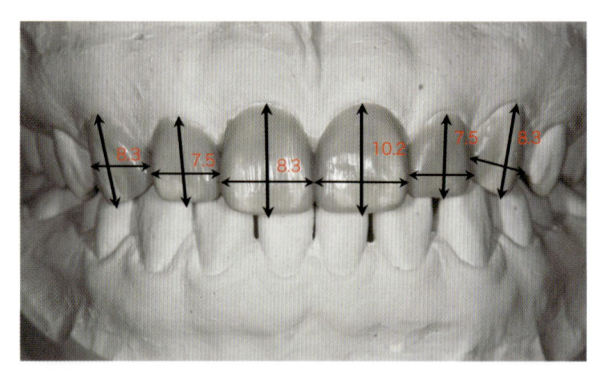

図6　そこで既存のガイドを変えないように，長径を短くした

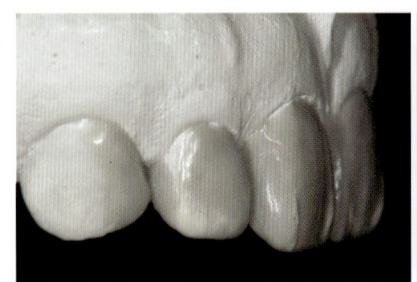

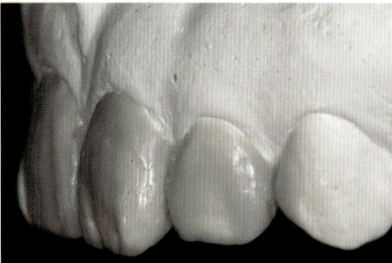

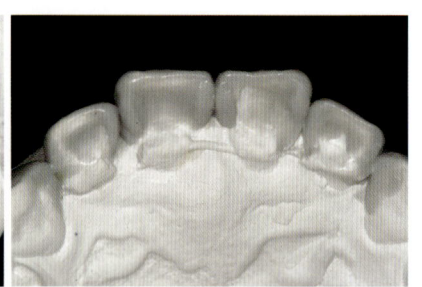

図7-1～3　左右側方面観および咬合面観

治療の流れ

　診断用ワックスアップを基準として，MTMを行い（図4），MTM終了後に，平均的な数値を参考に診断用ワックスアップを作製した（図5）．歯牙のバランスはよいが，長径を長くしたことにより被蓋が相当深くなっている．また，既存のガイドも変わってくると思われた．そこで既存のガイドを維持するように長径を短くした（図6, 7）．

　縦横比のバランスは，理想的とは言えないが，被蓋関係は改善されている．また，1|の捻転を改善したことにより，エナメル質の範囲内での形成が可能となっている．接着が必須のラミネートベニア修復においては，可及的にエナメル質を保存することが長期的な安定のために重要である．

　診断用ワックスアップをもとにモックアップを作製し，装着したところ，患者から形態に関して了解が得られた．この段階で正中線，歯冠形態，縦横比，口唇との

> 平均的数値から補綴すると，既存のガイドが変わってしまう

Case Study 3

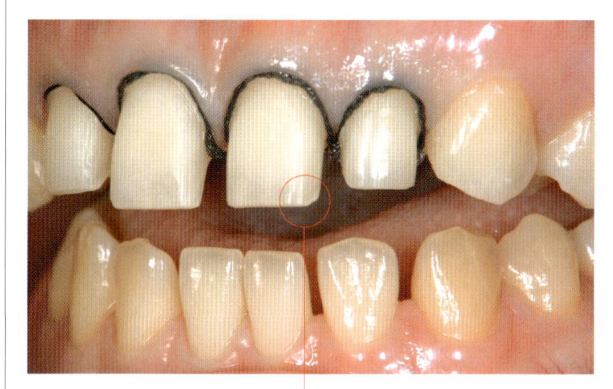

●最終修復物装着

図8　支台歯形成

遠心隅角部をもう少し削除したほうが形態を作りやすい

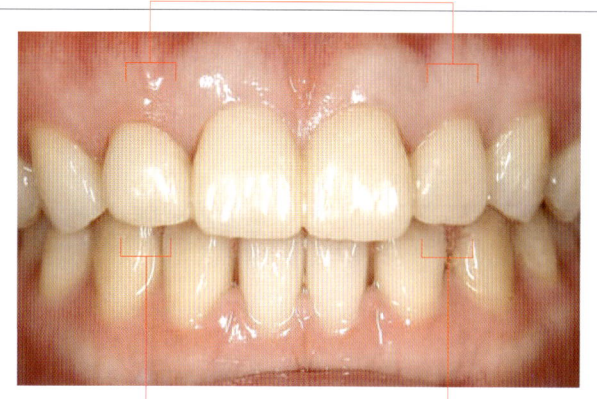

図9　プロビジョナルレストレーション

2|2 の幅径が広い

切縁がフラットすぎる

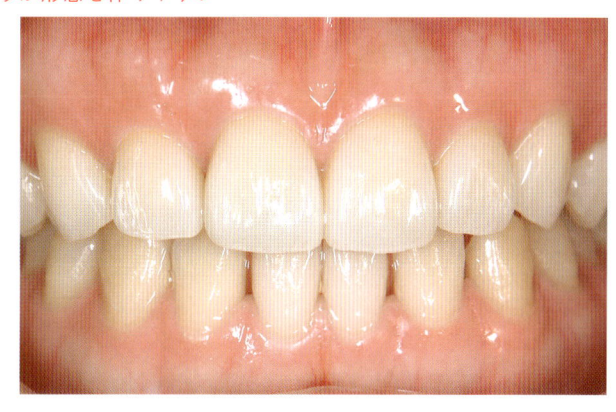

図10-1〜3　最終補綴物装着

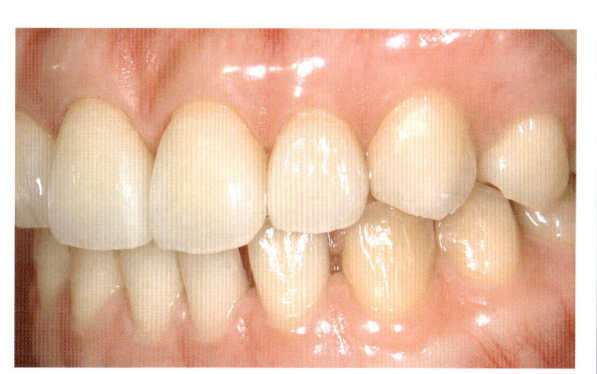

関係などを評価してから，確定的な処置である支台歯形成を行う（図8）．支台歯形成の際には，診断用ワックスアップから作製したシリコーンインデックスを用いて削除量を確認しながら行う．またあらかじめ用意しておいたジグを用いて，3|3 近心のコンポジットレジン充塡を行っている．その後，プロビジョナルレストレーションを装着した（図9）．

プロビジョナルレストレーションにおいて既存のガイドが維持されているかを確認し，問題がなかったため，最終補綴物の製作，装着を行った（図10）

現在，術後6年が経過しているが，特に問題なく，順調に推移している（図11）．

●術後6年経過時

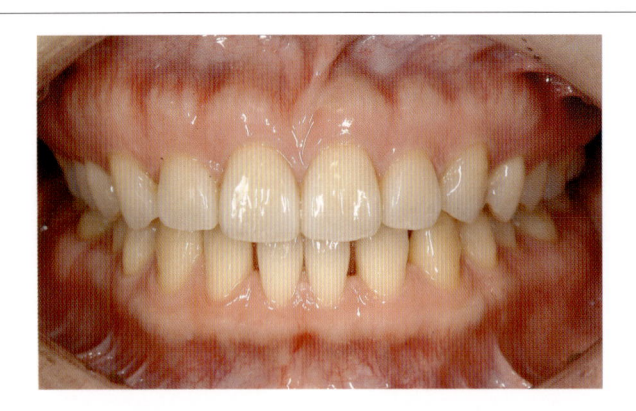

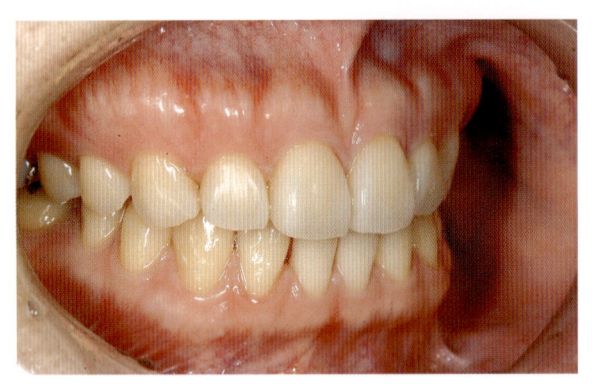

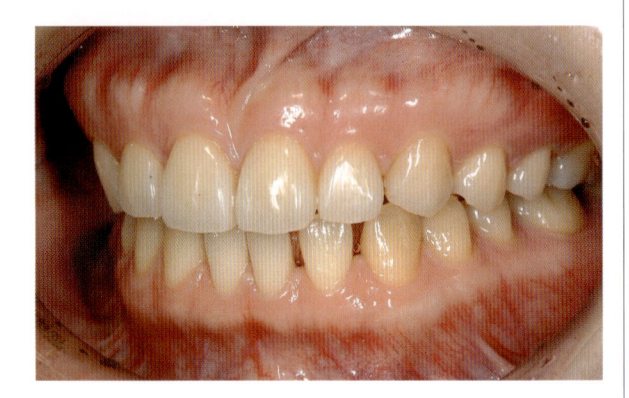

図11-1〜3　術後6年経過時

本症例のポイント

・全顎的な矯正治療ができればベストだが，限られた条件のなかで，機能的にも審美的にも改善が認められている（北原）．
・従来ならば，360°形成してフルクラウン，とされていた症例だが，前歯部のアンテリアガイダンスや捻転をMTMにより改善し，ラミネートベニアで修復されているので，MIを十分に考慮した治療計画がなされている．術後の経過も良好である（植松）．

●歯冠形態について
→歯冠の縦横比が悪いが，例えば臨床的歯冠長延長術などを行い，縦横比を改善した方がよかったか（德田）．
→その必要はまったくない．患者は，thin-scallopの薄い歯肉であり，歯周外科で得られる効果とリスクを比較すると，軟組織に介入するのではなく，イリュージョン効果（図12）を用いて視覚的に歯牙の形態改善を図ったほうがよい．

1|1 の形態よりも，むしろ 2|2 の切縁の形態がフラットになっていることのほうが気になる．もともと歯間離開があり，なおかつ歯のポジション自体は変更していないので，必然的に歯冠幅径は広くなる．そのような場合に，2|2 の切縁がフラットになっていることで，より一層歯冠幅が広く見えてしまう．そこでなるべく歯冠の幅を狭く，長く見せるためには，近遠心隅角を削合してインターインサイザルアングルを調整することで歯冠幅を狭く見せたほうがよかったのではないか．特に上顎前歯部の場合は，第三者はエンブレジャーを見て歯の形態を認識するので，鋭角にしたほうがよかったと思われる．これは，2回目の診断用ワックスアップ（図5）の際に評価して，改善しておくべきであった（植松）．

● 支台歯形成について
→イリュージョン効果と関係が深いのが支台歯形成である．診断用ワックスアップで想定した歯冠形態を再現し，また切縁の調整を行うには，一定のクリアランスが必要になるからである．その点，本症例における支台歯形成は，中切歯の隅角部，特に遠心部（図8）は，もう少し形成量を多くしないと，歯科技工士が形態を作れない．もちろん，最初からスクエアな歯冠形態にする予定ならば，この形成でも構わない．つまり，診断用ワックスアップの段階で，歯冠形態から逆算した支台歯形成を，歯科技工士とディスカッションしていたかどうかが問われているのである（北原）．

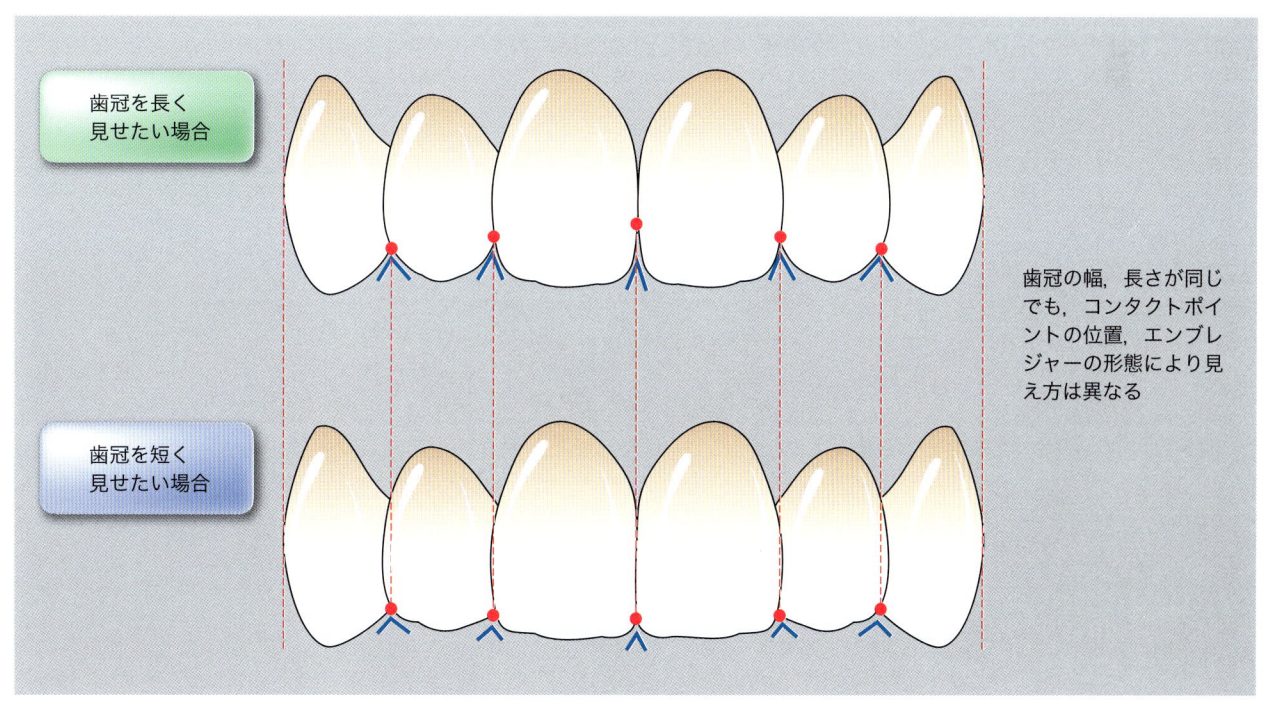

図12 臨床で応用可能なイリュージョン効果

● **診断用ワックスアップについて**

→ 診断用ワックスアップの際に，ワックスを盛る順番は？（徳田）

→ 上顎前歯部の診断用ワックスアップを作製する際には，まず中切歯をミッドラインに対して左右対称に位置決めする．その時に，中切歯切縁の位置をスマイルラインと調和する位置に設定する．そして左右犬歯部の位置決めをする．最後に余ったスペースに左右側切歯を作製する（**図13**）．その際に，側切歯のスペースに応じてコンタクトポイントの位置，エンブレジャーの形態を決める．もちろん，極端に狭い，広いなどの問題があれば，矯正治療によりトゥースポジションを変更する必要があるが，基本的には一定のフレームワークの中で試行錯誤して形態をシミュレーションするのが診断用ワックスアップの目的の一つと言える（植松）．

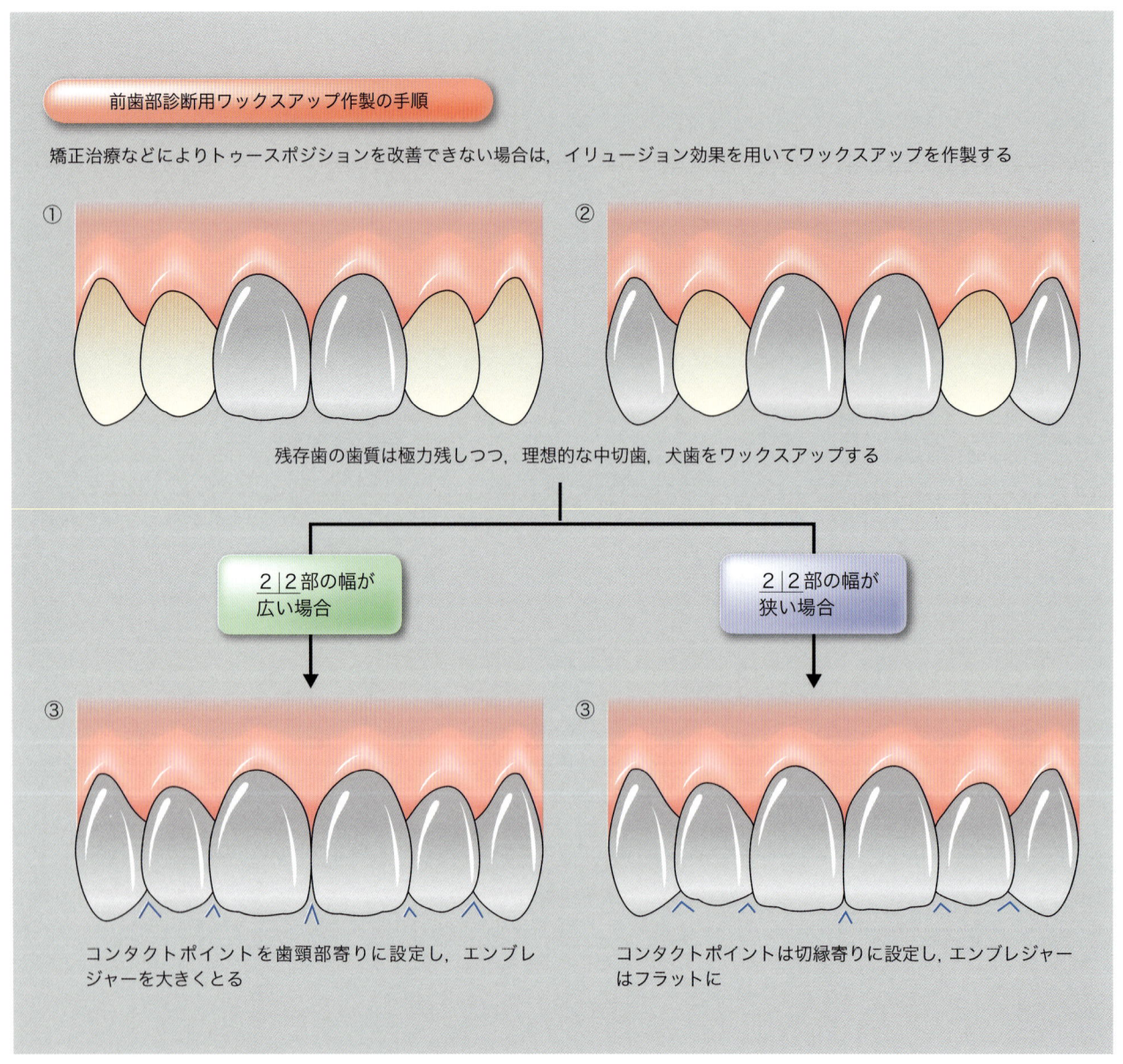

図13　前歯部の配分を考慮したワックスアップの手順

Part 3
プロビジョナルレストレーション

Case Study 4 ── 德田将典
Case Study 5 ── 西　耕作

Part3 プロビジョナルレストレーション

プロビジョナルレストレーションの目的（図1）

　従来のテンポラリークラウンは，「暫間的」な処置という意味合いが強く，最終補綴物との間に大きな乖離があることが問題であった．プロビジョナルレストレーションは，最終補綴物と可及的に近似した形態を有し，機能，審美，構造力学，生物学的調和が図られているかを評価し，最終補綴物の永続性，予知性を高めるための「補綴物」である．

　生体の反応は個人によって異なることから，最終補綴物を装着する前に，周囲組織との調和，支台歯形成の状態と削除量のガイド，咬合関係の安定などを確認しながら，修正，評価を繰り返す．

　プロビジョナルレストレーションの評価としては，

①摩耗
②セメントのウォッシュアウト
③ガイド時のウェアの量と方向
④咬合の安定
⑤審美性
⑥支台歯の形成量が十分か（補綴物の厚み）
⑦歯周組織の安定

などを確認し，問題があれば，その都度，プロビジョナルレストレーションを削合する，盛り足す，リマージングなどの調整を行い，再び，経過を観察する．問題点がすべてクリアされた後，最終補綴物の製作へと移行する．

プロビジョナルレストレーションの作製法

　プロビジョナルレストレーションの作製法には，直接法と間接法が挙げられる．

1 歯髄，歯質の保護	7 歯肉の反応の評価
2 機能の回復	8 清掃性の評価
3 審美性の回復	9 咬合の改善と安定
4 歯の移動防止	10 スプリンティングの範囲とデザインの決定
5 支台歯形成の状態と削除量のガイド	11 咬合採得の指標
6 欠損補綴の支台歯決定のガイド	12 矯正治療への利用

図1　プロビジョナルレストレーションの役割　（[1]より）

1) 山﨑長郎監修：歯科臨床のエキスパートを目指して Vol.Ⅰ コンベンショナルレストレーション．医歯薬出版，2004．

Part 3　プロビジョナルレストレーション

●間接法によるプロビジョナルレストレーション製作ステップ（北原）

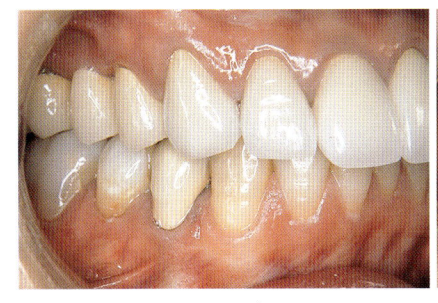

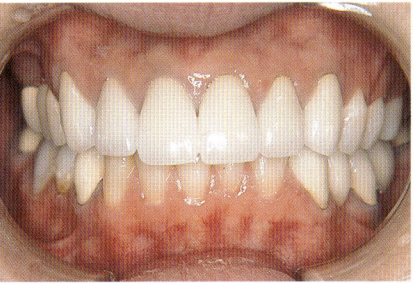

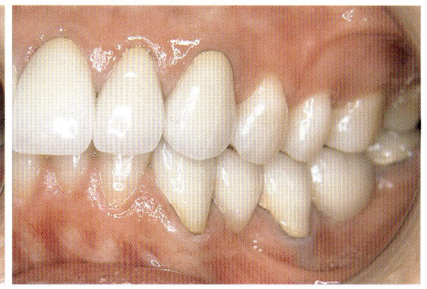

図2〜4　初診時．7┼3 にセラモメタルクラウンが装着されている．修復物の形態，突出感，色調の改善を主訴に来院された

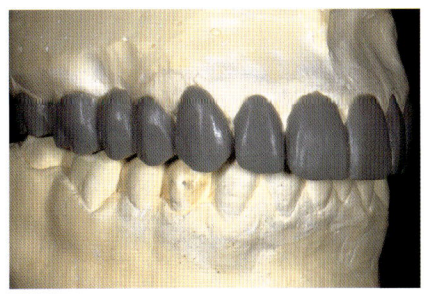

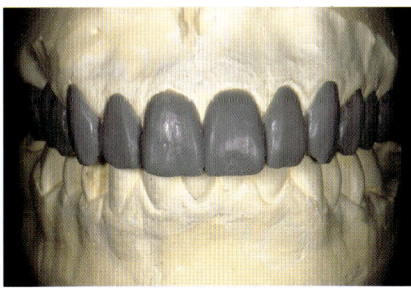

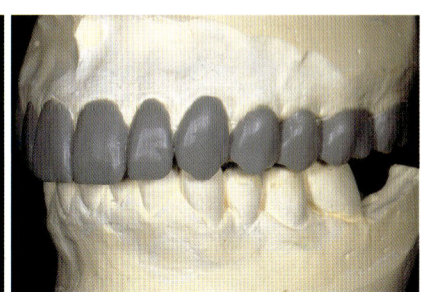

図5〜7　フルカントゥアの診断用ワックスアップを作製．唇面を内方に入れて突出感を改善した．この診断用ワックスアップを基に，プロビジョナルレストレーションを作製する

　いずれにしても前項で述べた診断用ワックスアップの作製が不可欠である．診断用ワックスアップで煮詰めた形態をプロビジョナルレストレーションへ移行することが基本となる．

　直接法と間接法にはそれぞれ特徴があり，症例によって使い分けることが一般的である．修復歯が多い症例や長期の観察が必要な症例では，強度，テクニカルエラーの回避，チェアタイムの短縮といった面から，間接法が推奨される．直接法の場合は，診断用ワックスアップからシリコーンパテ，レジンキャップなどを作製し，口腔内でレジンを圧接する手法が一般的である．治療回数は少なくて済むが，テクニックセンシティブ，チェアタイムが長くなる，などのメリット，デメリットがある．

間接法によるプロビジョナルレストレーションの製作ステップ

　図2〜4の患者は，7┼3 に装着されていたセラモメタルクラウンの形態，突出感，色調改善を主訴に来院された．

　問題点としては，1│1 の正中が左側に流れている，前歯部の歯軸や 3│3 の切縁ラインが不揃い，1│1 切縁はドライウェットラインより外側に位置している，マージン部の変色，などが挙げられる．

　既存の補綴物を除去する前に印象を採り，模型を作製し，咬合器に付着する．本症例では補綴物をすべて再製作する予定であることから，フルカントゥアの診断用ワックスアップを作製する（図5〜7）．診断用ワックスアップのコンセプトとしては，可及的に左右対称の歯冠形態，顔面正中と正中を一致させる，歯軸の平行性，切縁ラインと下口唇との相似（スマイルラインとの調和），唇面の突出感の改善，顎運動を阻害しない舌面形態，などに留意して作製している．

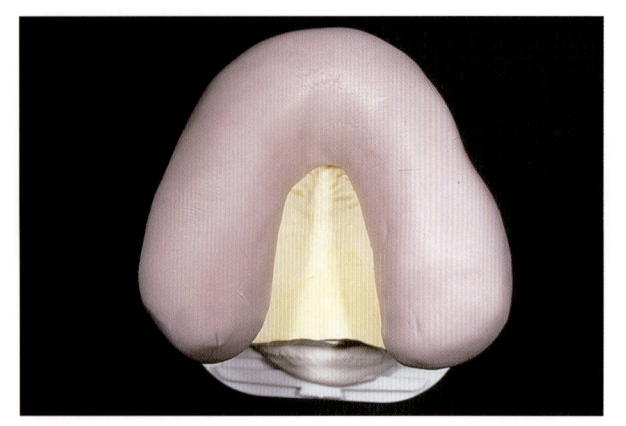

図8　シリコーンパテを用いてワックスアップのオーバーインプレッションを行う

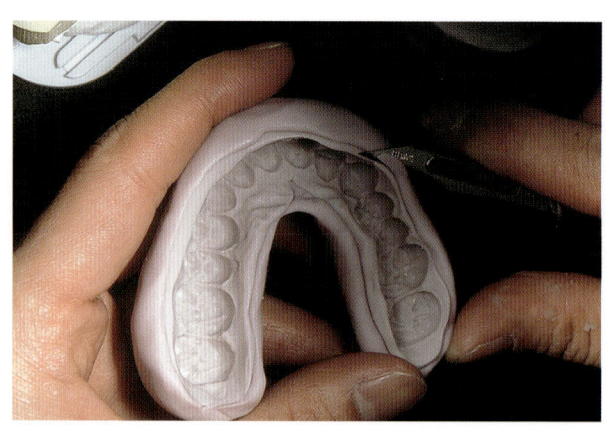

図9　オーバーインプレッションのトリミング

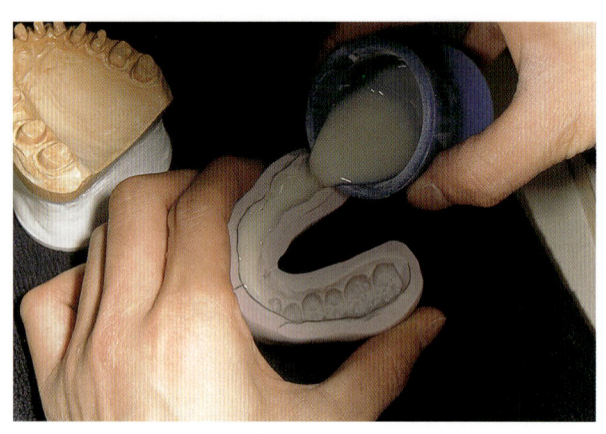

図10　オーバーインプレッションに混和したアクリルレジンを流し込む

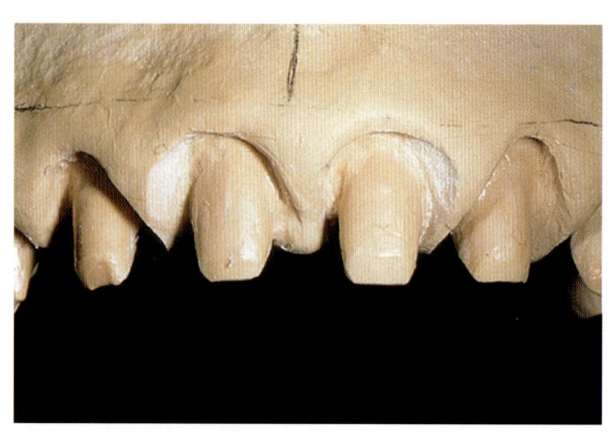

図11　あらかじめ支台歯模型にシリコーンパテを装着して戻りの位置を模型上に印記しておく

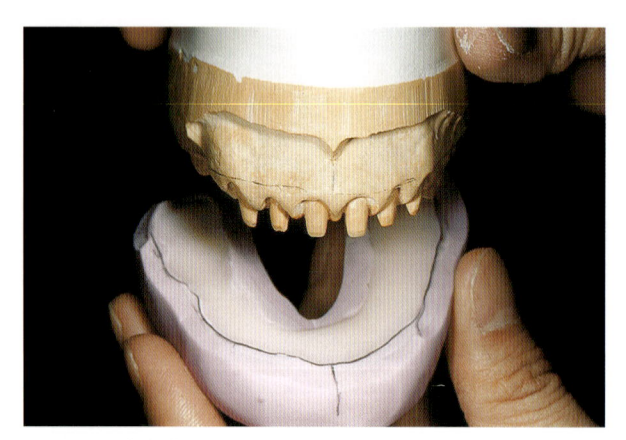

図12　支台歯模型にシリコーンパテを圧接する

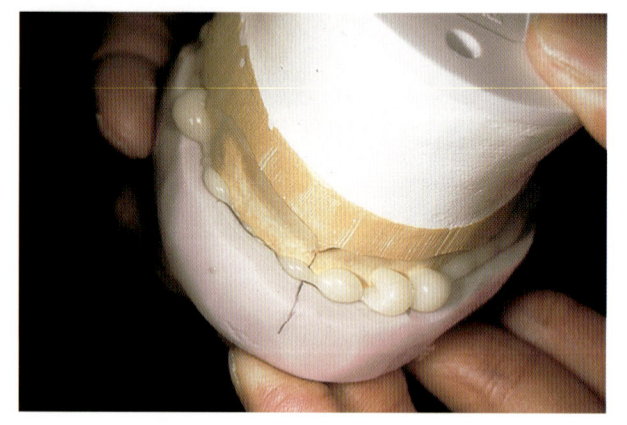

図13　圧接後，浮き上がりがないようにしっかりとホールドする

　歯科技工士とディスカッションして診断用ワックスアップを精査したのち，シリコーンパテを用いて診断用ワックスアップをオーバーインプレッションし（図8），トリミングを行う（図9）．そしてシリコーンパテにアクリルレジンを流し込み（図10），あらかじめ作製しておいた支台歯模型（図11）にシリコーンパテを圧接する（図12）．このとき，しっかりと圧接し，輪ゴムでとめておき，そのまま圧力釜に入

74　◆　基本　審美修復治療のマネジメント

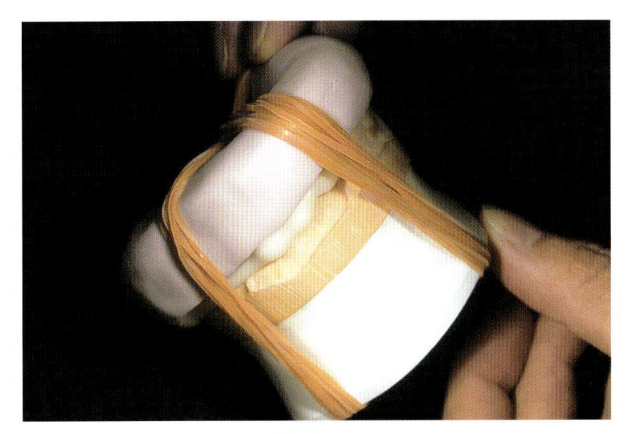

図14　その状態のまま輪ゴムでとめる

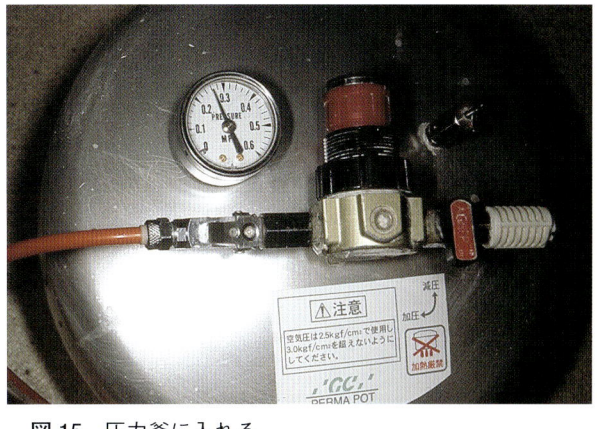

図15　圧力釜に入れる

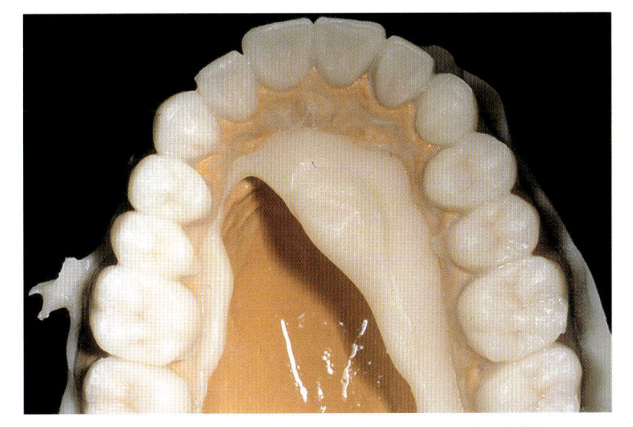

図16　圧力釜から取り出し，シリコーンパテを除去した状態

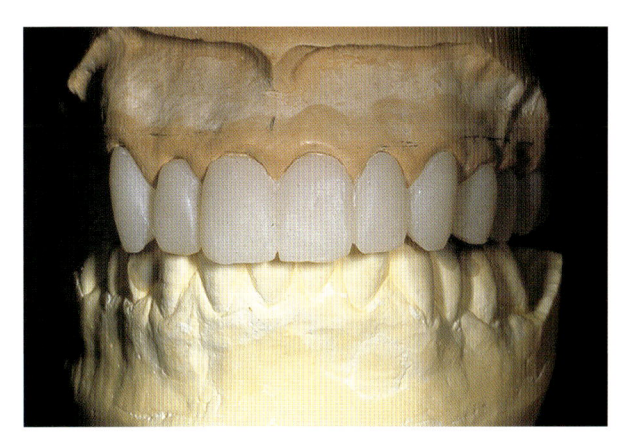

図17　バリを除去し，咬合器に戻す

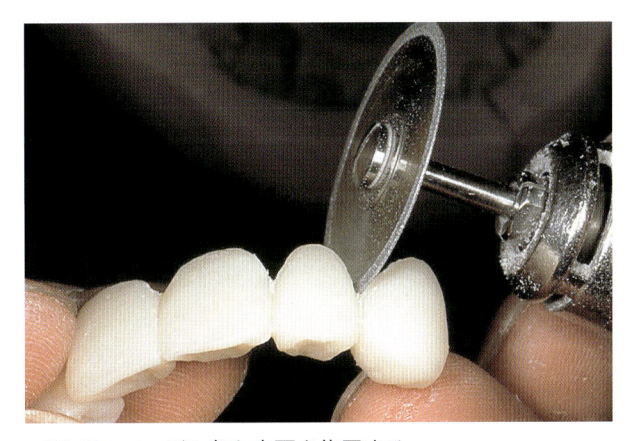

図18　マージン部と内面を修正する

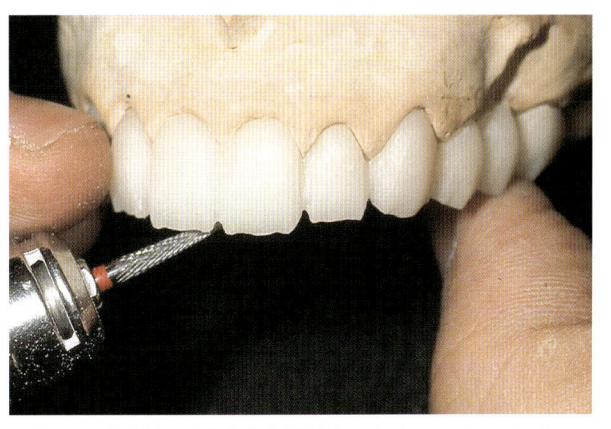

図19　切縁部の透明感を再現するために，カットバックを行う

れる（図13～15）．

　圧力釜から取り出した後，シリコーンパテを除去し（図16），バリを除去してから咬合器に戻す（図17）．マージン部と内面を調整し（図18），切縁部の透明感を再現するためにカットバックを行い（図19），硬質レジン系ステイン（Sinfony；3M ESPE）を用いて内部にステイニングを行う（図20，21）．そして透明性の高いアクリルレジン（NEW OUTLINE：anax dent 日本未発売）をシリコーンパテに流し込み，圧接する（図22，23）．

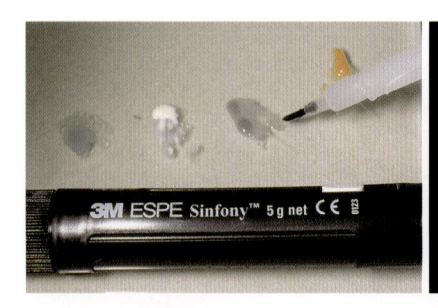

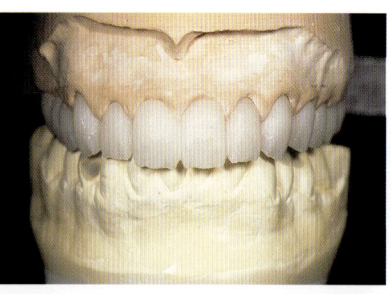

図20, 21　硬質レジン系ステイン Sinfony（3M ESPE）を用いて，内部にステイニングを行う

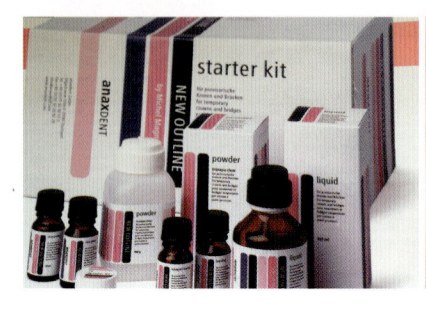

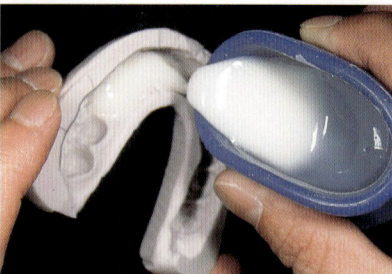

図22, 23　透明性の高い切縁部用のアクリルレジン「NEW OUTLINE」（anax dent 社製）をシリコーンパテに流し込み，圧接する

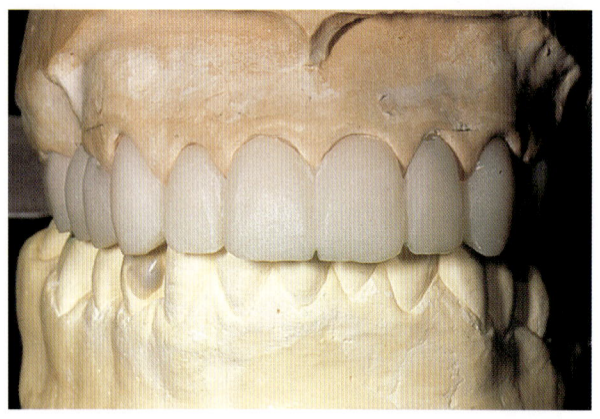

図24　模型上で形態修正と咬合調整を行い，研磨して完成

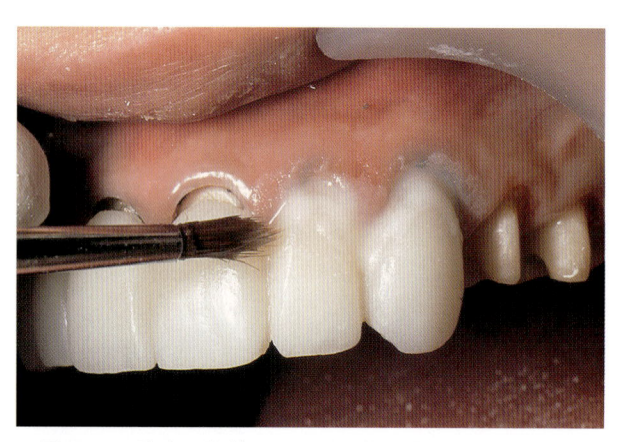

図25　口腔内に装着．マージン部を修正するため，アクリルレジンを筆で築盛する

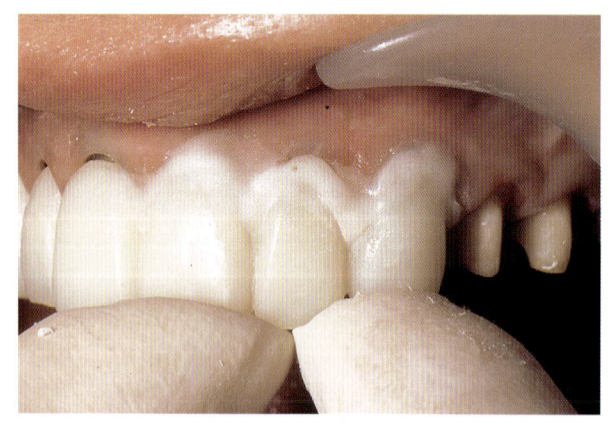

図26　築盛後，圧接する

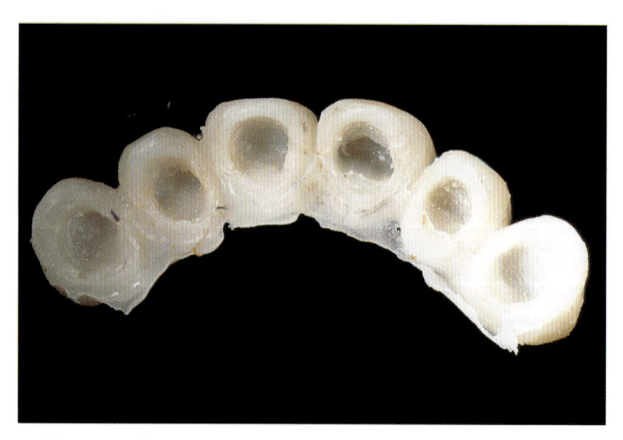

図27　硬化後，修正を行う

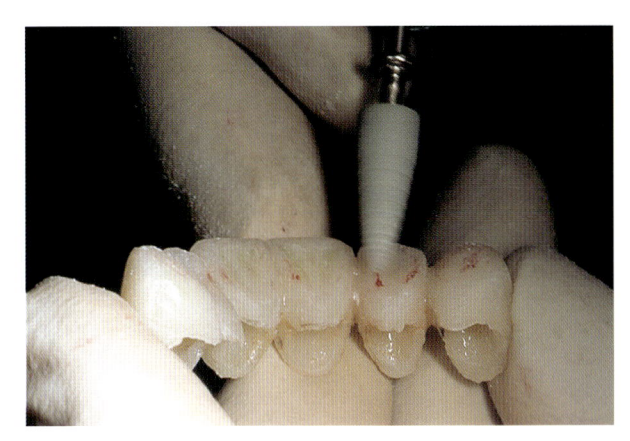

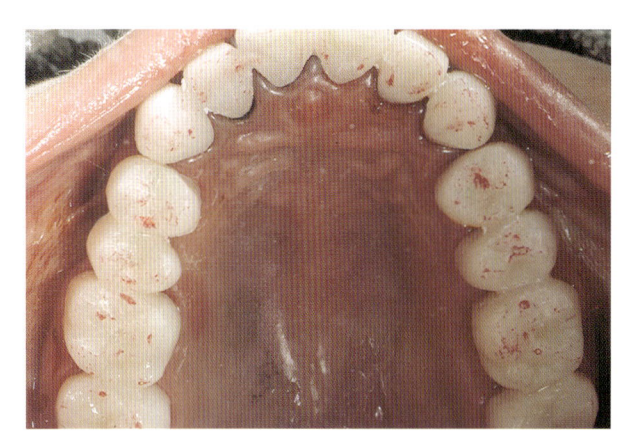

図 28, 29　マージン部の修正，内面調整後，装着して咬合調整を行う

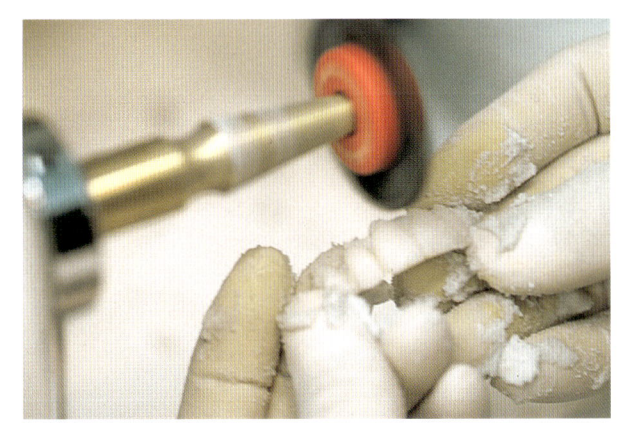

図 30　調整終了後，研磨，ポリッシングを行う

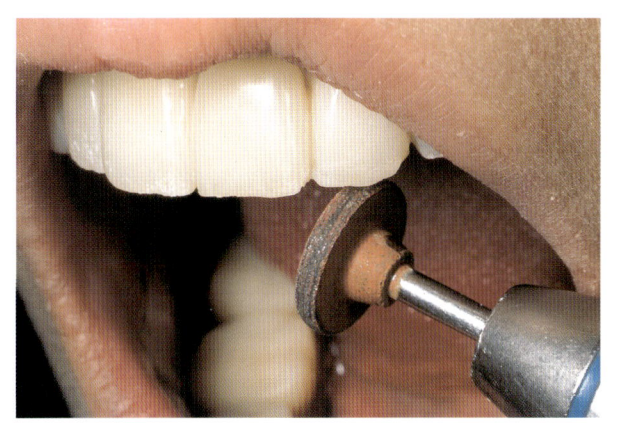

図 31　口腔内に装着後，必要に応じて切縁の修正を行う

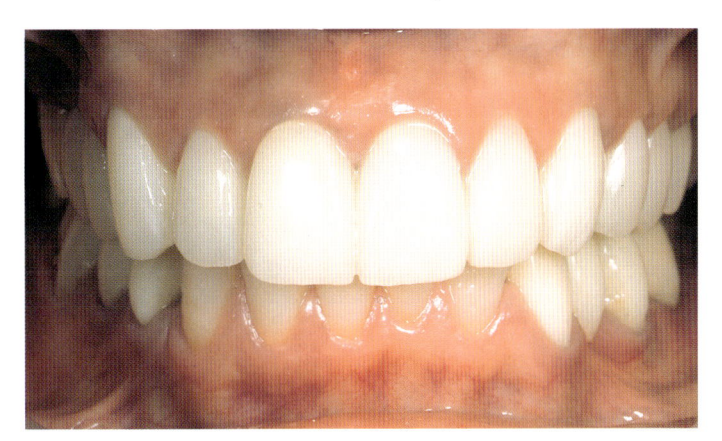

図 32　プロビジョナルレストレーション装着

　模型上で形態修正と咬合調整を行い，研磨して完成となる（図24）．
　完成したプロビジョナルレストレーションを口腔内に装着する．この時，マージン部を修正するためにアクリルレジンを筆で築盛して圧接する（図25, 26）．硬化後に一度外して（図27），マージン部の修正，内面調整を行い，再び装着して咬合調整を行う（図28, 29）．咬合調整終了後に，研磨，ポリッシングを行い（図30），口腔内装着後に必要に応じて切縁の修正を行い（図31），プロビジョナルレストレーション装着となる（図32）．

● **参考症例 1　モックアップによるシミュレーション（北原）**

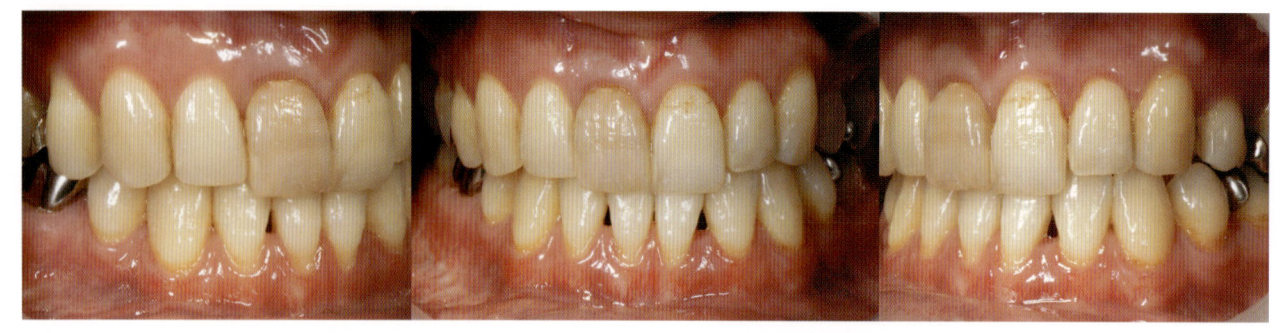

図 33-1～3　当院初診時の口腔内．1|の変色が認められるものの，歯列自体には大きな問題はないように思われる

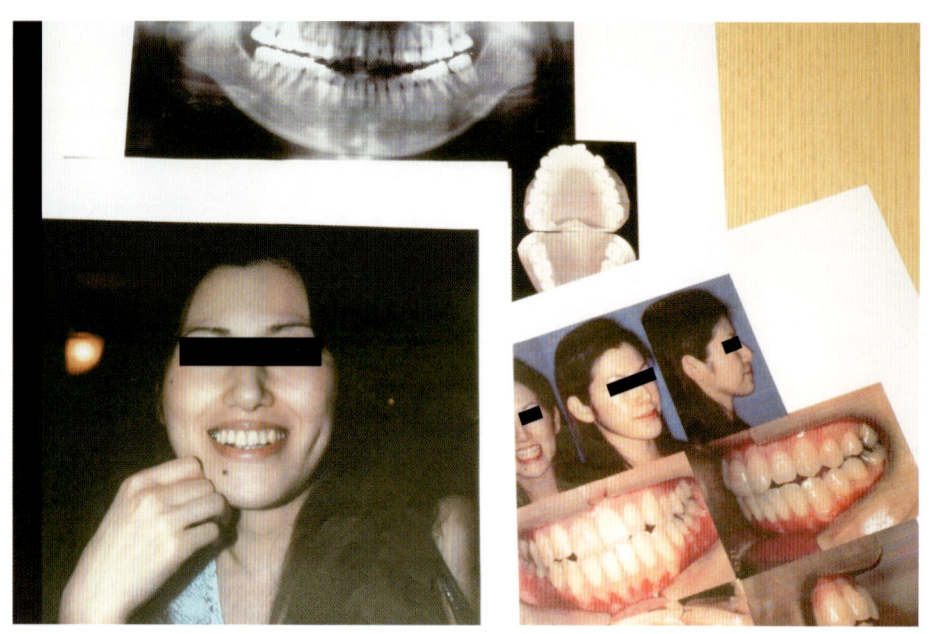

図 34　以前から歯がコンプレックスで，治療したいと考えていた．ようやく治療費が貯まり矯正治療を開始する．矯正医へのリクエストは，「前歯が出ているので，引っ込めてほしい」とのことだった．矯正治療終了前に，前歯をさらに引っ込めたいと矯正医に依頼した．そして約 2 年間の矯正を終えたが，矯正後に友人から印象が暗くなったと指摘された．自分自身も以前はもっとアクティブだったと思う……，とのことで当院に来院された

Diagnositic Mock-Up

　プロビジョナルレストレーションは，形成が施された後に装着されるが，確定的な処置を行う前に可逆的に審美性などを確認したい場合には，モックアップが有用である．
　モックアップは，直接法もしくは間接法により作製されたレジン製のシェルを口腔内に装着し，可逆的に審美性や患者の要望を診断するツールである．
　モックアップを患者とともに診断し，形態の修正などを行う．問題がクリアされた後，その形態を参考にプロビジョナルを作製する場合と，そのモックアップをそのままプロビジョナルとして使用する場合がある．
　診断用ワックスアップを作製することで，模型上で審美，機能の診断は可能であるが，実際の患者の顔貌との関係，口唇との関係などは模型上ではわからない．また，プロビジョナルはある程度，確定的な処置を行わないと装着できない．そこで，モックアップを用いることで，顔貌との関係，口唇との関係，また患者の細かい要望を可逆的な方法で診断することができるのである．

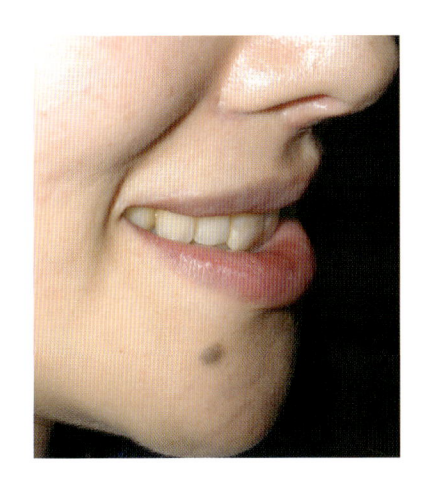

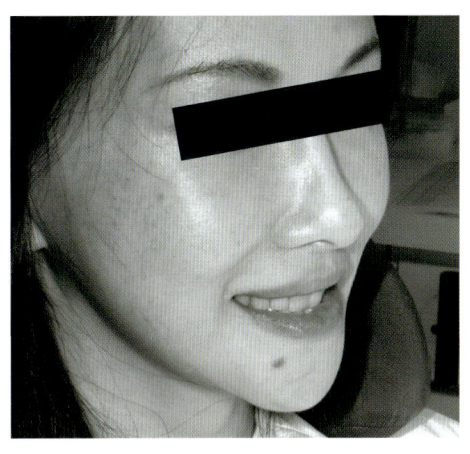

図35-1, 2　顔貌，口唇との関係．前歯切縁は，ドライウェットラインよりもかなり内側に位置しているため，ライトスマイルでは口元にレス感がある

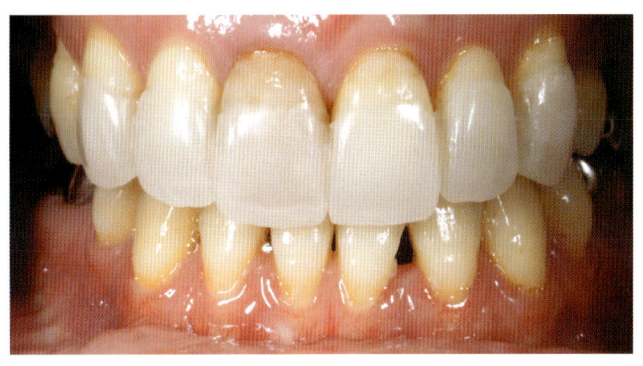

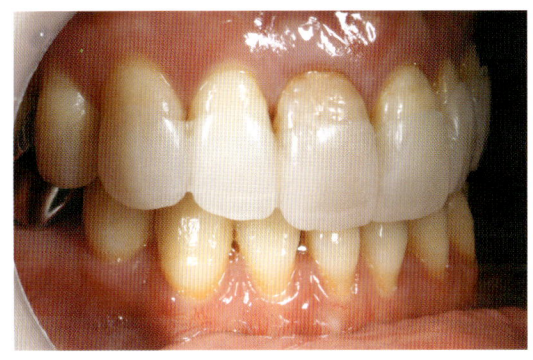

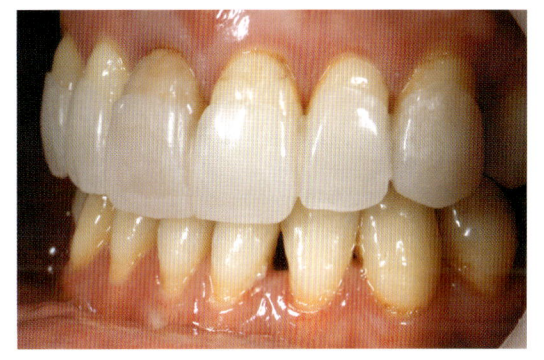

図36-1〜3　取り外し可能なモックアップを装着し，数日間，生活していただく．後日，患者に審美的な満足度を検証してもらう

参考症例1　モックアップによるシミュレーション

　患者は矯正治療終了後に当院に来院された（図33）．1|の変色，下顎前歯の空隙など細かい問題は認められるものの，歯列全体としては大きな問題は認められない．そこで患者に，どこに不満を感じているか，話をうかがったところ，患者は以前から上顎前歯の前突がコンプレックスで，その改善のために矯正治療を行ったが，前歯を引っ込めすぎたために，矯正後に友人から暗い印象になったと指摘されたことを気にされていた（図34）．

　そこで側貌や口唇との関係を診断したところ，上顎前歯の切縁はドライウェットラインよりかなり内側に位置しており，確かに上顎前歯に光が到達しない＝暗い印象を与えると思われた（図35）ため，ラミネートベニアで唇面を唇側に出すことを想定して，取り外し可能なモックアップを装着した（図36）．

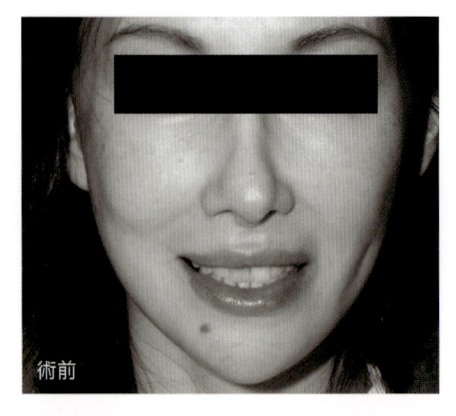

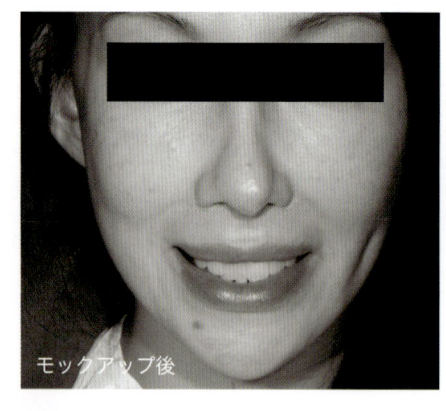

図37-1, 2 モックアップ後は以前のようなアクティブ感が戻ったと言う．家族，友人にも，明るくなったと言われ，本人の満足度も高かった．モックアップにより術後のシミュレーションを可逆的に行い，確定診断をすることができた

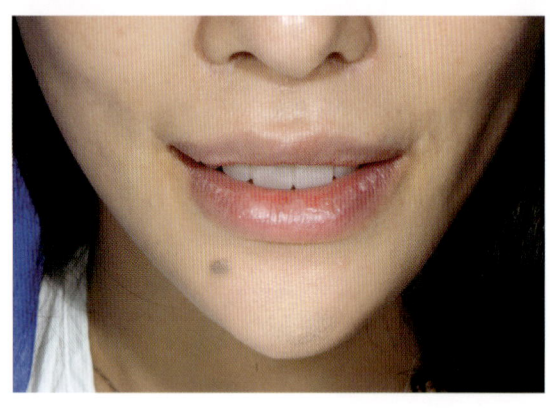

図37-3 正しいインサイザルエッジポジションが得られた結果，ネガティブスマイル時の口元は改善が認められた

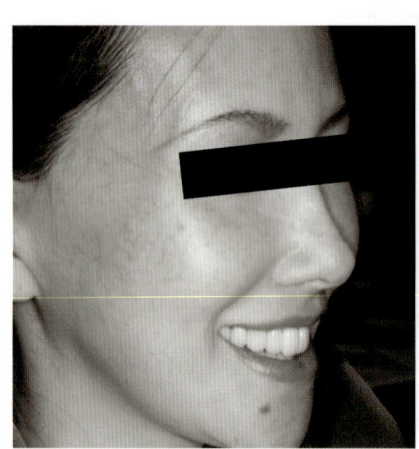

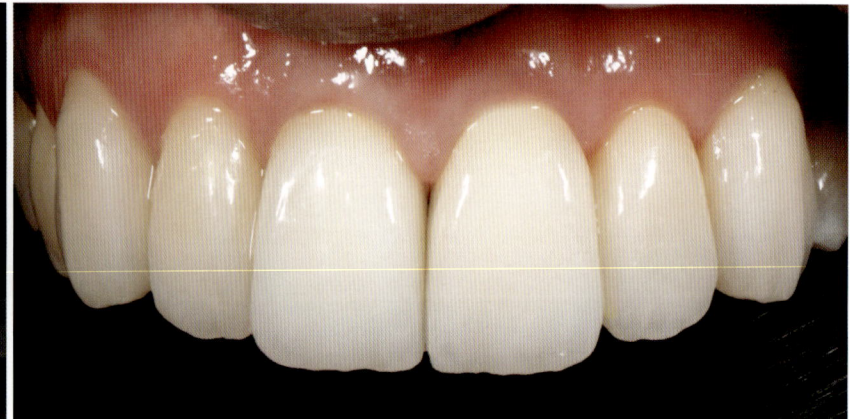

図38-1, 2 モックアップで確定した形態を元に，最終補綴物を装着した

　モックアップを渡して，数日間，生活していただき，後日，患者に審美的な満足度を検証してもらう．その結果，家族，友人にも，明るくなったと言われ，本人の満足度も高かった（図37）．
　モックアップにより術後のシミュレーションを可逆的に行い，確定診断をすることができた．その後は通法に則り，ラミネートベニアを装着した（図38）．
　このようにモックアップを活用することで，患者の口腔内で直接診断を行うことが可能になり，高い審美性を望む患者には非常に有効な診断用ツールとなる．

Case Study 4

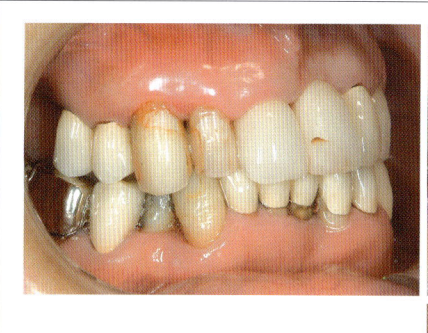

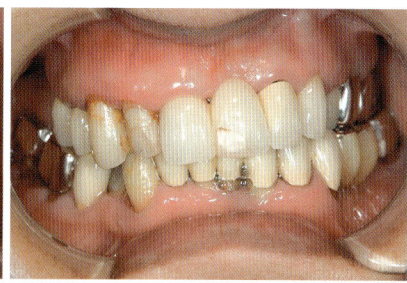

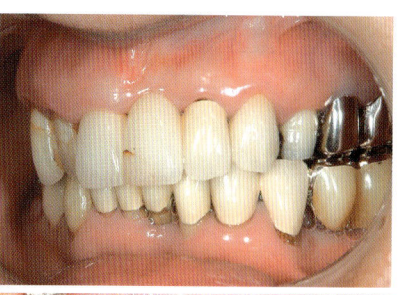

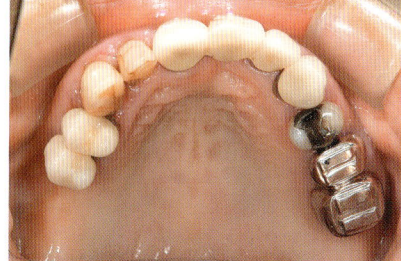

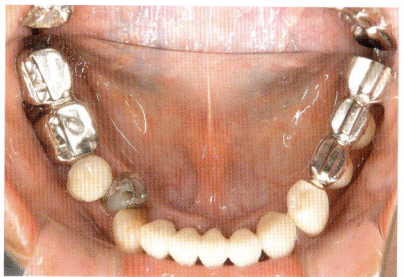

福岡県春日市・とくだ歯科医院　徳田将典
コメント・植松厚夫，北原信也

図1-1〜5　初診時の口腔内．咬合平面の乱れ，不適合修復物など，さまざまな問題が認められる

症例の概要

患者は，50歳の女性で，「上顎前歯部のポーセレン破折後の修理跡が気になる」「右下大臼歯部が動揺していて噛めない」とのことで来院された（図1）．

問診では，15年前から歯科治療を受けていたが，症状が出ないかぎり通院しない，30代から補綴治療が増え，下顎前歯のブリッジは15年前に装着した，その後左下臼歯部がブリッジになった，上顎前歯部のポーセレンは何度か破折を繰り返していた，とのことであった．

- 上顎前歯部の審美障害
- 右下大臼歯部の動揺

基礎資料の収集と診査・診断

口腔内，X線写真から，歯周病が進行しており（図2，3），特に 4̄3̄2̄，4̄5̄6̄，7̄6̄|7̄ には深いポケットが認められる．4̄ は舌側転位しており，3̄ の遠心は骨吸収を起こしている．7̄6̄|7̄ はホープレスと診断した．

患者は審美的な改善も強く求めており，顔貌と口唇，歯列，歯牙のポジションを診断したところ，咬合平面が左上がりになっている，ジンジバルライン，インサイザルラインが乱れている，下顎前歯部のインバーテッドカーブ（図4），上顎切縁の乱れによりスマイルラインが不自然，などの問題が認められた．

以上から，咬合平面の改善，咀嚼機能の回復，歯周疾患の改善を目的とした全顎的な補綴治療を行う必要があると診断した．

治療目標
⇩
- 咬合平面の改善
- 咀嚼機能の回復
- 歯周疾患の改善
- 審美性

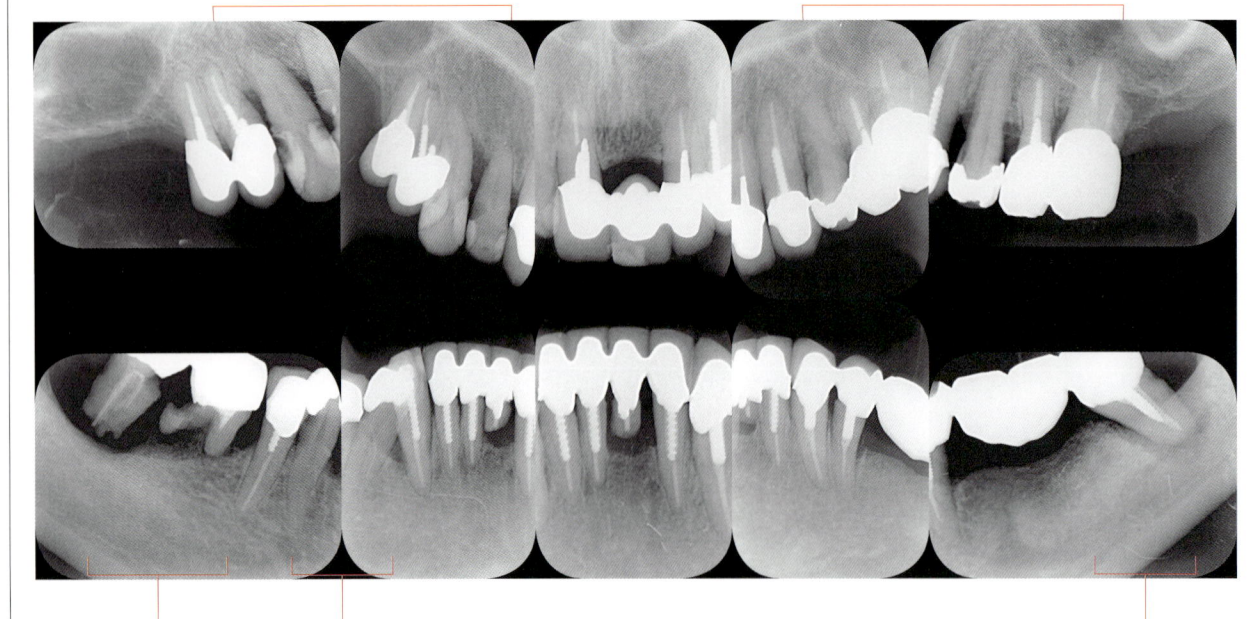

432 深いポケット　　　　　　　　　456 深いポケット

7 6 ホープレス　　4 舌側転位　　　　　　　　　　　7 ホープレス

図2　初診時のデンタルX線写真

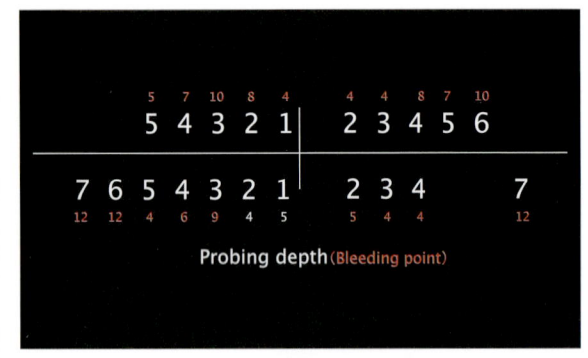

図3　ペリオチャート（最深部のみを表示）

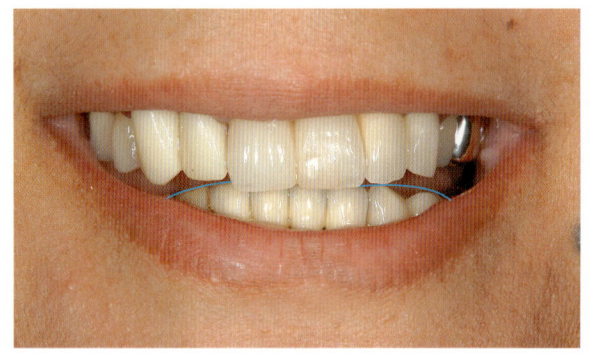

図4　口唇との関係．下顎切縁ラインがインバーテッドカーブ（青線）を呈している

治療計画

　患者の要望として，①夫の単身赴任先へ転居するので，8カ月程度で治療を終えてほしい，②治療後のメインテナンスには戻ってくる，③以前，右上臼歯部には片側性の可撤義歯を装着していたが，うまく噛めなかったのでインプラントにしてほしい，④歯周病の自覚もあるので，今回はしっかりと治療したい，とのことであった．なるべく希望に沿うようにするが，歯周治療を伴う全顎的な治療でもあり，ある程度時間がかかることを説明し，同意を得た上で治療計画の立案へと移った．

　臼歯部にしっかりとした咬合を与え，咀嚼機能を改善するために，6｜，7 6｜5 6 にインプラントを埋入し，②①｜1②，⑤④｜③，②①｜1②をブリッジ，｜4 5 6 は連結を予定した（図5）．

82　◆　基本　審美修復治療のマネジメント

Case Study 4

● 診断用ワックスアップ

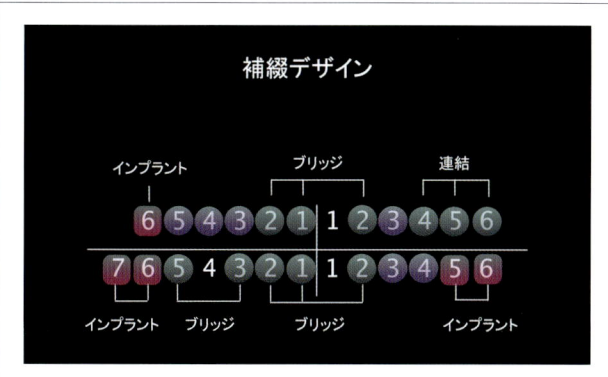

図5　補綴設計

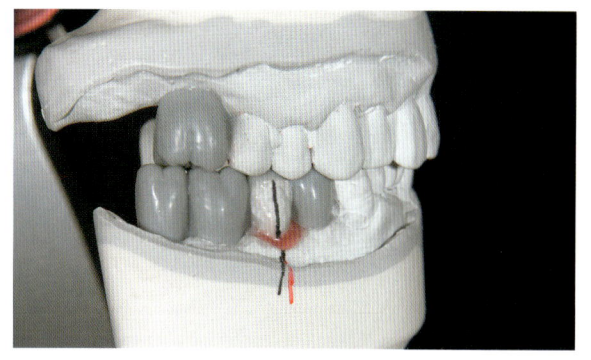

図6　7 6| にインプラント埋入後，インプラントをアンカーにして 5| を遠心移動させるためのワックスアップを作製

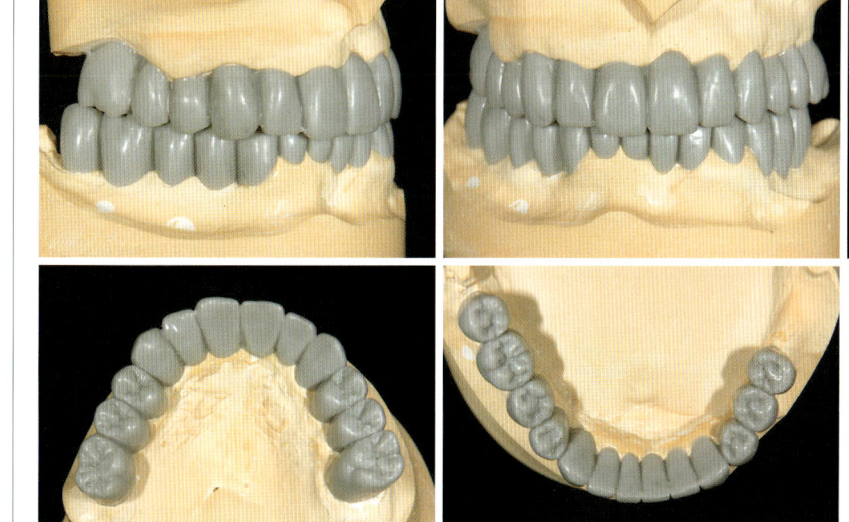

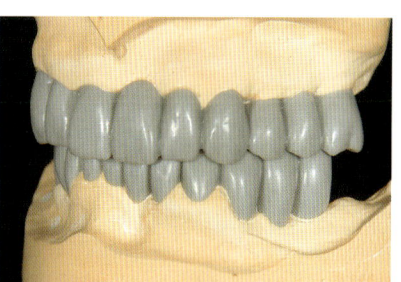

図7-1〜5　フルカントゥアの診断用ワックスアップを作製

🔴 診断用ワックスアップの作製

　ホリゾンタルバーと顔貌写真，フェイスボウを歯科技工士に渡し，診断用ワックスアップを作製する．

　下顎右側は，MTM を行う前提でワックスアップをしてインプラントの埋入ポジションを決め，埋入後にインプラントを固定源として 5| を遠心に移動させることを計画した（図6）．

　下顎の方がアーチが大きく，左側はクロスバイトになっている．ここをどう改善できるかを含めて診断用ワックスアップを作製した（図7）．

　本症例における診断用ワックスアップのコンセプトとしては，咬合平面の是正，インサイザルラインの是正，下顎前歯部のインバーテッドカーブの是正，左側クロスバイトの是正が挙げられる．インサイザルラインを改善することで，スマイルラインも自然感を得られる．ジンジバルレベルについては，矯正治療や歯周外科が必要となるため，患者と相談の上，ジンジバルレベルは現状を維持することとした．

　この診断用ワックスアップを基準として，歯科技工士にプロビジョナルレストレーションの作製を依頼した．

● プロビジョナルレストレーション

図8-1〜6 プロビジョナルレストレーション装着時

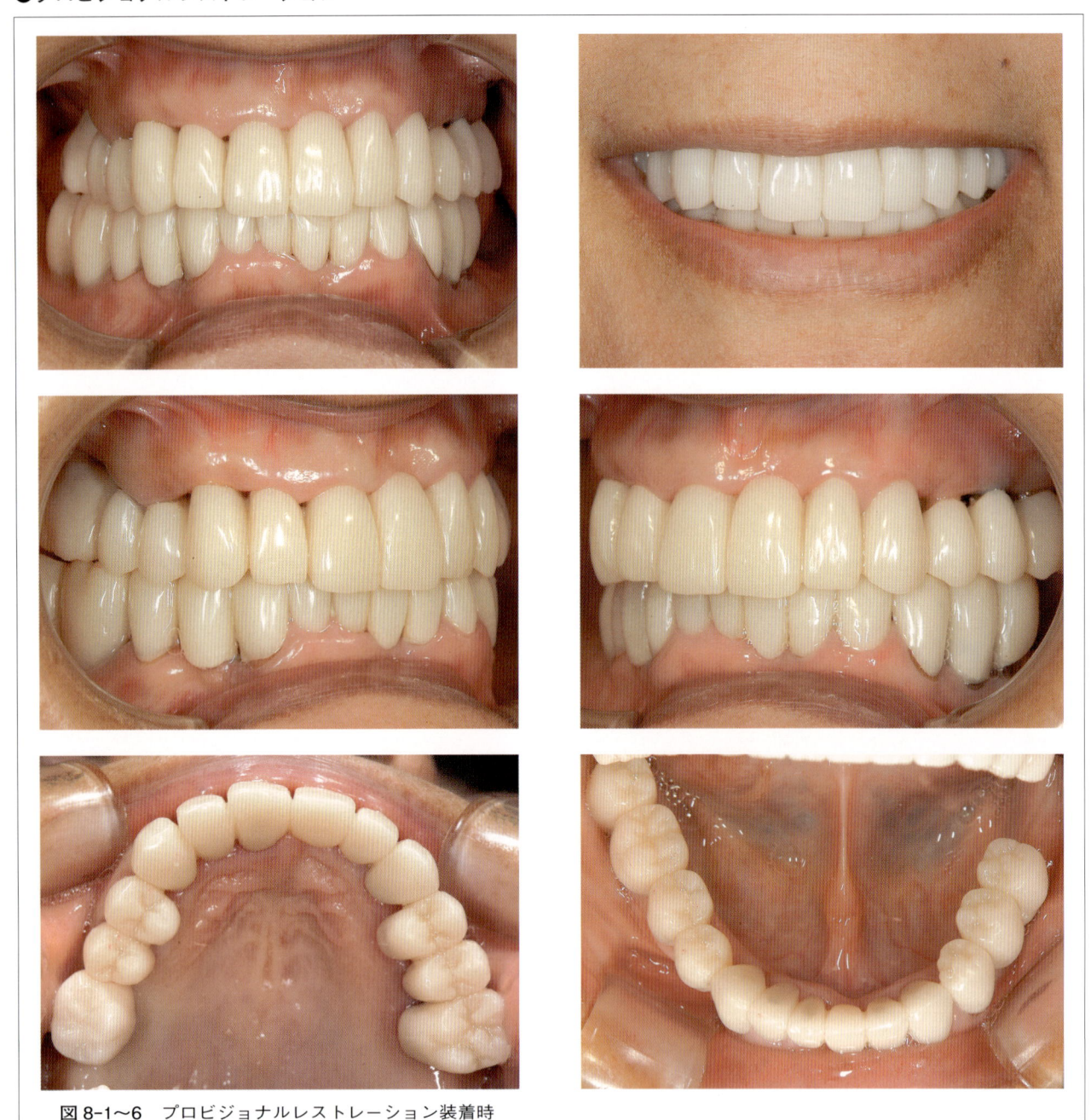

プロビジョナルレストレーションの評価

　歯周初期治療の後，5 4 3|4 5 6，4 3|に歯周外科およびエムドゲインの塗布を行う．インプラント治療，MTM 終了後，プロビジョナルレストレーションを装着した（図8）．単冠としている 6| インプラント部のプロビジョナルが一度脱離したが，それ以外は問題なく安定した．

　術前は臼歯部に安定した咬合付与がなされておらず，前歯部に咬合力が集中していたが，臼歯部にインプラントを植立したことにより安定したバーティカルストップが確立され，側方運動時の臼歯離開も得られている．

　プロビジョナルレストレーションにて約5カ月間経過観察し，機能的にも審美的にも問題がないことを確認し，最終補綴物の製作へと移行した．

Case Study 4

●最終補綴物装着

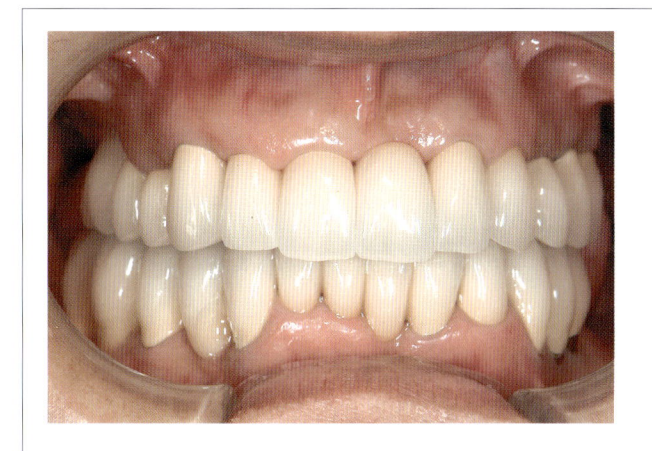

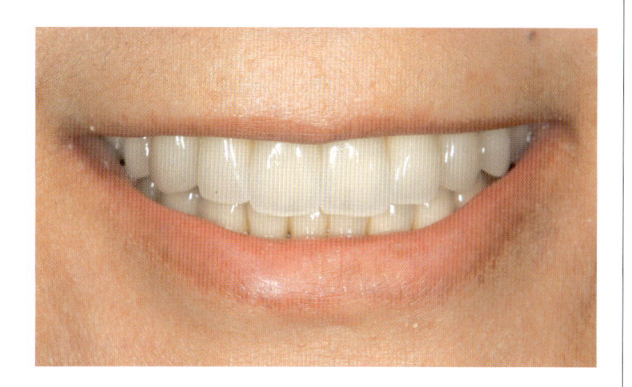

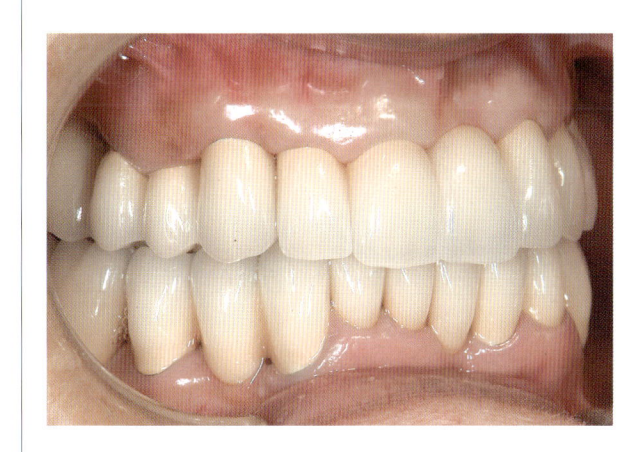

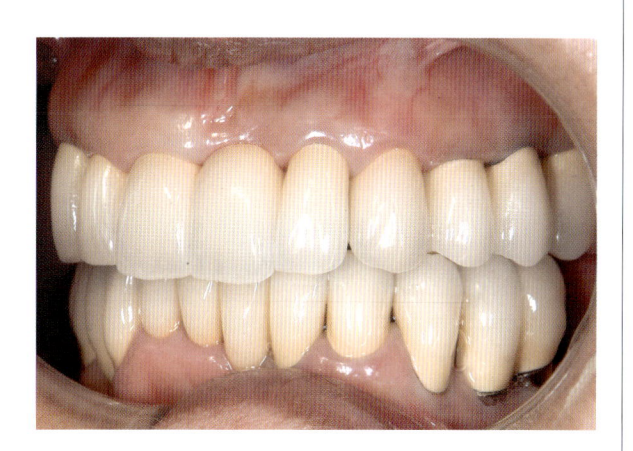

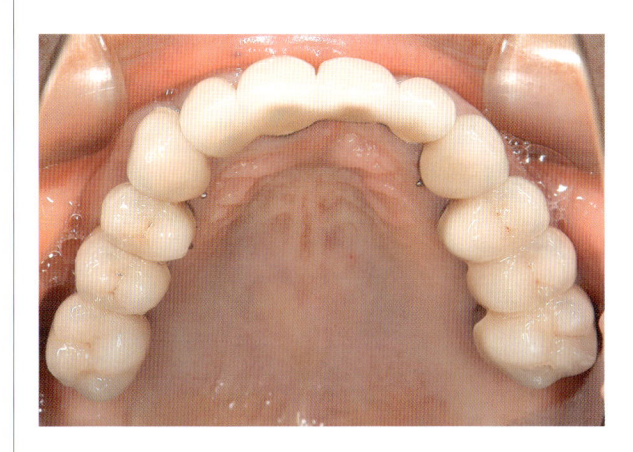

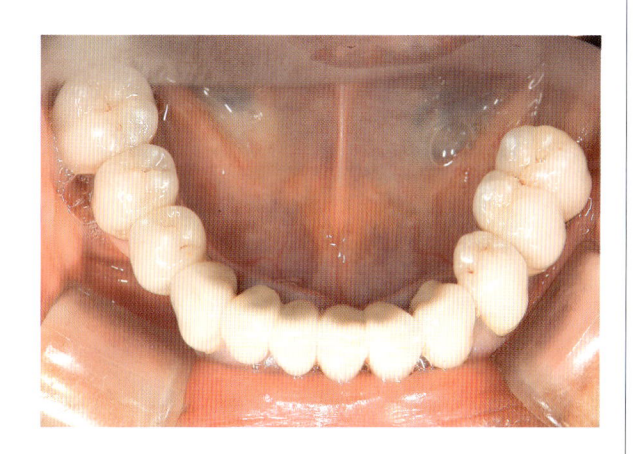

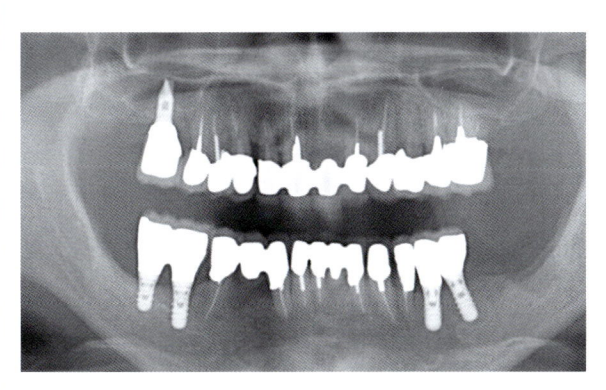

図 9-1〜7　最終修復物装着時

●術後3年半経過時

図10-1〜3　術後3年半経過時．順調に推移している

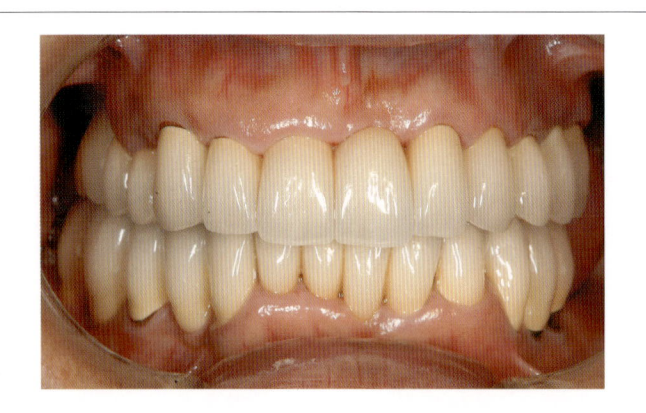

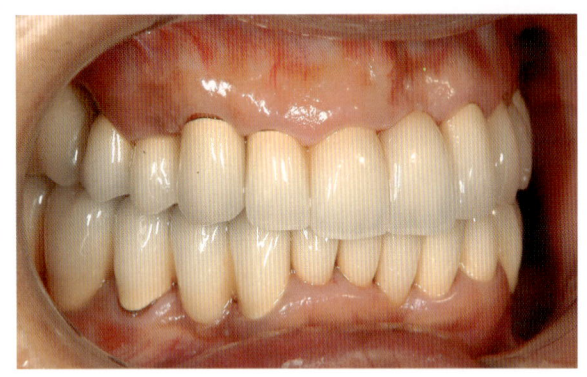

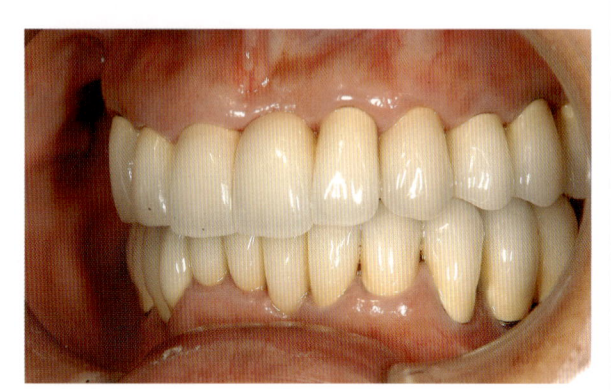

最終補綴物の製作，装着（図9）

　まずプロビジョナルレストレーションの印象採得を行い，その模型を咬合器に付着する．そしてカスタムインサイザルテーブルの作製，支台歯形成の印象採得を行い，支台歯模型を対顎のプロビジョナル模型と組み合わせて咬合器に装着し，調整された咬合器上で補綴物のワックスアップを行い最終補綴物を製作する（クロスマウントプロシージャー）．最終補綴物は，すべてPFMとし，最後臼歯遠心はポーセレンのチップを防止するためにメタルのカットバックを行っている．

　メインテナンスにおいては，失活歯が多いため二次カリエス，歯根破折に注意し，またインプラントにより咬合力が回復しているため咬合関係に注意して経過を観察している．現在，術後3年半が経過しているが，問題はなく，良好に推移している（図10）．

本症例のポイント

●治療計画の妥当性について

→臼歯部の咬合が安定していないことが主な原因で，前歯部のポーセレンの破折や咬合平面の乱れが生じたと考えられるため，上顎右側臼歯部，下顎左右臼歯部にインプラントを植立して安定したバーティカルストップを獲得するということは，残存歯の保護や咀嚼機能の回復を目的とした妥当性のある治療計画と言える（植松）．

●インプラントの埋入ポジションについて
→臼歯部にインプラントを埋入するにあたり，部分的なワックスアップでインプラントポジションを決定しているが，全顎的に再修復する計画であるため，全顎的なワックスアップを作製してからインプラントポジションを決定すべきではなかったか（北原）．
→本来は先に全顎的な診断用ワックスアップを作製してからインプラントポジションを決定すべきだった．そのため左下臼歯部は対向関係を考えるともっと遠心にインプラントを埋入すべきであった（徳田）．

●４５６を連結した理由について
→歯周外科後，動揺度が若干残ったことに加え，5|6 にインプラントを埋入することにより，以前よりも強い咬合力が加わることが予測されたため，対合歯を連結した（徳田）．

●プロビジョナルレストレーションについて
→6| のインプラント部のプロビジョナルレストレーションが脱離した原因はなにか（植松）．
→下顎に比べ上顎はアーチが狭く，臼歯部の頰舌側の被蓋が浅い配置になっていたが，その分 6| の頰側近心内斜面の咬合干渉があったためと思われる．インプラント埋入後は咬合が安定し，プロビジョナルの摩耗やセメントのウォッシュアウトなどは起こらなかった．また，歯周治療も奏功し，歯肉の状態も改善したので，約５カ月の経過観察を経て最終補綴物の製作へと移行した（徳田）．

●審美性について
→前歯部，特に 2|2 の近遠心はエンブレジャーが詰まっており，全体的にフラットな歯冠形態になっている．フィニッシュラインの設定位置によっては歯科技工士が理想的な形態を作れない場合があるが，フィニッシュラインの設定位置はどうか（植松）．
→フィニッシュラインは多少浅かった．歯周外科を行い，歯間乳頭部がフラットになったため，ブラックトライアングルを封鎖するためにこのような形態になった(徳田)．
→フィニッシュラインが浅い場合でも，まず正中を正確に合わせ，その後切縁の形態，近遠心隅角の形態を修正していけば，よりめりはりのある歯冠形態になったと思われる．
ただこの患者の場合，下顎の方がアーチが大きいため，上顎の遠心隅角に丸みをもたせると，より上顎が小さく見えてしまう．また遠心隅角を抜くと，正面から見たときに隙間があるように見えてしまうので，歯科技工士はあえて角を作ったのかもしれない．とはいえ，なぜこの形態となったのか，プロビジョナルレストレーションの段階で歯科技工士と意思疎通を図るべきであろう（植松）．

Case Study 5

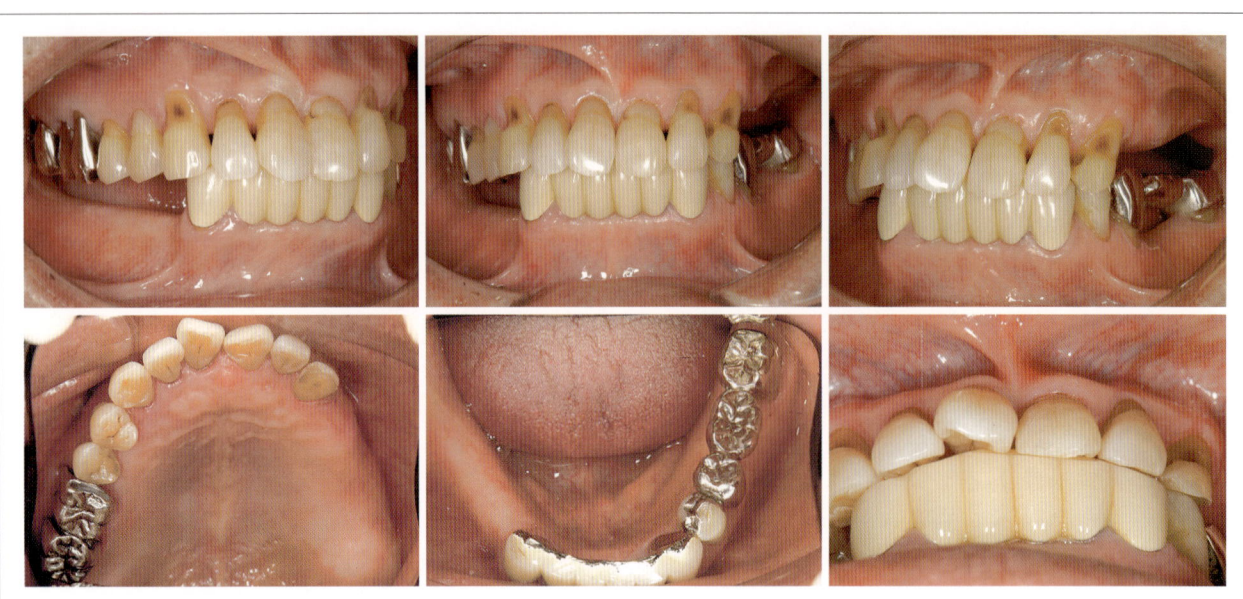

福岡県福岡市南区・西耕作歯科　西　耕作
コメント・植松厚夫，北原信也

図1-1～6　初診時の口腔内

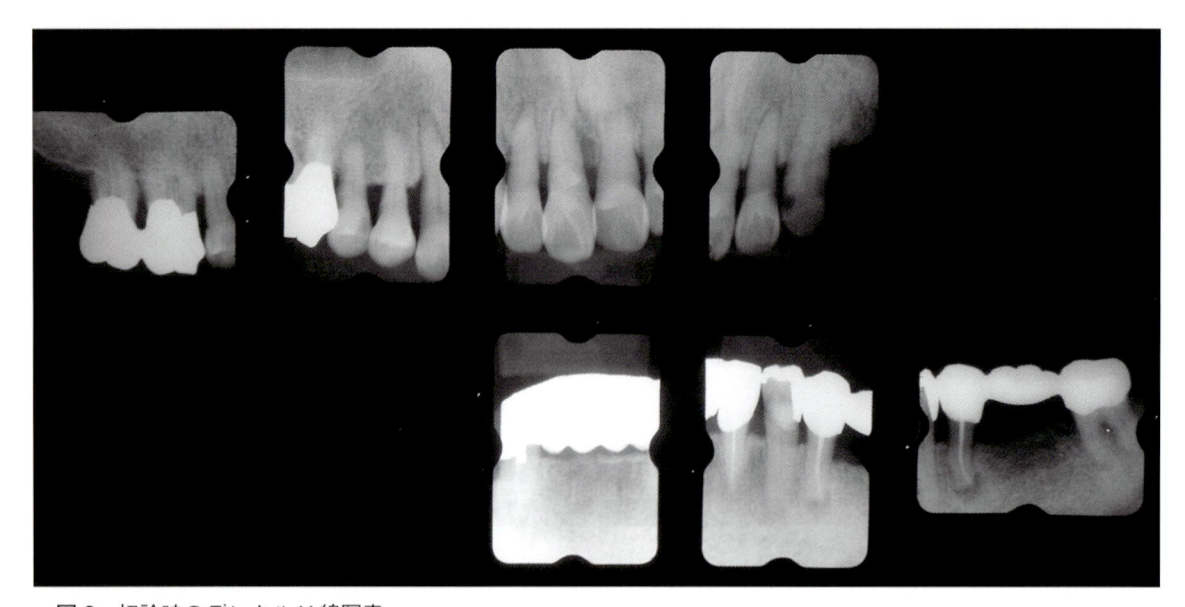

図2　初診時のデンタルX線写真

症例の概要

　患者は，70歳の男性で，「義歯を装着すると痛くて噛めない」「前歯が動いて痛い」「できればインプラントにして，見た目もきれいにしてほしい」とのことで来院された（図1，2）．現況は，部分床義歯が左上臼歯部，右下臼歯部に装着されており，すれ違い咬合を呈していた．

すれ違い咬合への対応

● 基礎資料

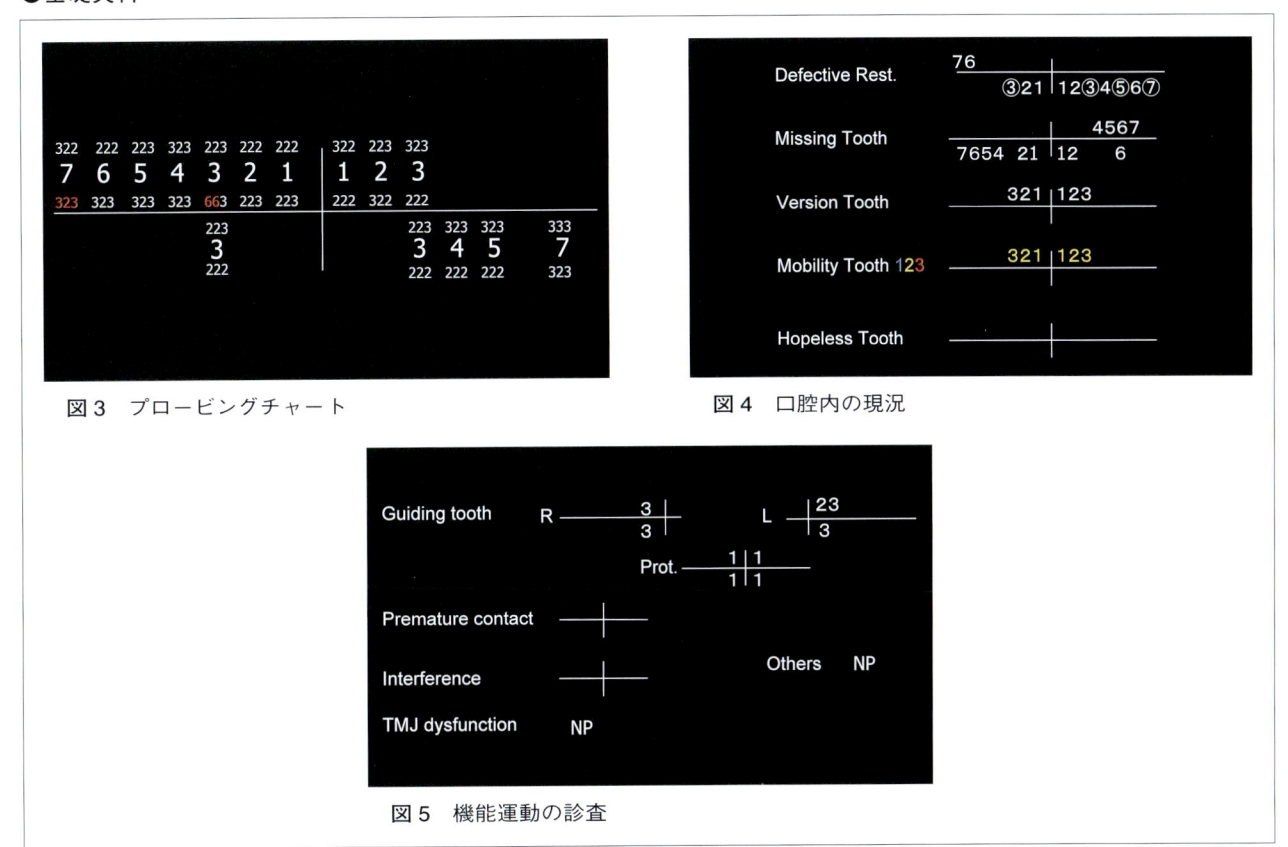

図3 プロービングチャート

図4 口腔内の現況

図5 機能運動の診査

🔴 基礎資料の収集，診査・診断（図3〜5）

ペリオチャートでは，|3 舌側に6mmのポケットはあるものの，それ以外に3mmを超えるポケットはなかった．3+3 は動揺度が2，楔状欠損も認められ，上顎前歯への強い咬合力負荷がうかがわれる．また，|3 切縁は咬耗しており，普段からしみるとのことだった．また，|5 には破折の既往があった．

既存の補綴物は，3+3 支台のブリッジは摩耗が激しく，メタルが露出している．76|，下顎前歯部ブリッジ，左下臼歯部ブリッジは製作しなおす必要がある．また咬合高径は低下しており，咬合挙上の必要がある．

上顎前歯への強い咬合力負担

補綴物の摩耗が著しい

🔴 診断用ワックスアップ～プロビジョナルレストレーション

通法に従い，フェイスボウをとり，CRポジションのバイトを採得して咬合器に付着する．咬合高径は前歯部で2mm挙上し，「Facial Cusp Line」「Line of Occlusion」「Lingual Cusp Line」を考慮して，診断用ワックスアップを作製した（図6）．

そして，この診断用ワックスアップを参考に|456，654|にインプラントを埋入し，プロビジョナルレストレーションを装着した．インプラントにより咬合支持を得たことで，歯周ポケット，動揺は改善されたが，54|の影響から，適切なガイド，咬合平面が与えづらかった．当初，患者の希望から 54| は補綴治療を行わない予定であったが，やはり 54| に補綴治療を行う必要があるため，患者に説明し，54| 補綴治療の了解を得た．

そこで，再度，診断用ワックスアップを作製した（図7）．2回目の診断用ワックスアップより，プロビジョナルレストレーションを作製する（図8）．

診断用のワックスアップを参考に，埋入ポジションを決める

54| に補綴をしないと，ガイド，咬合平面の設定ができない

89

● 診断用ワックスアップ

図 6-1〜5　診断用ワックスアップを作製．5 4|に補綴処置を行わないと，適切な咬合平面，ガイドが与えられない

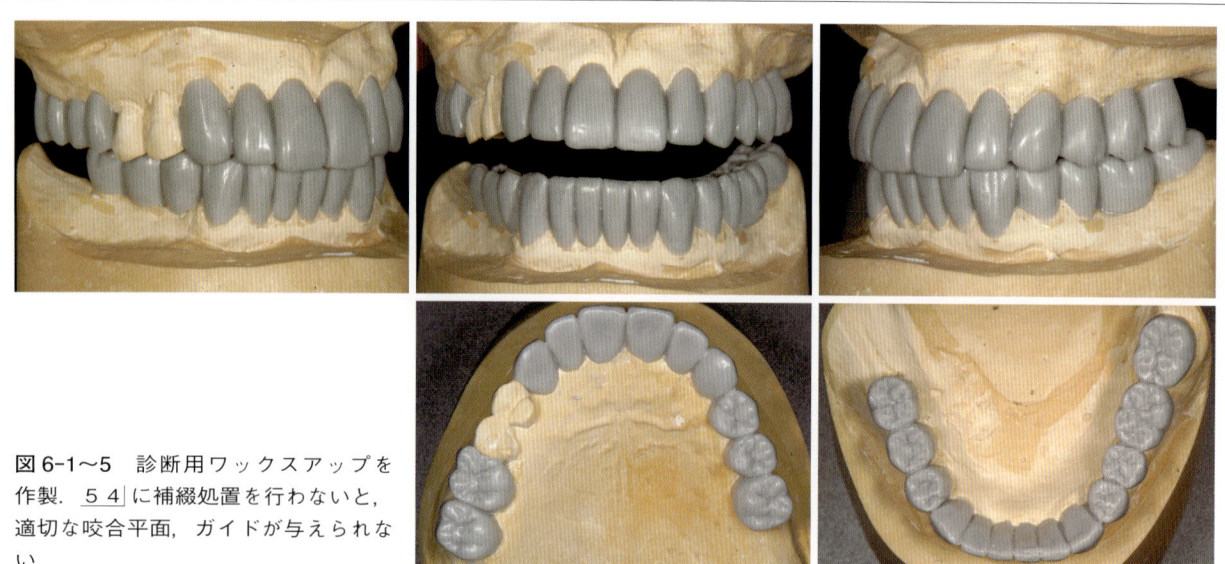

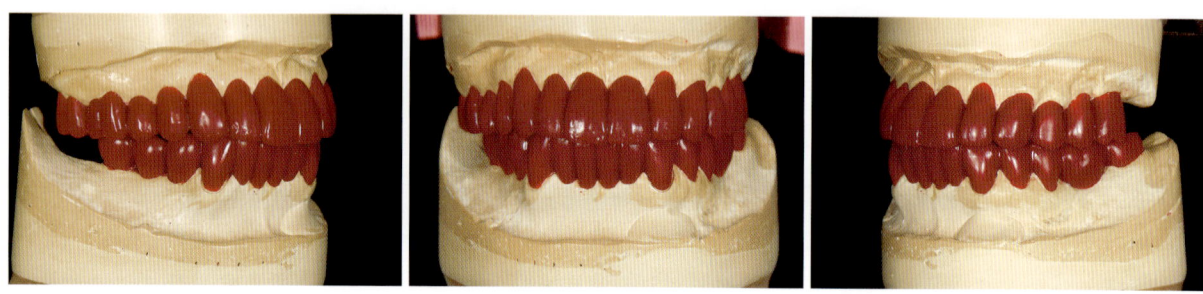

図 7-1〜3　再度，診断用ワックスアップを作製

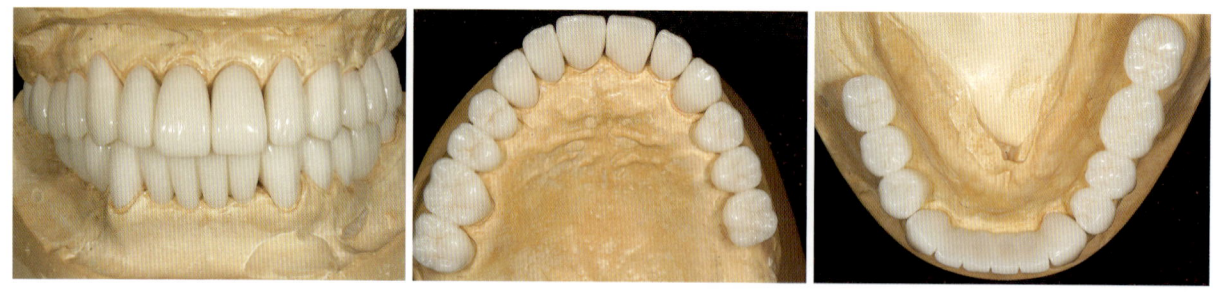

図 8-1〜3　プロビジョナルレストレーション製作

図 9-1，2　1回目の診断用ワックスアップと最終プロビジョナルレストレーションの比較．咬合平面の修正が図れている

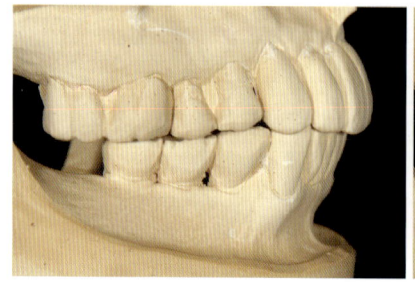

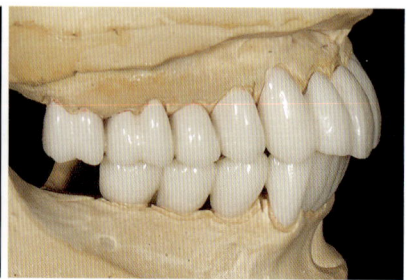

● プロビジョナルレストレーション

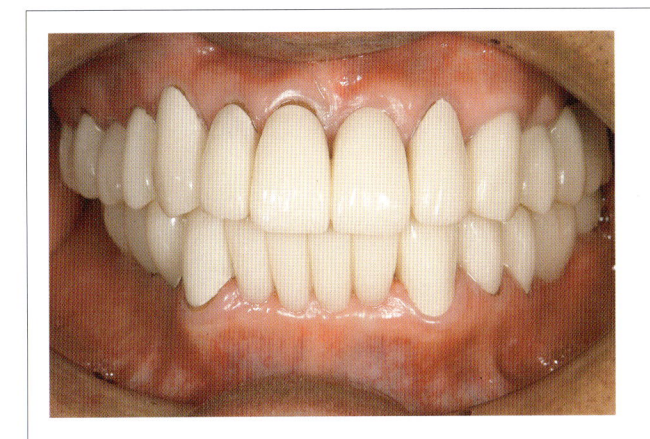

図10　プロビジョナルレストレーション装着時

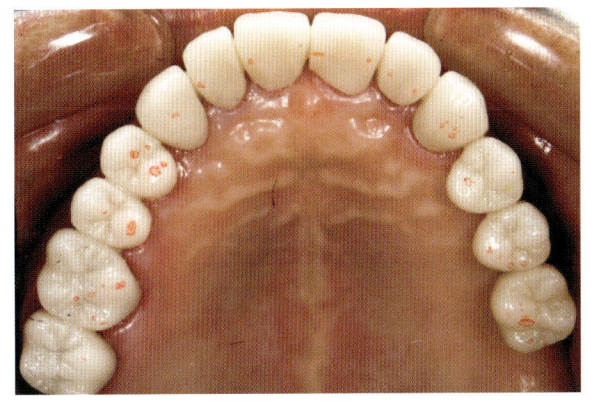

図11-1，2　セット直後のオクルーザルコンタクト

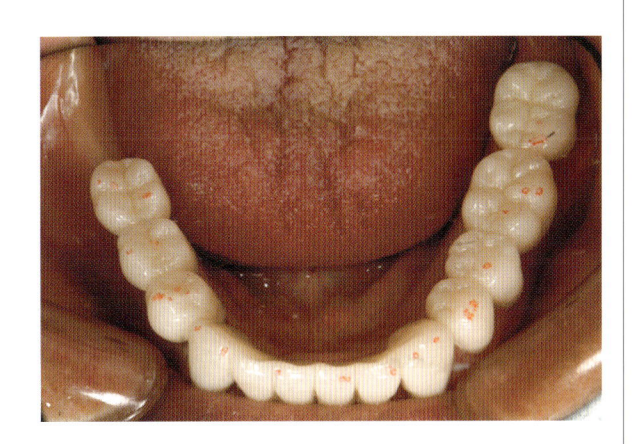

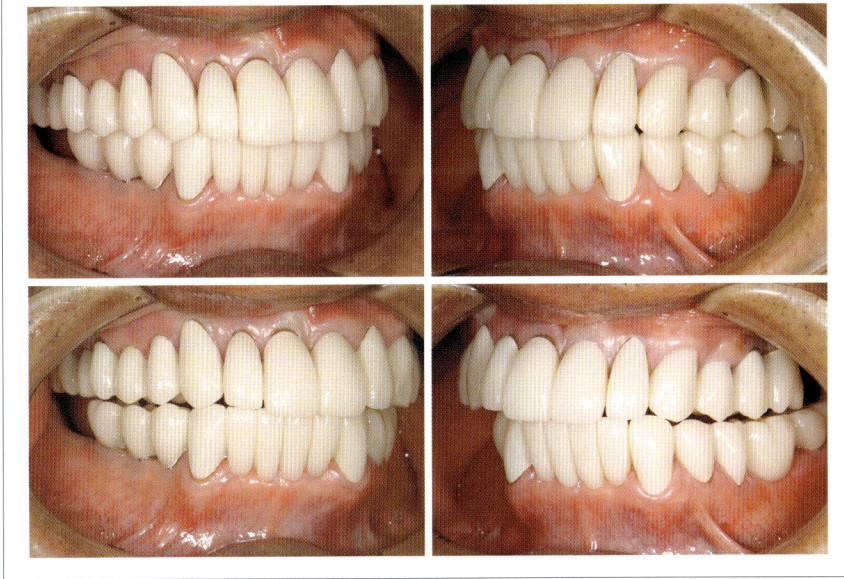

図12-1〜4　側方面観と側方運動時の状態

　1回目の診断用ワックスアップと比較して，5 4| に補綴治療を行うことで，咬合平面，ガイドが改善されている（図9）．

　そして，プロビジョナルレストレーションにて3カ月間評価を行い（図10〜12），問題がないことを確認した上で最終補綴物の製作，装着を行った（図13）．現在，術後2年半が経過しているが，問題もなく順調に推移している（図14，15）．

●最終補綴物装着

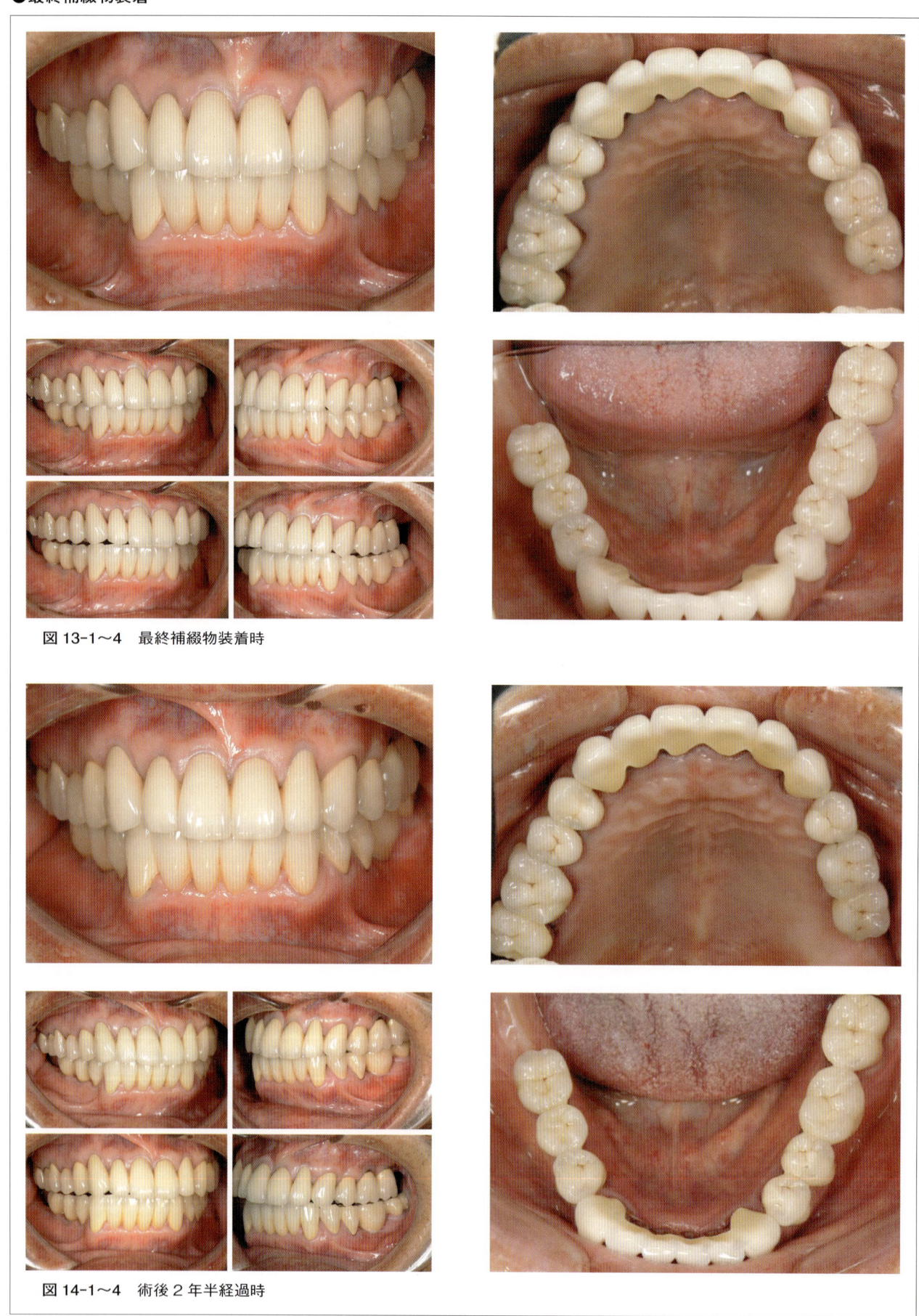

図 13-1～4　最終補綴物装着時

図 14-1～4　術後 2 年半経過時

92　　基本　審美修復治療のマネジメント

本症例のポイント

●治療計画について

・臼歯欠損部にインプラントを埋入しているが，7⏋に咬合接触がない．7⏋にも補綴処置をすべきではなかったか（植松）．

→患者の年齢的なことやブラッシングのしやすさといった清掃性を考慮したが，力のコントロール，咬合の安定という面では，7⏋に補綴をすべきだった（西）．

→6 5 4⏋に3本インプラントを埋入するのであれば，同じ本数で7 6 4⏋に埋入して，⑦⑥5④ もしくは7⏋を単冠で⑥5④ のブリッジという計画も考えられた（北原）．

・下顎左側は，⏌④⑤6⑦ のブリッジだが，⏌5 は歯冠歯根比は1：1を超えており，ブリッジの支台歯としては予後が不安が残る．⏌6 もインプラントとしたほうが⏌5 7 の保護につながる（北原）．

・上顎前歯部は，動揺がおさまりポケットも改善しているので単冠で処理したとのことだが，歯冠歯根比が悪いので，連結すべきだろう（植松）．

→臼歯部のバーティカルストップが確立し，前歯部の動揺がおさまったため単冠としたが，歯冠歯根比は相当悪いので，6歯連結としたほうがよかった（西）．

・立案した計画が実行可能かどうかは，患者の口腔内の状況，解剖学的制約，患者の要望，経済的制約などさまざまな要因に左右されるが，診査・診断，診断用ワックスアップの段階ではまずは術者が理想と考える治療計画，補綴設計を立案してみるということが重要である．そのうえで，患者から拒否された場合にはセカンドプラン，サードプランへと移行するべきであり，最初から妥協した治療計画としてしまうと，一貫性のない後追いの治療に陥るおそれがある．その意味では，5 4⏋は最終的にはクラウンとなったが，診断用ワックスアップの時点でそのことは予測されており，患者にもその時点で説明しておくべきであった（植松）．

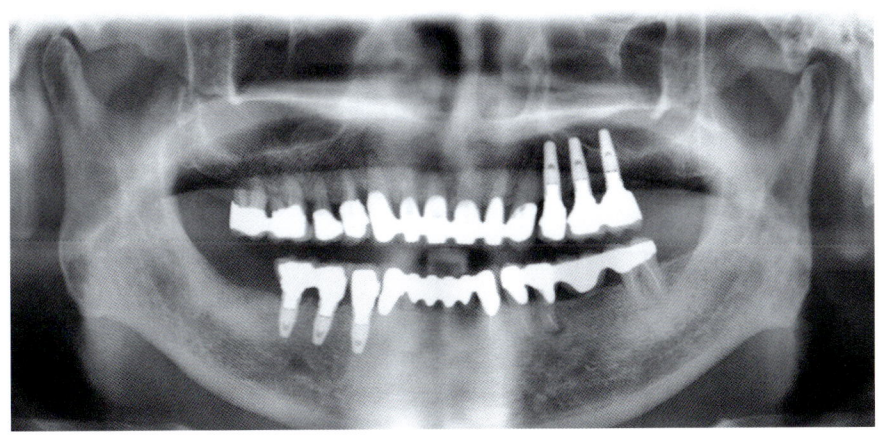

図15 術後2年半経過時のパノラマX線写真

●診断用ワックスアップについて

・左側は3級，右側は2級になっている．CRポジションが合っていればよいが，下顎が右側に偏位している可能性についてもう少し調べたほうがよかったのではないか．その後のプロビジョナルでは問題がなかったようだが，この程度の偏位の場合，プロビジョナルにおいて生体は許容することもあるので，初期の段階でスプリントなどを用いてもう少し精査したほうがよかった（北原）．

●プロビジョナルレストレーションについて

・6 5 4| のインプラントは，既存骨の範囲内で埋入したため，理想的な対向関係をとれなかった（西）．

→既存骨内すれすれに埋入できるのであればGBRをすれば可能かもしれないが，それ以上出ているようだとGBRも難しい．またそこまでして骨を作る必要があるかは疑問である．可能な埋入深度を精査した上で，低位埋入し，頬側にカントゥアを張り出させて補綴するのが現実的な対応かと思われる（植松）．

・全体的に外開きの歯冠形態でまとまりがないように感じる．特に 3|3，3|3 の支台歯をもう少し形成して，内に絞るようにすれば審美的な形態にすることができると思われる．前歯から臼歯部かけて連続性のあるカントゥアを意識して製作しているが，前歯部が外開きのため臼歯部もそれに準じた形態となっている．臼歯部のカントゥアが頬側に張り出していることが原因の一つとなり，側方ガイド時に臼歯部の離開量が少なくなっている（図12）し，清掃性もよくない（北原）．

・1|1 は 1| が捻転している影響もあり，歯冠の大きさが異なって見えるので調整が必要である．また 2|2 の切縁の位置を合わせて，歯冠サイズのメリハリをつけることでバランスは改善されると思われる（北原）．

●メインテナンスについて

・プロビジョナルで指摘されたように，臼歯の離開量が少なく，最終補綴物においても同様である．臼歯の咬合面の変化やフレミタス，歯肉のリセッション，歯根膜腔の変化，歯槽骨の変化などに注意してメインテナンスを行っている．現在，術後2年半が経過しており特に問題は生じていないが，今後も注視していきたい（西）．

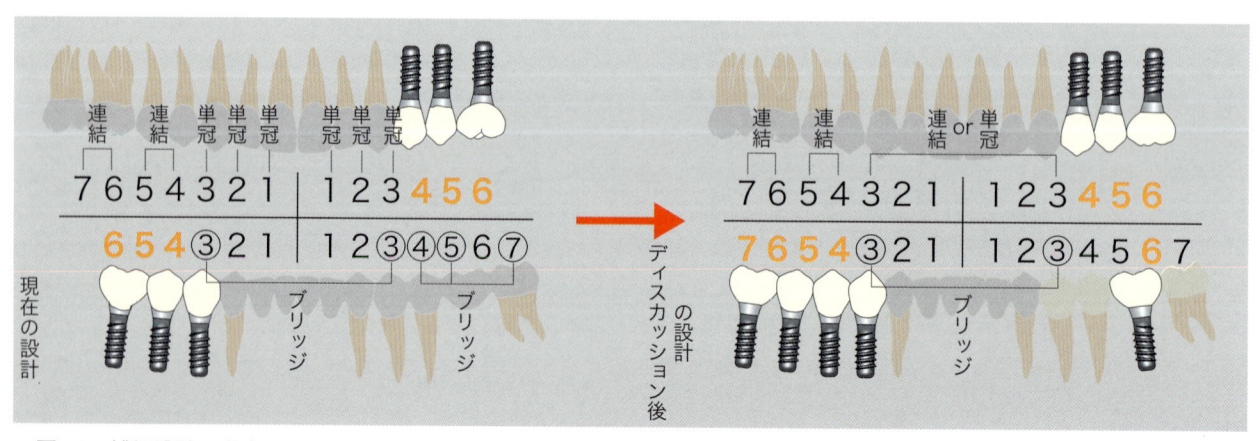

図16 補綴設計の考察

Part 4
最終補綴物の製作

Chapter 1
オールセラミックスの基礎知識

Chapter 2
ラミネートベニア

Chapter 3
ラボコミュニケーション

Chapter 4
さまざまな患者の要望に応える審美修復治療

Case Study 6 ── 加部聡一
Case Study 7 ── 加部聡一

Part4 最終補綴物の製作 — Chapter1 オールセラミックスの基礎知識

　審美修復治療において使用されるマテリアルには，大きく分けて，オールセラミックス，PFM，ハイブリッドセラミックスが挙げられる．生体親和性，審美性に優れるオールセラミックスは，以前は強度の面で不安があったが，近年，CAD/CAMを応用してコーピングにアルミナ（酸化アルミニウム）やジルコニア（酸化ジルコニウム）を用いることが可能となり，ブリッジや臼歯部にもオールセラミックスが使用可能になってきた．

　現在では，オールセラミックスは「シリカベースセラミック（ケイ素酸化物系）」と「ノンシリカベースセラミック（金属酸化物系）」に分けられる（図1）．

　シリカベースセラミックは，各種築盛陶材のみで構成される長石系とリューサイト強化型セラミック（Empress），二ケイ酸リチウム分散強化型セラミック（Empress2，e.maxプレス）に分けられる．

　ノンシリカベースセラミックは，コーピングにアルミナ，ジルコニアといった金属酸化物を使用し，その上に陶材を築盛する．ジルコニアの曲げ強度は1,000 MPa前後と非常に高く（表1），以前はその強度の高さゆえに加工が難しかったが，現在ではCAD/CAMの進歩により精度の高い補綴物の製作が可能となった．

　反面，表面に築盛された陶材の強度は以前とほぼ同等のため，ポーセレンのチッピングが起こらないというわけではない．そこで，ジルコニアのフレームデザインを工夫したり，コーピングに陶材をプレスして作製する（e.maxジルプレス）方法

> オールセラミックスは，シリカベースセラミックとノンシリカベースセラミックに分けられる

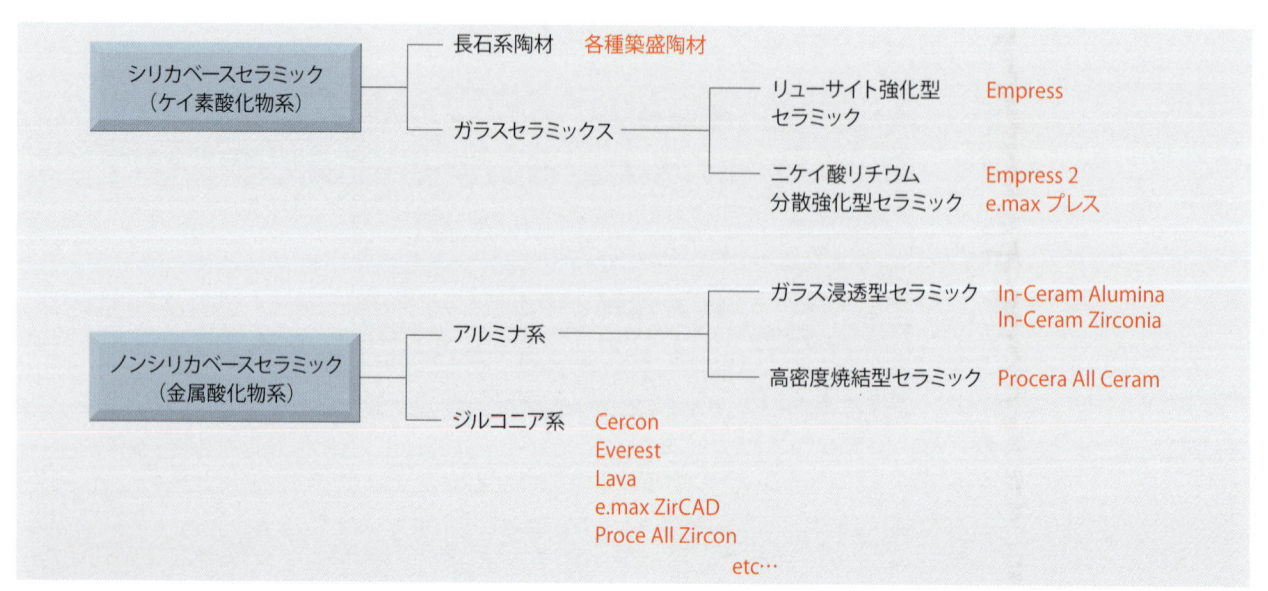

図1　各種オールセラミックの分類

表1 ジルコニア系歯科材料の性質（各メーカー公表値）（伴，2010[1]より）

製品名	製造会社	組成	曲げ強さ (MPa)	破壊靭性 (MPa·m$^{1/2}$)	弾性係数 (GPa)	硬さ (Hv)	熱伝導度 (W/mK)	熱膨張係数 (10^{-6}/℃)
In-Ceram Zirconia	VITA	ガラス含浸多孔質 Ce-TZP/アルミナ	600	4.4	258			7.8 25〜500℃
YZ Cubes	VITA	Y-TZP 半焼結体	>900	5.9	210	1,200		10.5 25〜500℃
Everest ZS blank	KaVo	Y-TZP 半焼結体	1,200	8	210		2.5	10.0 25〜500℃
Everest ZH blank	KaVo	Y-TZP 完全焼結体	>1,200	8	210		2.5	10.0 25〜500℃
IPS e.max ZirCAD	Ivoclar Vivadent	Y-TZP 半焼結体	915		(13.2 GPa)			10.8 100〜400℃
Lava	3M ESPE	Y-TZP 半焼結体	>1,200	10	210	(12.5 GPa)		10 25〜500℃
InCoris ZI	Sirona	Y-TZP 半焼結体	>1,100	5.9				11 20〜500℃
ZENOTEC Zr Bridge	Wieland	Y-TZP 半焼結体	1,100	7	210	<1,300		10.5 25〜500℃
Digizon W (Ceramill ZI Blank)	Amann Girrbach	Y-TZP 半焼結体	>1,000		>200			10.5±0.5 25〜500℃
Digizon HIP	Amann Girrbach	HIP Y-TZP	>800		200	1,200		10.5±0.5 25-500℃
TZP-A	Metoxit	HIP Y-TZP	1,200	8	210	1,200	2.5	10 20〜1,000℃
ATZ	Metoxit	HIP ATZ	2,000	8	220	1,400	6	9 20〜1,000℃
Cercon	DeguDent	Y-TZP 半焼結体	900		210			10.5 25〜500℃
KATANA	ノリタケデンタルサプライ	Y-TZP プレス体	1,200					10.5 50〜500℃
P-NANOZR	パナソニック ヘルスケア	Ce-TZP/アルミナ 完全焼結体	>800	15	240±10	1,150±150		10.3±0.5 50〜500℃

なども採られている．

　審美性については，以前は明度の高さからオペーキーな仕上がりになりやすく，透明感が低い点が指摘されていたが，最近では加工前からコーピングに着色が施されているものや，後から着色が可能なコーピングも発売されており，審美性，色調再現性が向上している．また，オールセラミックスの中では最も遮蔽効果が高いため，支台歯が変色している症例にも有効である．

> ジルコニアの審美性も向上してきた

オールセラミックスの使い分け

　使用するマテリアルの使い分けだが，「適応する部位（前歯部・臼歯部）」「単冠かブリッジか」「審美性の要求度」「支台歯の色調」などにより症例に応じて選択する．

表2 各種歯冠修復材料の優位性（日高，2008[2]より）

	破折強度	透過性	変色歯への対応	適合性	連結の可否	生体親和性	製作コスト
PFM	◎	△	◎	◎	◎	△	◎
Oxide Zirconia	◎	○	◎	○	◎	◎	△
Procera Al (0.6mm)	◎	○	○	○	◎	◎	○
Procera Al (0.4mm)	○	◎	△	○	○	◎	○
In-Ceram Alumina	△	○	◎	○	◎	◎	○
In-Ceram Spinel	△	◎	△	○	×	◎	○
Empress 2	△	△	△	○	○	◎	○
BPRs（PLV）	○	◎	△	○	×	◎	○

　この鑑別診断を誤ると，いくら優れたマテリアルを使用したとしてもよい結果を得ることはできない．

　各種歯冠修復材料の特徴を**表2**に示す．適応する部位，支台歯の状態によって適切なマテリアルを選択することにより，優れた治療結果を導き出すことができる．

> 症例によって適切なマテリアルを選択することが重要である

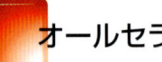

オールセラミックスの接着（図2）

　オールセラミックスの装着に使用する材料の選択は，シリカベースかノンシリカベースかによって大まかに分かれる．シリカベースセラミックスは曲げ強度は300〜350 MPa以下のため，接着性レジンセメントを用いて歯質と一体化させることで臨床的に耐えうる強度を獲得する．前処理として，シラン処理をする前に補綴物内面にフッ化水素酸処理を行うことにより表面が粗造化されて接着強度が向上する．

　ノンシリカベースセラミックスの場合には，アルミナ，ジルコニアといった金属酸化物が主成分であり，優れた曲げ強度を有している．リテンションが十分にある場合には，従来型セメントによる合着でも問題ない．しかし，審美性が要求される部位においては，従来型セメントの場合，補綴物の色調に影響を及ぼす場合があるので，審美性を考慮したセメントを選択する必要がある．

　前処理だが，ノンシリカベースセラミックスにはフッ化水素酸処理はほとんど作用せず，サンドブラスト処理を行った後にMDPなどの機能性モノマーを含有するセメントで接着する，もしくはジルコニア用のプライマーを用いることが有効とされている[3]．

1）伴　清治：ジルコニア系材料の種類と特性．歯科技工別冊／ジルコニアレストレーション．24，2010．
2）日高豊彦：オールセラミックの特性と臨床応用．補綴臨床，41（6）：628〜635，2008．
3）松村英雄，川本善和：実践　接着歯冠修復．医歯薬出版，2008．
4）K.-H. Kunzelmann et. al. 山崎長郎訳：All-Ceramics at a Glance　オールセラミックレストレーションの臨床基準．医歯薬出版，2008．

Part 4 最終補綴物の製作

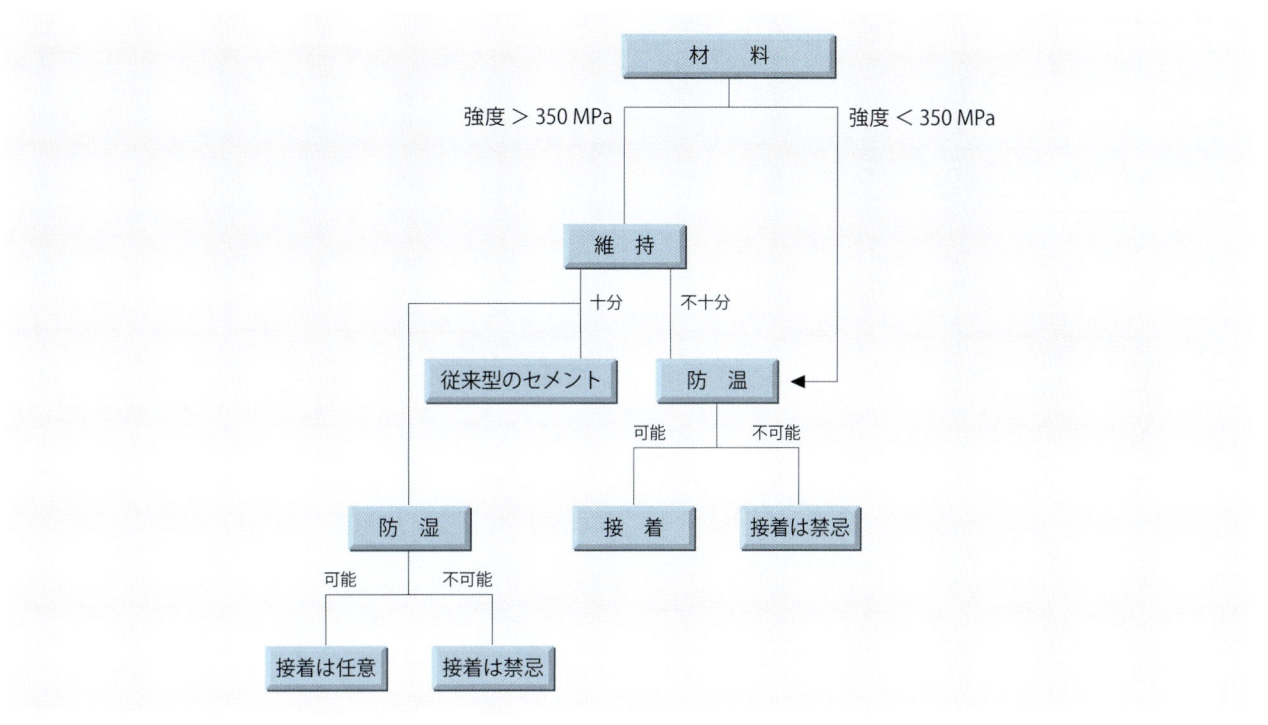

図2 各種オールセラミックの接着・合着の選択基準（K.-H. Kunzelmann et. al., 2008[4]より）

■メタルフリー材料に対する表面処理の効果

メタルフリー材料	サンドブラスト処理	リン酸処理	フッ化水素酸処理	シラン処理	機能性モノマー
コンポジット	○	×	×	○	△
セラミックス（SiO_2系）	△	×	○	○	△
セラミックス（Al_2O_3，ZrO_2系）	△	×	△	△	○

○：最適　△：効果あり　×：効果なし

■歯冠修復物装着時の臨床操作手順

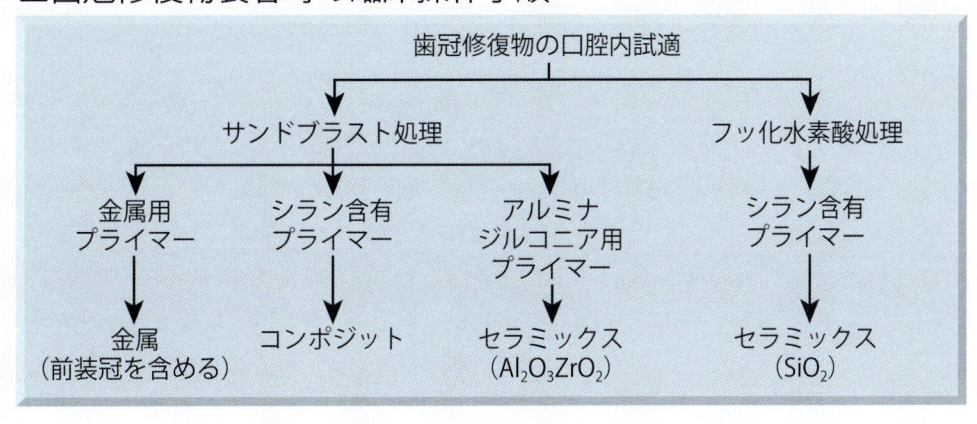

図3 メタルフリー材料に対する表面処理の効果と操作手順（松村ら，2008[3]より）

Part4 最終補綴物の製作 — Chapter2 ラミネートベニア

　ポーセレンラミネートベニア（以下・ラミネートベニア）は，1975年にRochetteが破折歯に対する有用性を示していたが，審美性，予知性に乏しく，広く臨床に応用されるまでには至らなかった．その後，エナメル質への強固な接着により歯質と一体化することで強度が得られるBonded Porcelain Restorations（BPRs）の考えが，2000年以降，Magneらによって提唱された．

　Magneらは，実質欠損のある歯を複数のタイプに分類し，それぞれにラミネートベニアを装着した際の引張り強さについて実験している．その結果，破折のないラミネートベニア修復歯と切縁を含む実質欠損歯では同程度の引張り強さを示し，実質欠損歯の形態改善にラミネートベニアが有効であることを報告している．

　ラミネートベニアの適応症として，Magneらは「Type 1：漂白処置に反応を示さない変色歯」「Type 2：おもに形態学的修正を必要とする変色歯」「Type 3：成人の広範囲にわたる修復」と3つに分類しているが，大河らはこれをさらに，「ClassⅠ：色調の改善」「ClassⅡ：実質欠損の回復」「ClassⅢ：歯冠形態の改善」「ClassⅣ：歯の表面性状の改善」と4つに分類している（**表1**）．MIの概念，接着技術の進歩とあいまって，ラミネートベニアの適応症が広がっていることがわかる．

> ラミネートベニアの適応範囲は拡大している

表1　大河らによるラミネートベニアの適応症

Class Ⅰ　色調の改善	Class Ⅲ　歯冠形態の改善
1. テトラサイクリン変色歯 2. コンポジットレジン修復後の変色歯 3. 失活による変色歯 4. 脱灰によるホワイトスポットが著明な歯 5. その他の変色歯	1. 矮小歯 2. 歯間離開 3. ブラックスペース 　（歯周疾患による硬軟組織の喪失や成人抜歯矯正処置に伴う） 4. 咬耗歯・磨耗歯・切縁の破折歯 5. 歯の位置の改変が必要な歯 　（上下的・前後的・左右的） 6. 機能的な問題により歯の形態を改善することが必要な歯
Class Ⅱ　実質欠損の回復	**Class Ⅳ　歯の表面性状の改善**
1. 歯冠部の破折歯 2. エナメル質形成不全などの歯質の先天的な欠損を伴う歯 3. 酸蝕症（エナメルエロージョン）などの歯質の後天的な喪失を伴う歯	1. 矯正処置による脱灰や歯面粗造を伴う歯 2. 歯の表面性状，テクスチャー，ラスターの改変歯

（山﨑長郎監修：歯科臨床のエキスパートを目指して　9．ポーセレンラミネートベニアレストレーション．医歯薬出版，2006．より）

かつてはクラウンの適応とされていた変色歯の改善や形態・表面性状の改善，実質欠損の回復においても，必要最小限の歯質削除（歯質を削除しない場合もある）で済むラミネートベニア修復は，MIの概念と審美性を両立させる修復方法と言える．しかしその反面，支台歯形成による保持形態を有さず，接着力のみに依拠するため，適応症の鑑別診断，支台歯形成，接着システムの理解など，術者に対して高い診断力と技術力を要求する修復方法である．近年，ラミネートベニアに関するトラブルをよく耳にするが，これは誤った適応や支台歯形成の不備，不適切な接着操作に起因するものと思われる．

ラミネートベニア修復に対する正しい知識と技術を身につけ，歯質の保全と審美性改善に有用なラミネートベニアを臨床で活用したいものである．

ラミネートベニア修復の流れ

ラミネートベニアの最大の成功の鍵は，エナメル質の残存である．デンティンボンディングの信頼性は向上しているものの，エナメル質接着に比するものではなく，可及的にエナメル質を残存させることで，ラミネートベニアのlongevityは飛躍的に向上する．

逆に言えば，エナメル質が残存していない症例，もしくは形成後にエナメル質の残存が望めない症例は，ラミネートベニアの適応症ではないということになる．よって，ラミネートベニアの適応について鑑別診断する際には，「術前にラミネートベニア装着後の状態を予測する」ことが重要となる．そのためのツールとしては，診断用ワックスアップが必須となる．診断用ワックスアップを作製して最終修復物の形態を決定し，そこから修復物の厚みを考慮して逆算し，支台歯形成の範囲を割り出していくことで"歯質を削る部分""歯質を削る必要がない部分"が明らかとなり，適応症の鑑別診断を行うことができる．

> 診断用ワックスアップを作製し，鑑別診断を行う

1. モックアップ，プロビジョナルレストレーション

ラミネートベニアの適応が可能であると診断した後，モックアップを作製することが推奨される．モックアップとは，最終修復物の形態を有するレジン製のシェルで，診断用ワックスアップを基にして作製する．Magneらは，モックアップの作製方法について，①足すモックアップ，②引くモックアップ，③間接法によるモックアップ，の3つに分類している．

> モックアップ
> ①足すモックアップ
> ②引くモックアップ
> ③間接法によるモックアップ

①足すモックアップ

歯を削らずに行う可逆的処置であり，診断用ワックスアップから作製したシリコーンインデックスにレジンを流し込み，対象歯に圧接する．

②引くモックアップ

捻転歯など舌側へ"引く"必要がある場合に突出部を削ってからレジンを圧接する方法．わずかとはいえ，歯質を切削するため，処置前に補綴の必要性や仕上がり具合を患者に説明し，同意を得ておく必要がある．

③間接法によるモックアップ

診断用ワックスアップをもとに間接法で作製する方法．Magneは，間接法による

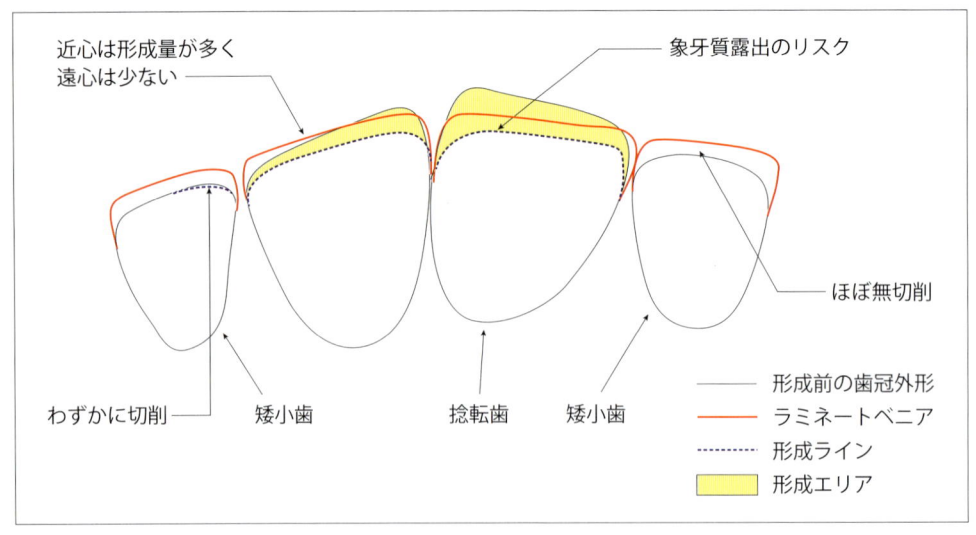

図1 ラミネートベニアは，回復する歯冠形態を基準に形成するため，切削する部分と切削しない部分が存在する

モックアップは直接法と比べて適合性に劣り，患者の使用期間中に脱離しやすいと述べている．

症例に応じて上記の方法を使い分けるが，装着したモックアップの審美性等を患者に評価してもらい，同意が得られた場合にはこのモックアップをそのままプロビジョナルレストレーションとして使用する場合もある．

2．支台歯形成～プロビジョナルレストレーション

モックアップに同意が得られた場合には，確定的な処置へ移行する．ラミネートベニアにおける支台歯形成とは，単に歯質を均一に削るのではなく，修復物の厚みを設定する行為である．診断用ワックスアップや形態修正を施したモックアップにより設定した最終的な歯冠外形から修復物の厚みの分だけ引いていくため，"削るところ"と"ほとんど削らなくてよいところ"が存在するのである（**図1**）．そのため，繰り返しになるが，形成前に"最終歯冠外形"を明確にしておくことが重要である．

支台歯形成は，形成量を確認しながら行う．形成量の確認には，診断用ワックスアップや最終的なモックアップ（プロビジョナルレストレーション）から作製したシリコーンインデックスの使用が有効的である．シリコーンインデックスを当てて形成量（修復物の厚み）を確認しながら形成を行う．

支台歯形成後，プロビジョナルレストレーションを装着する．ラミネートベニアのプロビジョナルレストレーションの作製法にも，直接法と間接法があるが，通常はモックアップと同様に診断用ワックスアップから作製したシリコーンインデックスにレジンを流し込み，支台歯に圧接して作製する．Magneは，圧接後，完全硬化する前に歯頸部付近のバリを取り除き，外さずにそのまま硬化させ，患者に形態について了解が得られた後，プロビジョナルレストレーションごと支台歯形成を行っている．メリットとしては，シリコーンインデックスを使用せずに支台歯形成量を

ラミネートベニアのモックアップ，プロビジョナルレストレーションの装着法

確認できる，ラミネートベニアのプロビジョナルレストレーションは薄いので外した状態で調整や研磨を行うと破損しやすいが，それを回避できる，硬化後に外さないので隣接面などのアンダーカット部にレジンが入り込み脱離しにくい，ことを挙げているが，大河は，この方法では歯頸部付近のプラークコントロールが不十分になり炎症の原因となるので，圧接して硬化後に一度外し，研磨，調整した後に仮着する事を推奨している[1]．

1) 大河雅之：クラウンとポーセレンラミネートベニアとの色調の違いをどのように調和させるか．補綴臨床別冊／補綴臨床のトラブルシューティング．82～83，2011．

🔴 3．試適時の注意点

ラミネートベニアは，非常に薄く脆弱なため，慎重に取り扱わなければならない．試適時のステップを以下に列記する．

①プロビジョナルレストレーション除去後，仮着材を完全に除去する．仮着材がわずかでも残っているとラミネートベニアがシーティングせず，試適中に破損するおそれがある．
②支台歯の仮着材が完全に除去されたのを確認し，一歯ずつシーティングの確認とマージンの適合性をチェックする．
③形態と色調の評価を行う．
④修復物を口腔内に試適したまま，患者に審美性の確認をしてもらう．この時，咬合させないように注意する．

仮着材除去から試適は，可能な限りマイクロスコープや拡大鏡の使用が望ましく，また可及的に短時間で行う．試適時に長時間を要すると，支台歯が脱水現象を起こし始めて正しい色調の評価が困難となる．もし脱水現象が進み白濁してきた場合には，トライセメントを使用して湿潤させて色調を確認する．

🔴 4．装着時の注意点

エナメル質はリン酸エッチングを行うが，明らかに象牙質が露出していると思われる場合は，その部分はリン酸エッチングを避けて，EDTA 等のマイルドエッチングを行う．

以下に装着時の注意点を記す．
・防湿下で行う．
・通法に従い，歯面処理，セラミックスの表面処理を行う．
・セメントはフローを確認する（冬場はやや硬くなっているので，セメントウォーマー等を使用する場合もある）．
・試適時の位置に戻っていることを確認する．
・フロアブルレジンやデュアルキュア系のレジンセメントも予備照射（3～5 秒ほど）を行い，マージン部のセメントを除去した後に本照射する．

● 参考症例1　モックアップを用いたラミネートベニア修復（植松）

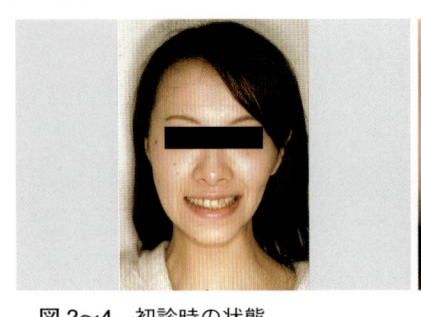

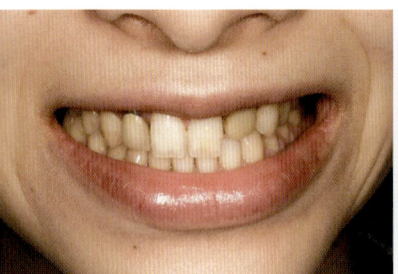

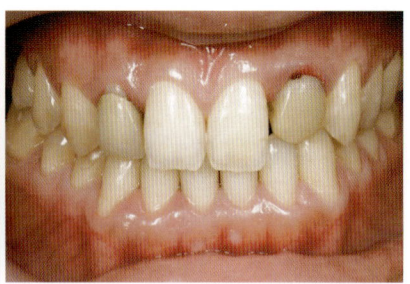

図2〜4　初診時の状態

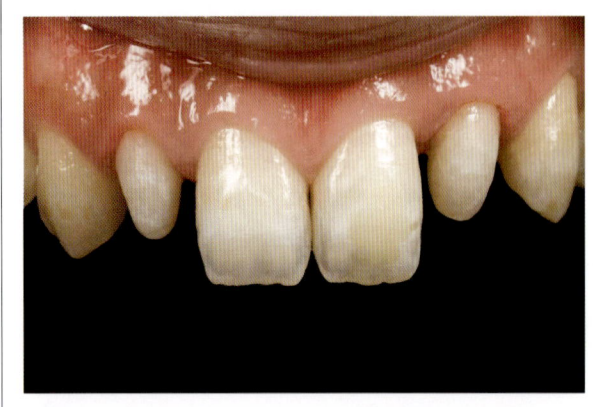

図5　2|2 のレジンジャケット冠を除去した状態

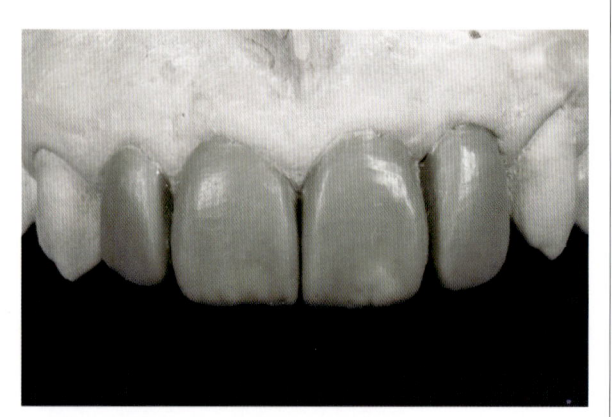

図6　診断用ワックスアップの作製

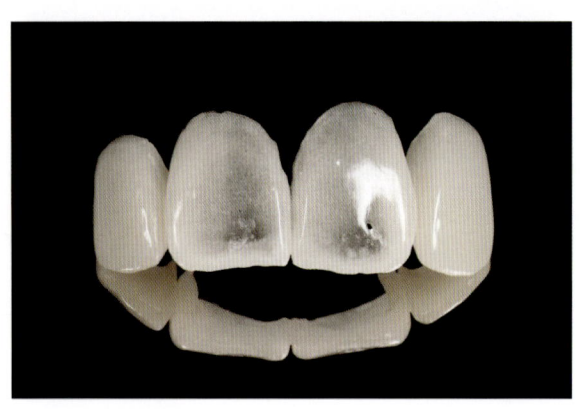

図7, 8　診断用ワックスアップをもとに，モックアップを作製

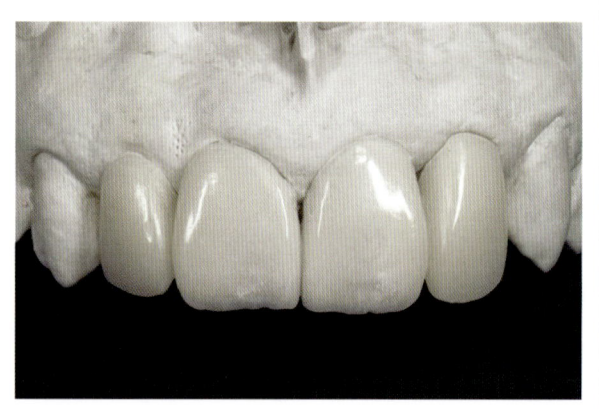

参考症例1　モックアップを用いたラミネートベニア修復
植松厚夫，土屋　覚（DENTCRAFT Studio）

　患者は，初診時27歳の女性で，前歯部の審美障害を主訴に来院された（図2〜4）．10年ほど前に矯正治療を始めたものの，途中で治療を中断したとのことだった．1|1 は天然歯で，2|2 は矮小歯にレジンジャケット冠を装着している状態であった．|2 は，これ以上長くすると下顎に干渉してしまいすぐに脱離するため，この長さの補綴物を装着したとのことであった．

　基礎資料収集後，診断用ワックスアップを作製する（図6）．2|2 はスペースが広く，また 1|1 は歯冠の縦横比が縦長なため，1|1 の幅径を広げて 2+2 のバランスをとるように作製している．そしてこの診断用ワックスアップを基に間接法

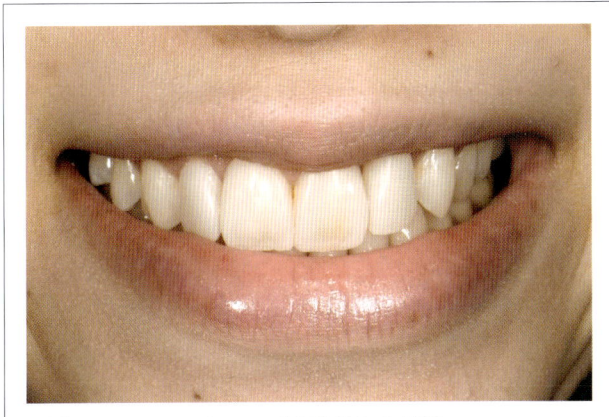

図 9, 10　モックアップを装着した状態

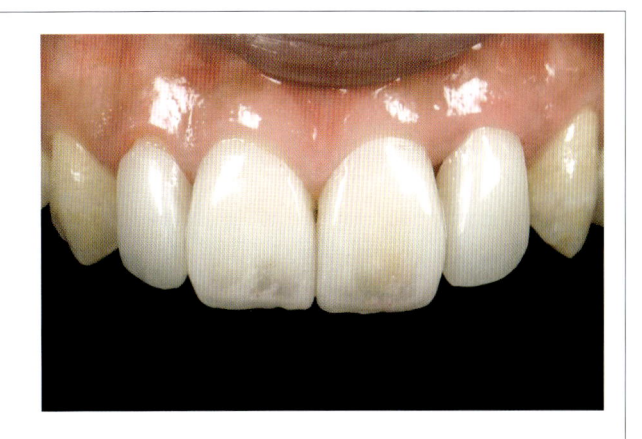

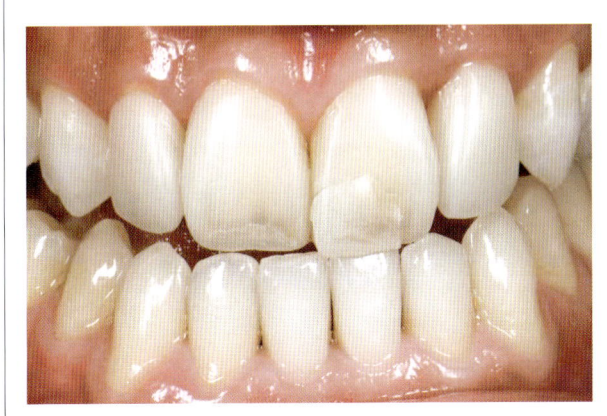

図 11, 12　装着から 4 日後，⌞1 のモックアップが破折して来院

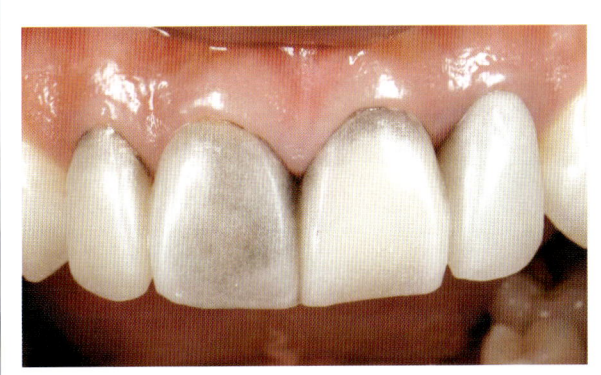

図 13　モックアップの変色

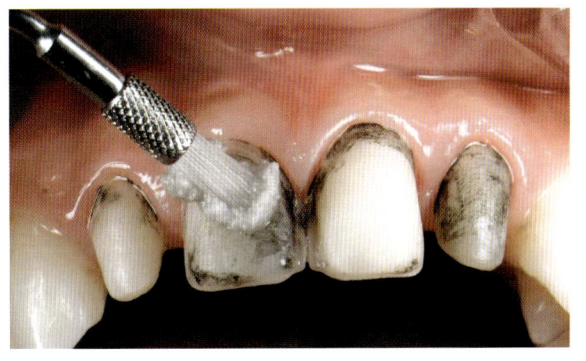

図 14　モックアップを除去すると，黒色の色素が付着していたため，パミースを用いて除去した

にてモックアップを作製した（図 7, 8）．本症例では「足すモックアップ」のため，無切削で装着している（図 9, 10）．

　すると装着から 4 日後，⌞1 のモックアップが破折して来院された（図 11, 12）．これは材質的な問題もあるが，ブラキシズムの問題もしくは切縁の長さが患者の下顎運動を阻害している可能性もあるため，切縁の長さをわずかに短くした．また，モックアップは完全には接着しておらず隙間が存在するため，内面に変色が生じることもある（図 13, 14）．この点は事前に患者に説明しておく必要がある．

足すモックアップなので，無切削でモックアップを装着

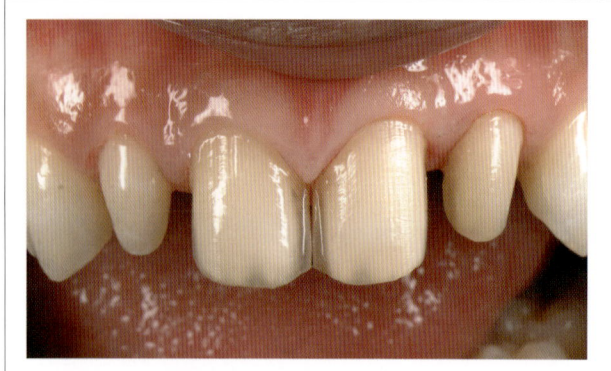

図15　支台歯形成終了時

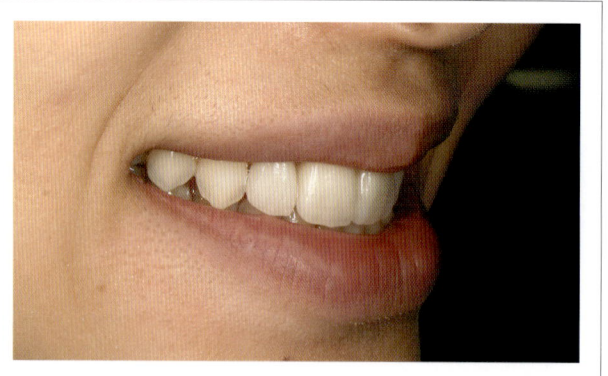

図16　切縁の位置がドライウェットラインの内側に沿うように調整する

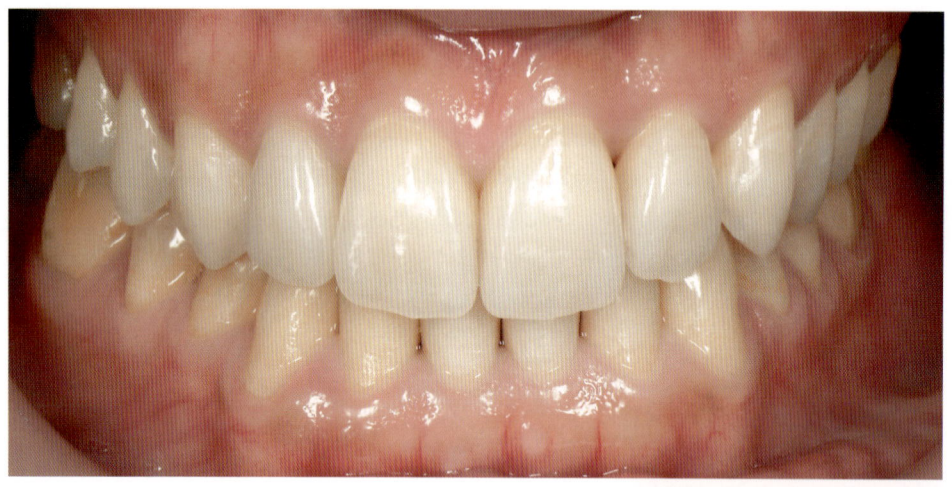

図17　最終補綴物装着．ラミネートベニアは，e. maxプレス（Ivoclar Vivadent）に陶材（e. max セラム）を築盛して製作

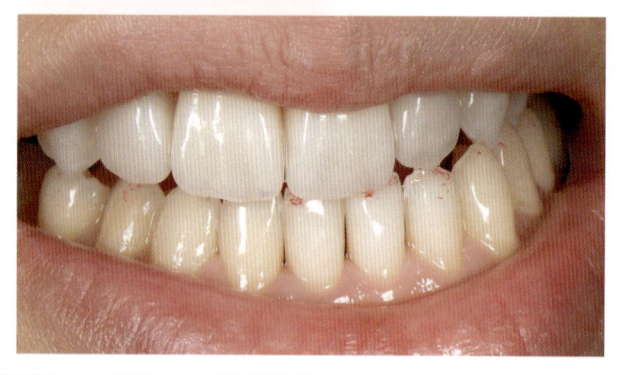

図18　左側側方運動時．術前に歯冠長が短かった |2 は，モックアップを通して計画した長さで審美的，機能的に問題なく完成させることができた

　モックアップにて患者の了解が得られた後，支台歯形成を行う（図15）．フィニッシュラインに関しては，「切縁部」「隣接部」「歯頸部」それぞれにおいて適切な設定位置，形態を設ける必要がある．

　「切縁部」は，審美的にも力学的にも，被覆することが推奨される．舌側のマージンフィニッシュは，バットマージンが一般的である．ただし，舌側面窩に最大の引張り応力がかかるので，その位置は避けるように設定する．

　「隣接部」は，ラウンデッドラインアングルとする．回復する歯冠形態によっては隣接面を抜いて歯頸部の立ち上がりからカントゥアを変更する場合もあるが，これは術前に歯科技工士とディスカッションしておく必要がある．

フィニッシュラインの位置，形態

Part 4 最終補綴物の製作

●参考症例　ラボワーク（土屋　覚）

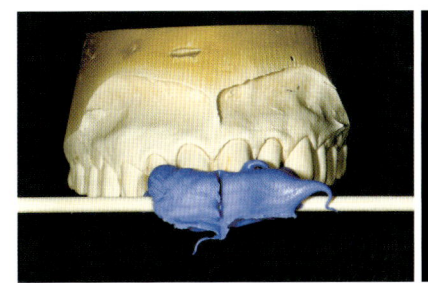

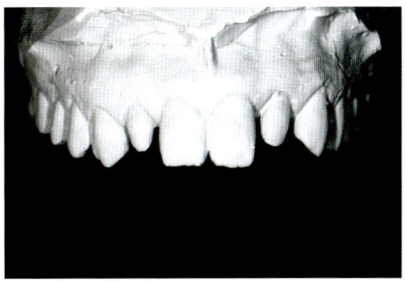

図19　瞳孔平行棒

図20　モックアップの装着前の模型

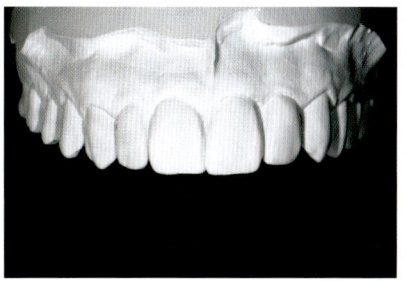

図21　モックアップの装着後の模型

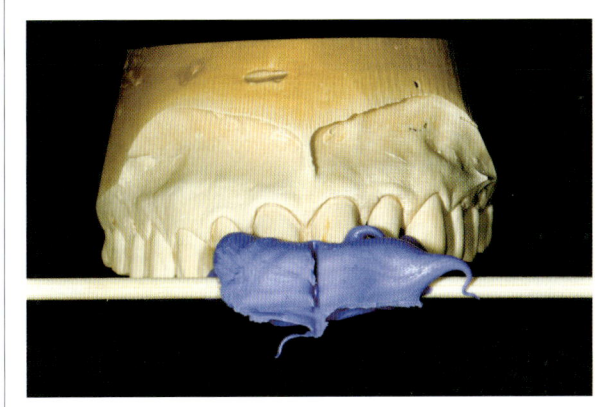

図22，23　瞳孔平行棒を用いてマウントする

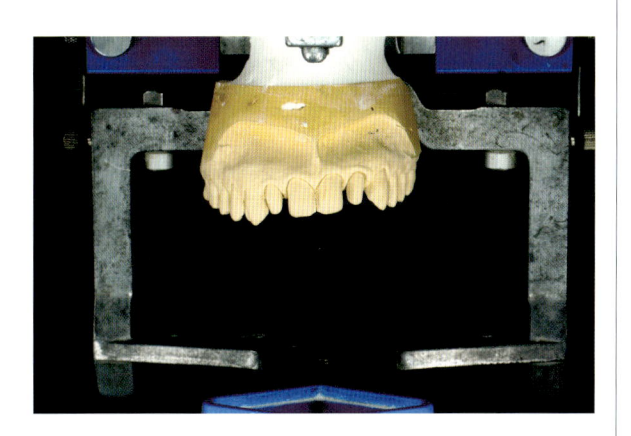

「歯頸部」は歯肉縁上マージンでライトシャンファーが基本となる．歯間離開の閉鎖を目的としてハーフポンティックとする場合は歯肉縁下マージンとなるが，その際は歯周組織を侵襲しないように十分な配慮をする必要がある．

本症例においては，1|1 に関しては，切縁部はバットジョイント，遠心隣接部は歯冠幅径を変更する目的で歯肉縁下からハーフポンティックで作製している．2|2 は矮小歯であり，ラミネートベニアの装着に影響する部分を一層削除する程度で形成を終えている．

ラミネートベニアの製作にあたって　土屋　覚

まず本症例の主訴である審美障害について，その原因と対策について整理しておきたい．

①左上がりの咬合平面（図2〜4）

骨格的由来と思われるが，咬合平面の傾斜がきつく，顔面の対称性も鼻中線からオトガイ先端中心のなす線が左側にカーブしている．スマイル時の上唇も左側の上がり具合が大きい．

②ジンジバルフレーム

当然ながら，左上がりとなっている（図5）．

③歯冠形態

全体的に縦横比がナローで，幅と長さのバランスが標準範囲を超えている．特に

問題点
①左上がりの咬合平面
②ジンジバルフレーム
③歯冠形態

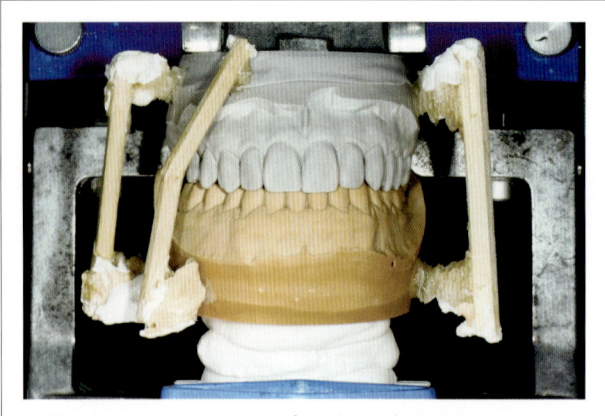

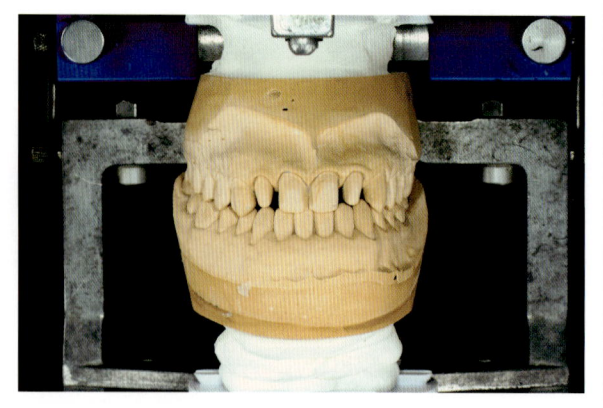

図24, 25 モックアップモデルを水平マウントし，それにクロスするように支台歯模型をリマウントする

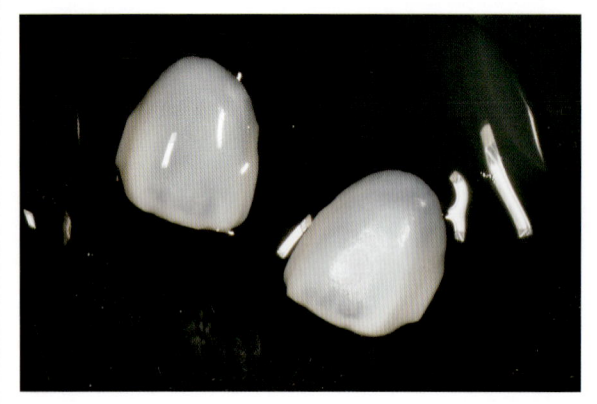

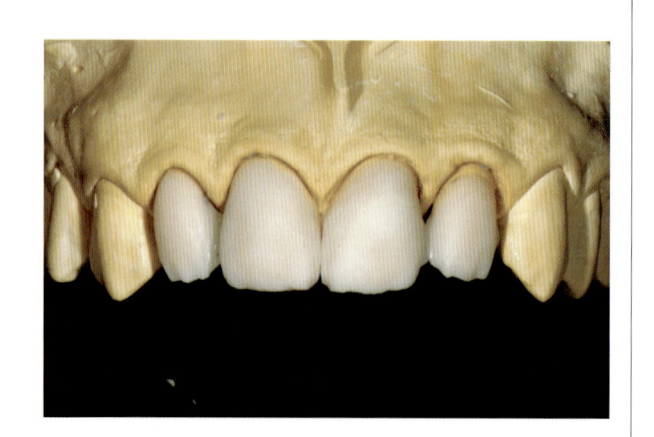

図26, 27 プレスセラミックにてフレームを製作する

側切歯は矮小歯である．

　対策としては，咬合平面が左上がりということは，当然上下の咬合関係もこの状態で成り立っており，単純に視覚的に対応すると機能的な問題が生じる．特に下顎の前歯部は咬合由来とおぼしき骨隆起も認められる．よって，咬合関係を阻害しない範囲で補綴物を製作する必要がある．

　モックアップ時に，ボンディングしたモックアップが部分的に剥がれてきたが（図11, 12），これは材質による原因も大きいと考えられるが，顔貌に合わせて設定した4前歯が，患者の動的咬合を阻害していたのかもしれない．⎿1には，局所的に強い咬合力が加わっていたと考えられる．

　こうした状況から考えて，下顎前歯のリカントゥアーリングなしで，ということであれば，本症例は顔面水平線ベースのシンメトリーではなく，患者固有の顔貌構成線に合わせて設定していくということを植松先生と話し合った．ただし正中線と歯軸は垂直に設定している．

　ラミネートベニアの製作に先立ち，ラボサイドに提供していただいた情報として，
①瞳孔平行棒（図19）
②モックアップ装着前後の模型（図20, 21）
③目標となるシェード
④支台歯の色調

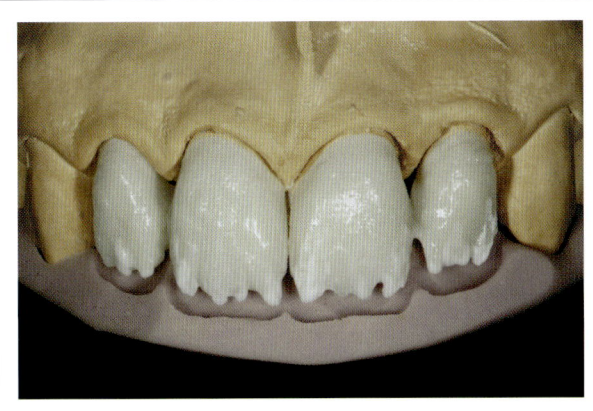

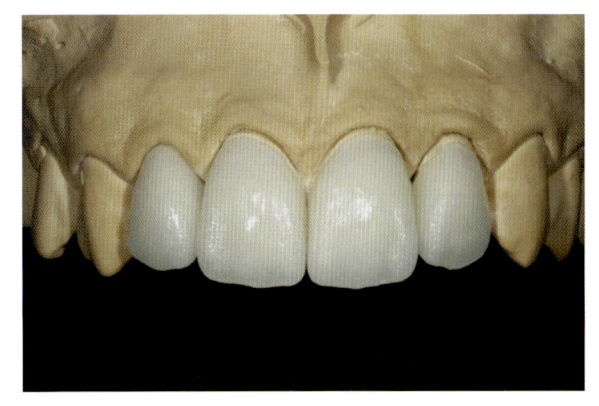

図28, 29　シリコーンパテによりモックアップのアウトラインをトレース

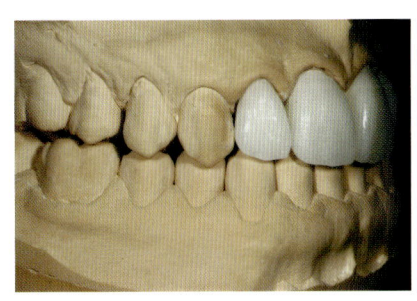

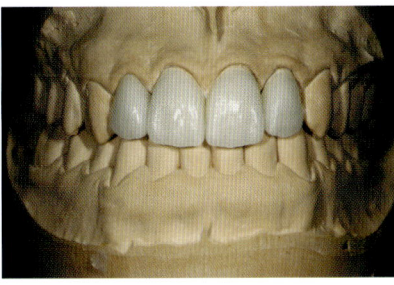

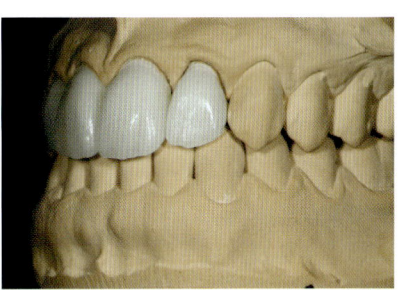

図30〜32　模型上における最終補綴物の完成．口腔内試適，調整の後，チェアサイドにて最終グレーズして完成させる

が挙げられる．製作の手順は，まず瞳孔平行棒によってマウントする（図22, 23）．左上がりの具合が顔貌全体で見た場合と咬合器上ではだいぶ異なることがわかる．これは瞳孔線と顔面垂線が直交していないことが原因と思われる．

そしてこのマウント（図23）で水平を考慮した歯冠形態をイメージすることは難しいので，モックアップモデルを水平マウントし，それにクロスするように支台歯模型をリマウントする（クロスマウント）（図24, 25）．

マテリアルセレクションだが，本症例において，最終形態の決定には，顔貌，口唇，動的咬合要素，主治医の見解，さらには患者の意見が同時に必要なため，追加焼成など焼き直しができる素材ということでプレスシステムを採用した（図26, 27）．

ここまでディレクションが決まると，あとはこの枠の中でポーセレンワークをしていくこととなる．シリコーンパテによりモックアップのアウトラインをトレースして（図28, 29），ポーセレンワークののち，模型上における完成となる（図30〜32）．そして口腔内試適，調整の後，チェアサイドにて最終グレーズして仕上げる．

🔴 評価

本症例では，|2 の歯冠形態が術前において機能的な面から短く作製されており，審美的な問題が生じていた．そこで，歯冠長を長くする目的でわずかに歯列弓を唇側に出し，4前歯が調和するようにしている．その結果，右側の犬歯で側方にガイドした時に，側切歯に装着されたラミネートベニアと下顎前歯が干渉しない範囲内で最終補綴物を装着している（図16〜18）．

Part4 最終補綴物の製作 — Chapter3 ラボコミュニケーション

プロビジョナルレストレーションの経過観察により機能的，審美的にも問題がなく，また使用するマテリアルの厚みも確保され，歯周組織との調和が図られていると評価したのち，最終補綴物の製作へと移行する．

精密な印象採得を行い，シェードの情報などをラボサイドへ送り最終補綴物が作製されるが，特にプロビジョナルレストレーションの三次元的な位置関係や歯周組織と調和した歯肉縁下のカントゥアをラボサイドに正確に伝達するためには工夫が求められる．必要に応じて，チェアサイドでの調整が必要とされる部分であろう．また，近年ではCAD/CAMの応用が進み，使用するマテリアルによってはプロビジョナルレストレーションと形態的に近似した最終補綴物の製作が可能になってきている．

ここでは，プロビジョナルレストレーションから正確な最終補綴物の製作にあたり，チェアサイド，ラボサイドが共通で認識しておくべき事項や注意点について整理したい．

最終補綴物の製作にあたり必要不可欠な情報　土屋　覚（DENTCRAFT Studio）

補綴物製作において避けて通れないステップに「材料の置換」がある．プロビジョナルレストレーションを最終補綴物に置換するわけだが，この方法には「目と手指だけ」「型どり法」「CAD/CAM」などが挙げられる．

口腔内に存在している形を置換する場合と，模型上に存在している形を置換する場合では，難易度が異なる．プロセス中のステップとマテリアルの数が増えれば，それだけエラーの可能性も増すからである．

ポーセレンを築盛して最終補綴物を製作する場合，内面から色を盛りながら最終的な形態を作り上げていくため，焼成収縮を考慮しながら，色調と形態を同時にフィニッシュさせる難しい作業が必要となる．

筆者は，1980年代からラボをやっているが，たとえば支台歯と対合歯の模型だけで図1-1のような大きな補綴がオーダーされることがある．この症例の場合，マウントは下顎の咬合平面を水平と「仮定」して上顎のプロビジョナルレストレーションを製作した．それを口腔内に装着したのが図1-2の状態である．つまり水平的な情報がなければマウントは的確にできず，製作を始めることすらできないのである．

そこで，顔貌と口唇との関係，正中線，水平情報がわかる写真をラボに送ってもらうようにしている（図2-1，2）．左右対称の顔貌の患者ならこれでよいが，それは稀であろう．そのため，最終的にはチェアサイドでの摺り合わせが必須であると考えている．

・顔貌と口唇との関係
・正中線
・水平情報

●最終補綴物の作製にあたり必要不可欠な情報（土屋）

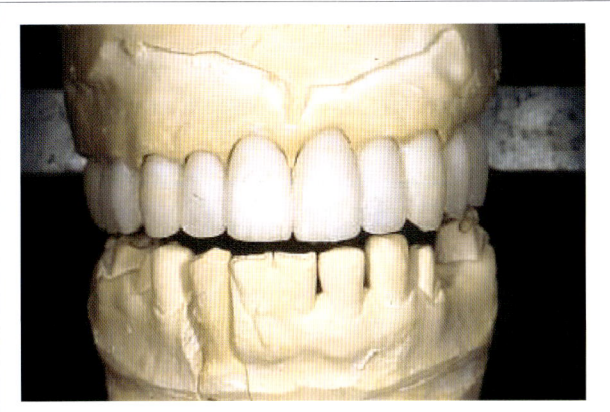

図 1-1　下顎の咬合平面を参考に上顎のプロビジョナルレストレーションを作製

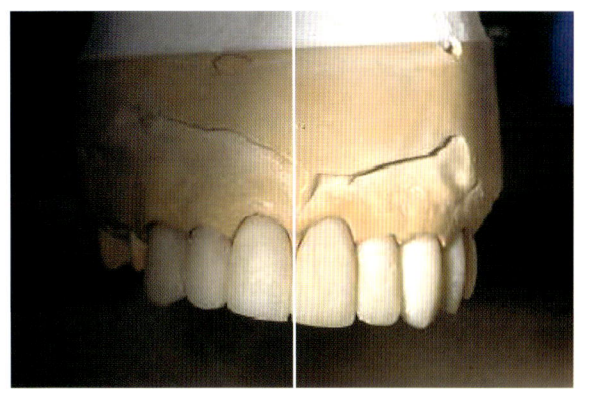

図 1-2　顔面垂線から見た咬合平面．プロビジョナルレストレーションなので，調整によって事なきを得たが，最終補綴物の作製依頼でもこの程度の情報しかもたらされないことがある

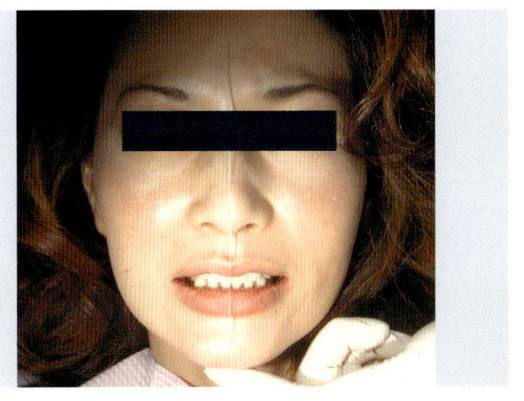

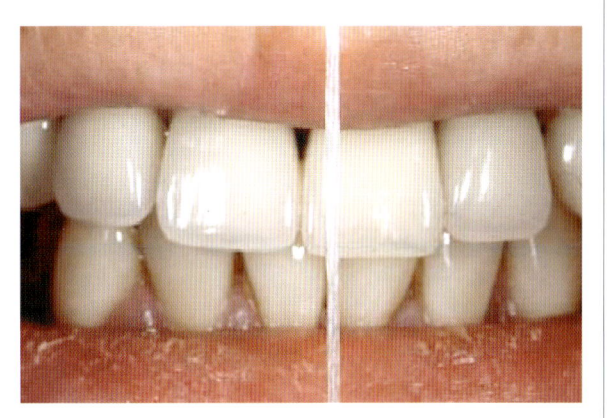

図 2-1，2　前歯部がかかわるラボホークを始めるにあたっては，少なくとも顔貌と口唇との関係，正中線，水平情報は必須である

最終補綴物への移行方法

　図 3-1 の症例は，プロビジョナルレストレーションと同じ形でオールセラミックスを製作してほしいという依頼であった．そこで，クロスマウントを行い，セラミック6前歯のビスケットベイクを製作した（図 3-4）．そして 3 2 1」を試適したところ，切縁のレベルがプロビジョナルレストレーションとは全く異なっていた（図 3-5）．本症例では，チェアサイドで左側のプロビジョナルレストレーションに合わせてまず右側を盛り……と，修正に4時間を要したが（図 3-7～9），最初に図3-5 の写真があれば，このトラブルは防げたと思われる．

　プロビジョナルレストレーションから最終補綴物へ移行する方法には，次の①～③が挙げられる．

● 臨床上のトラブル（土屋）

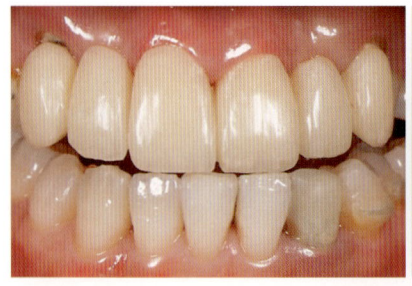

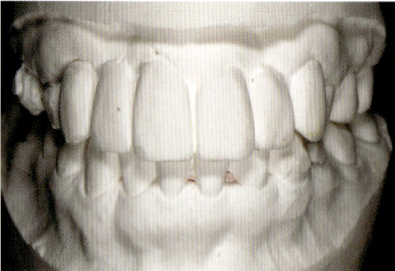

図3-1 プロビジョナルレストレーション．この形態と同様のオールセラミックを製作してほしいとの依頼であった

図3-2 模型作製

図3-3 クロスマウントを行う

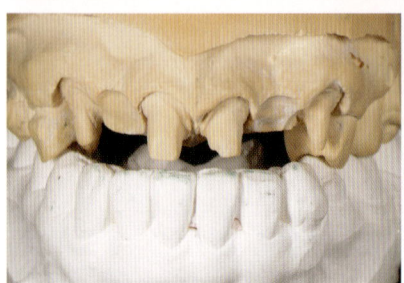

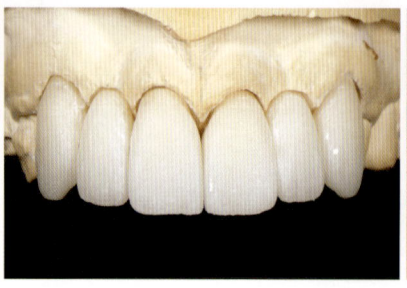

図3-4 ビスケットベイクの製作

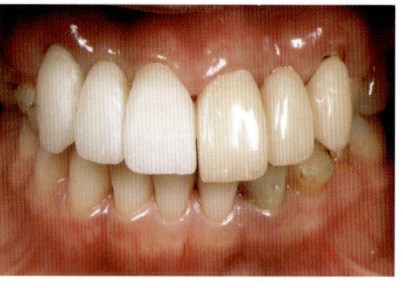

図3-5 ３２１｜のビスケットベイクを試適．左側のプロビジョナルレストレーションと比較して切縁のレベルが異なる

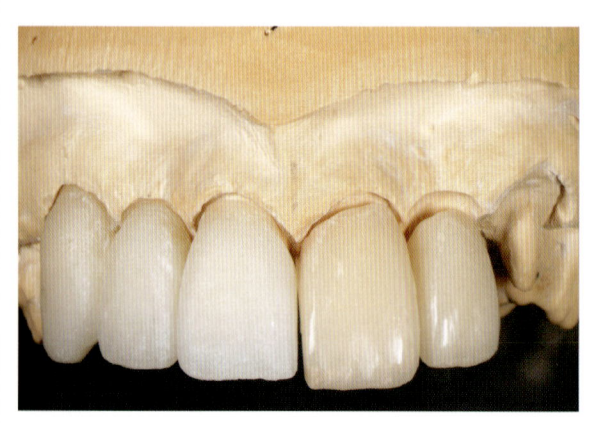

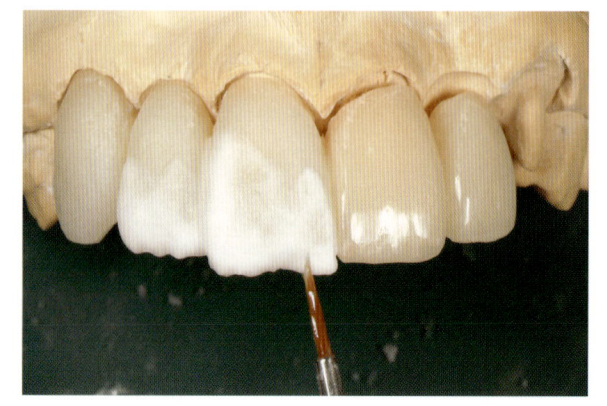

図3-6, 7 左側のプロビジョナルレストレーションに合わせてポーセレンを築盛する

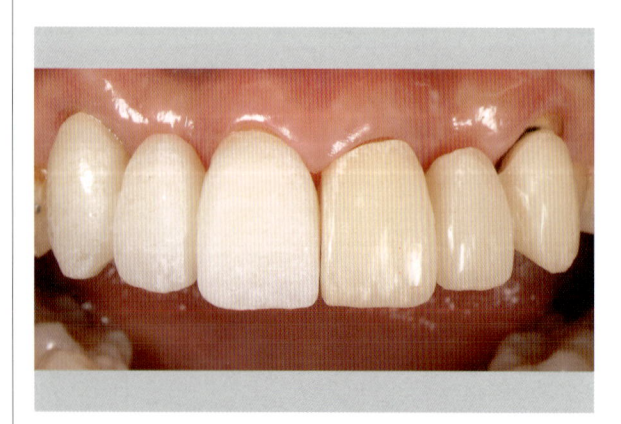

図3-8 築盛，焼成後，再度口腔内に試適

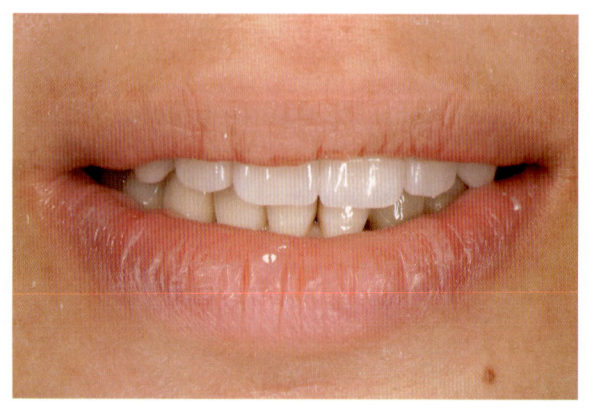

図3-9 最終補綴物を装着．患者さんが希望するスマイルラインを再現できた

112　基本　審美修復治療のマネジメント

1. イマジネーション

図4-1 歯周組織と咬合に対して詰められたプロビジョナルレストレーションのスタディキャスト

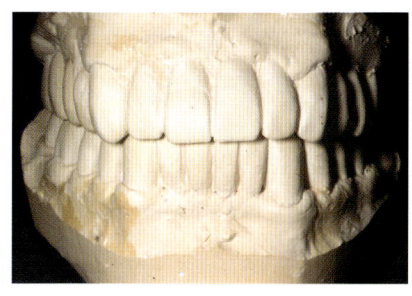

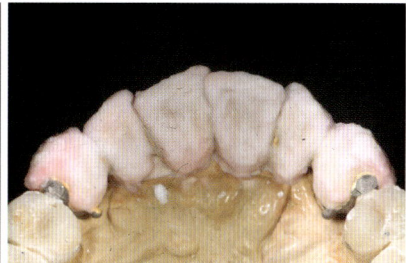

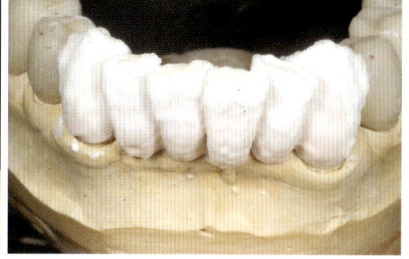

図4-2, 3 歯列を"想像"によりアレンジして築盛する

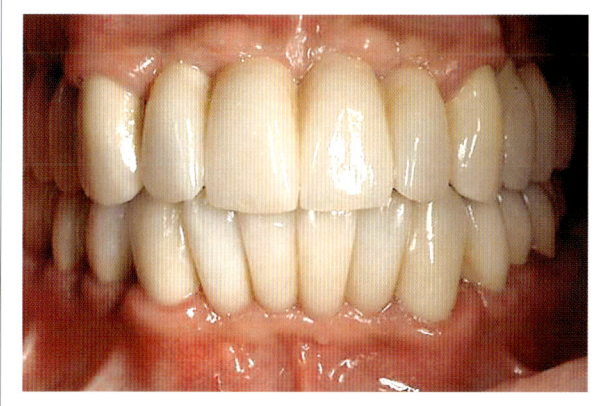

図4-4〜6 最終補綴物装着時. 患者の年齢, 性別とマッチした補綴物だが, 想像による製作はリスクが大きい

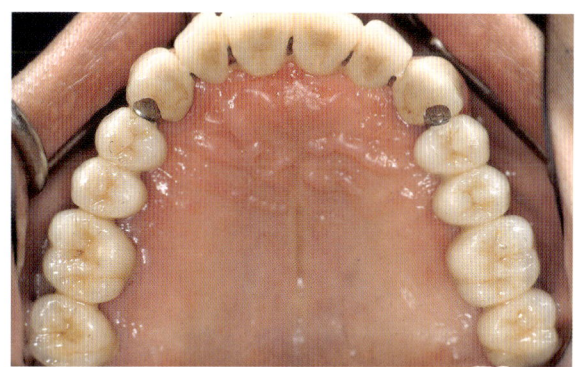

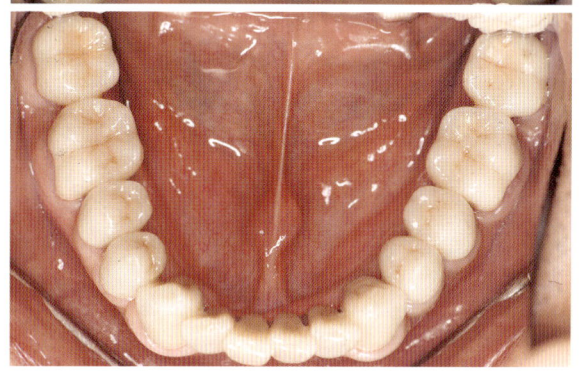

①イマジネーション

チェアサイドにて咬合や歯周組織などに関して煮詰められた形態に対して, われわれ歯を作る専門家は, そこに自然な歯列や歯冠形態および色調を組み込んでいくが, そこを「想像」でやってしまうという方法である.

図4は, フルマウスリハビリテーションの症例で, スタディキャストとして図4-1の模型が送られてきた. インサイザルフレームワークのリバースアーキテクチャー, クラウンカントゥアの連続性など, 改善の余地が認められる.

本症例は, 1999年ころにチューリッヒのWilli Geller氏のところへおじゃまし, 先生に見ていただきながら製作した症例である. 性別, 年代, 雰囲気などを聞かれたあと,「こんな感じでいってみようか」と製作したのが図4-4〜6である. 経験から導き出された洞察力によってうまく仕上げてしまうが, やはり想像による製作にはリスクを伴う.

2. メジャリングディバイス

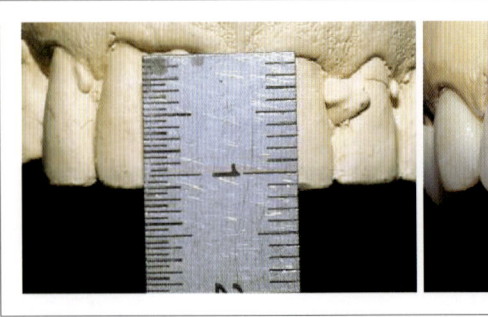

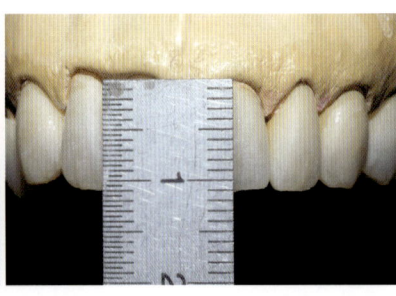

図5-1 プロビジョナルレストレーションが装着されている模型を定規で計測する

図5-2 印象採得から作製した模型では歯肉圧排しており歯肉辺縁部が根尖側へ移動しているため，図5-1とは歯冠長が異なってしまう

3. シリコーンインデックス

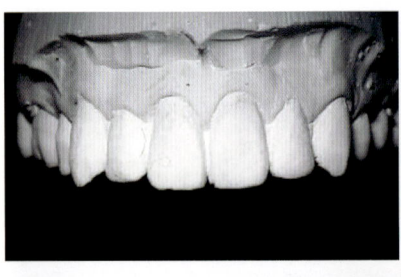

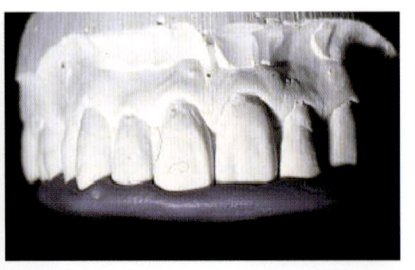

図6-1 プロビジョナルレストレーションの模型

図6-2 支台歯模型にシリコーンインデックスをあてる．歯冠外形の参考にはなるが，ポーセレンは複数層での構築と焼成収縮があるため，絶対的な基準とすることは難しい

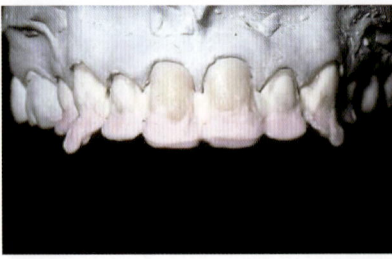

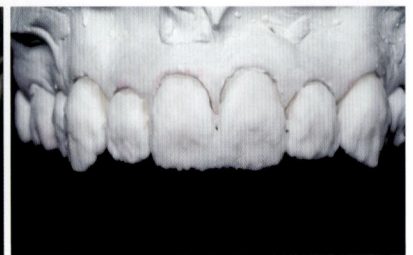

図6-3，4 シリコーンインデックスを参考に築盛する

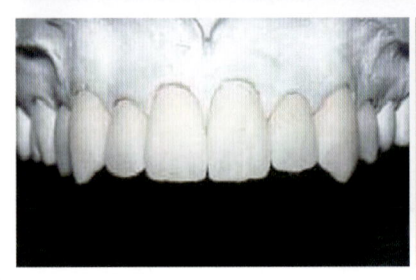

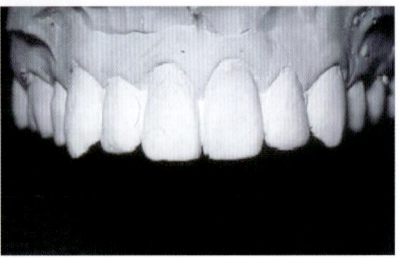

図6-5，6 最終補綴物（左）とプロビジョナルレストレーション（右）．似てはいるが，患者からは「最終補綴物は長く見える」と指摘された

②メジャリングデバイス

　直接，模型を計測する方法である．ただし，通常は歯肉圧排をして印象採得するので，0.5 mm～1.0 mm程度は歯肉辺縁部の位置が変わるので，普遍性に乏しい（図5）．

③シリコーンインデックス

　ポーセレンが焼成により収縮しない素材であるならば，シリコーンインデックスをあてて焼成すれば，同じように製作できるが，最終的には目で見て比較し，調整するという作業が必要となる．

　図6は，シリコーンインデックスをあてて作製した症例である．一見すると，プロビジョナルレストレーションと最終補綴物は同じ形態に見えるが，患者からはプロビジョナルレストレーションと異なるので修正してほしいと言われた．

●スキップモデルメソッド

図7-1　プロビジョナルレストレーション装着時

図7-2　プロビジョナルレストレーションの模型

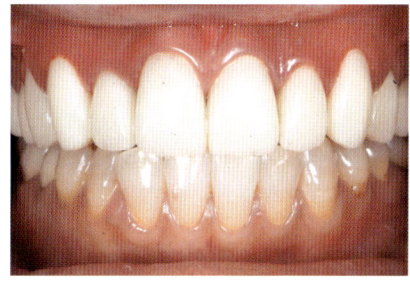

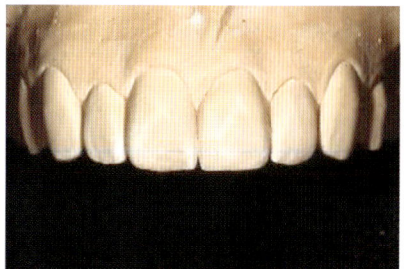

図7-3　1|，|2 のプロビジョナルレストレーションをはずす

図7-4　その状態の模型

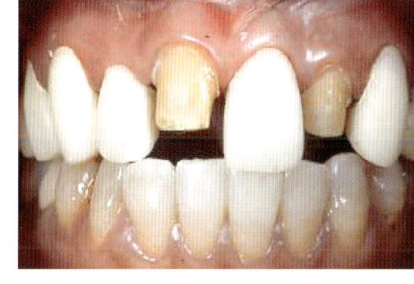

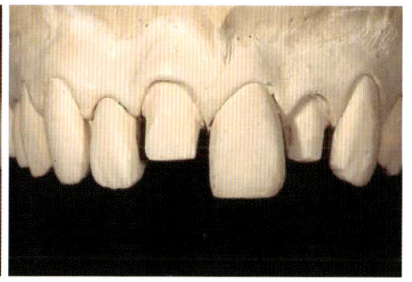

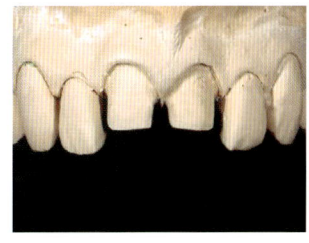

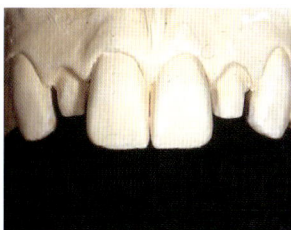

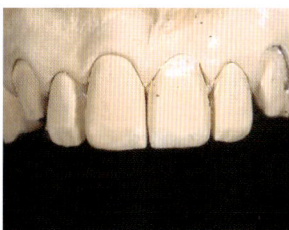

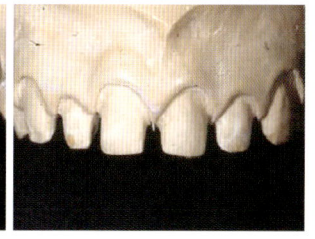

図7-5～8　同様に，1|1，2|2，3|3，すべてのプロビジョナルレストレーションをはずした状態の模型を作製する

スキップモデルメソッド

　プロビジョナルレストレーションと最終補綴物の誤差を可及的になくすため，筆者は，「スキップモデルメソッド」という手法を考案し，臨床に応用している．

　プロビジョナルレストレーションが仕上がり（図7-1），まずは模型を作製する（図7-2）．また，「1|，|2 のプロビジョナルをはずした模型」「1|1 のプロビジョナルはずした模型」「2|2 のプロビジョナルはずした模型」「3|3 のプロビジョナルをはずした模型」「すべてはずした模型」を作製する（図7-3～8）．

　このスキップモデルには，隣在歯があるのでその形態と同じように作製していく．まず，1|，|2 を作製し，それを 1|1 の模型にもちこんで 1| を見ながら，反対側の |1 を作製する．|2 も同様に，反対側の |2 を見ながら作製する．3|3 も同様に行い，それらすべてを支台歯の模型に移すと図7-14 のようになる．

　そしてカットバックを行い，プレスセラミックで作製した．コア材を各ダイ模型に戻し，適合を確認後，ベニアリングポーセレンを築盛する．

　試適の際は，スキップでプロビジョナルを口腔内に残しておき，ビスケットベイクの試適を行う．患者は視覚的にプロビジョナルと同様であることを確認できるので，最終補綴物装着後の不平などはない．

● スキップモデルメソッド

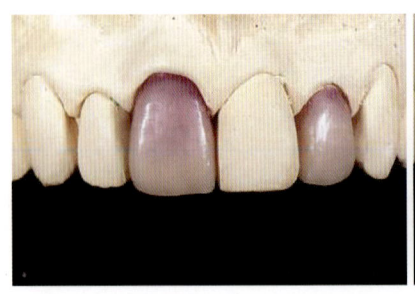

図7-10 反対側同名歯と同様の形態にワックスアップを行う（本症例はプレッサブルセラミックのEmpress2で製作）

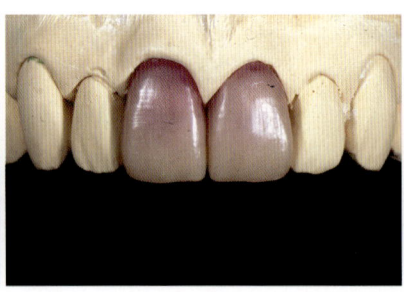

図7-11 同様に 1| のワックスアップ

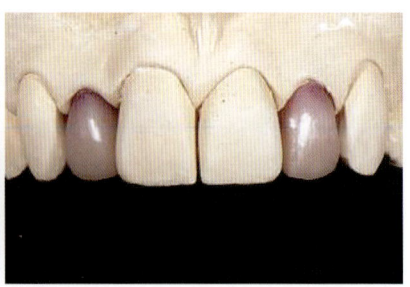

図7-12 |2 のワックスアップ

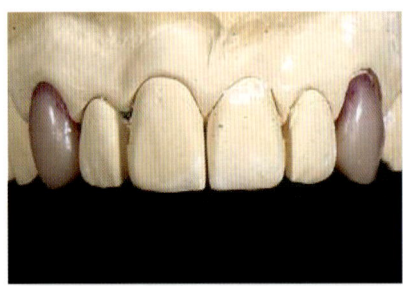

図7-13 3|3 のワックスアップ

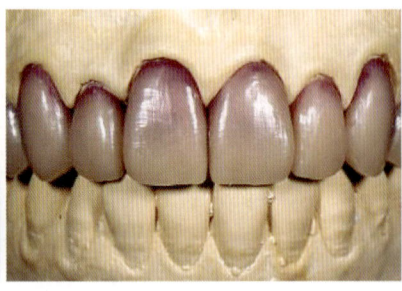

図7-14 6前歯のワックスアップが終了

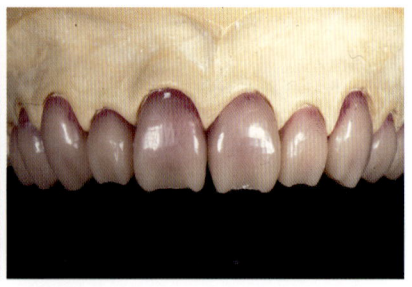

図7-15 カットバックを行う．この後埋没し，ロストワックス法による加圧成形でコア材を作製

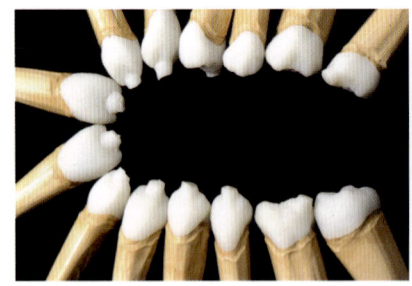

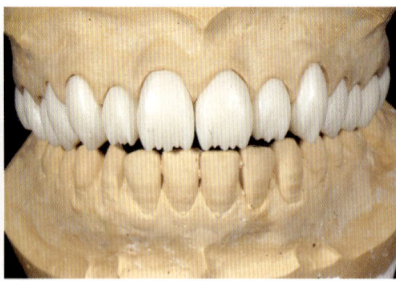

図7-16 コア材を各ダイ模型に戻して適合の確認を行う

図7-17, 18 模型にコア材を戻し，ポーセレンを築盛

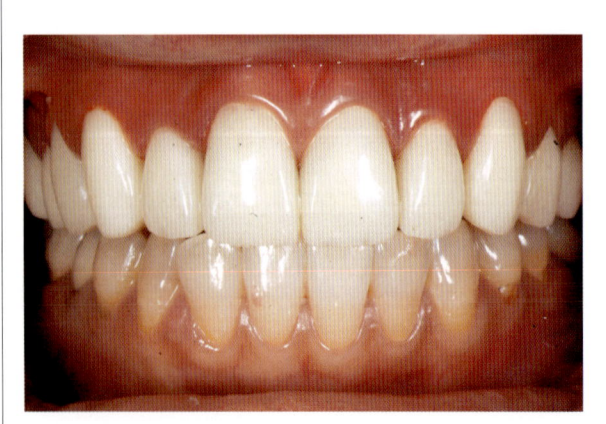

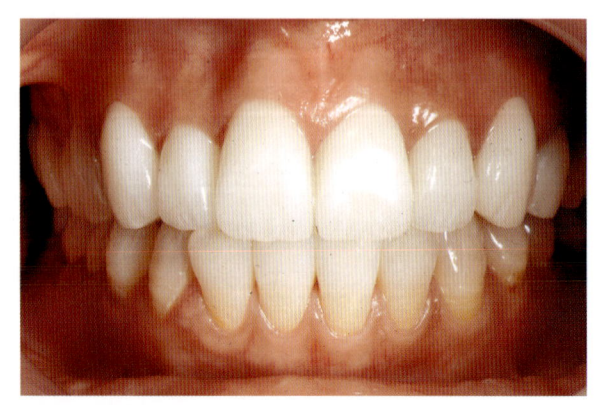

図7-19, 20 プロビジョナルレストレーション（左）と最終補綴物（右）の比較．限りなく同様の形態が再現できた

基本　審美修復治療のマネジメント

Part4 最終補綴物の製作 ─ Chapter4 さまざまな患者の要望に応える審美修復治療

はじめに

　患者の要望は，「審美性」「治療期間」「侵襲の度合」「費用」などさまざまであり，われわれは治療の質を保ちながら，こうした要求に応えていく．そこで，基礎資料を収集し，診査・診断を行いながら，カウンセリングを通して患者の要求とのマッチングを図る．

　また，「審美性」と一言で言っても，審美観は十人十色である．われわれは，解剖学的数値や審美診査の基準と照らし合わせて，歯科治療として許容される範囲内において患者の要望を柔軟に取り入れていくことが重要であろう．

　そしてカウンセリングにおいて明確にしておきたい事項として，患者の要望のプライオリティが挙げられる．われわれがその患者にとって最適と思われる治療計画が，患者にすべて受け入れられる場合には問題とならないが，臨床においてはそのようなシチュエーションは稀であり，なにかしら妥協せざるを得ない事項が発生する．そのようなとき，「プライオリティ」を明確にして，「Esthetics」「Function」「Structure」「Biology」を満たし，治療の質と患者満足の両立を図れる治療計画を立案することが求められる．

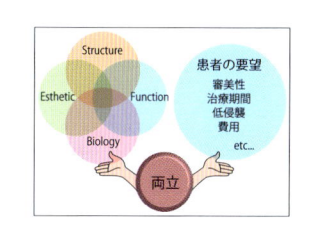

治療期間の制約

　図1～4の患者は，上顎前突を主訴に来院された．1|1 は失活歯で歯冠部の多くがコンポジットレジンで修復されていた．当然，矯正治療が第一選択肢となるが，患者の最大の要望は，「8カ月後の結婚式までに治療を終えてほしい」とのことだった．その他にも「なるべく歯を削りたくない」という要望があったが，「期間限定なら矯正治療をしてもよい」とのことであった（図5）．

　この患者の要望の最大のプライオリティは，「治療期間」である．それならば，1|1 を全周削ってクラウンにすればよい，という考え方もあるかもしれないが，1|1 の歯軸は唇側に強く傾斜しており，この歯軸の状態で補綴治療を行おうとすると，歯冠部歯質はほとんど失われ，しかも審美的なクラウンを製作することも非常に難しくなる．MIの観点からも，「Esthetics」「Function」「Structure」「Biology」の観点からも，治療の質は保てないだろう．

　そこで，2カ月程度あれば補綴治療は可能であると考え，半年程度でどこまで 1|1 の歯軸が改善できるか矯正医に相談したところ，ある程度は歯軸の改善が可能あるとの見解を得たため，MTMを行った後，補綴治療を行う計画を立てた（図6）．

　患者にもその計画で了解を得て，MTMを行った（図7，8）．

「治療期間」という制限の中で最大限，環境を改善してから補綴を行う

● 参考症例1　治療期間の制約（北原）

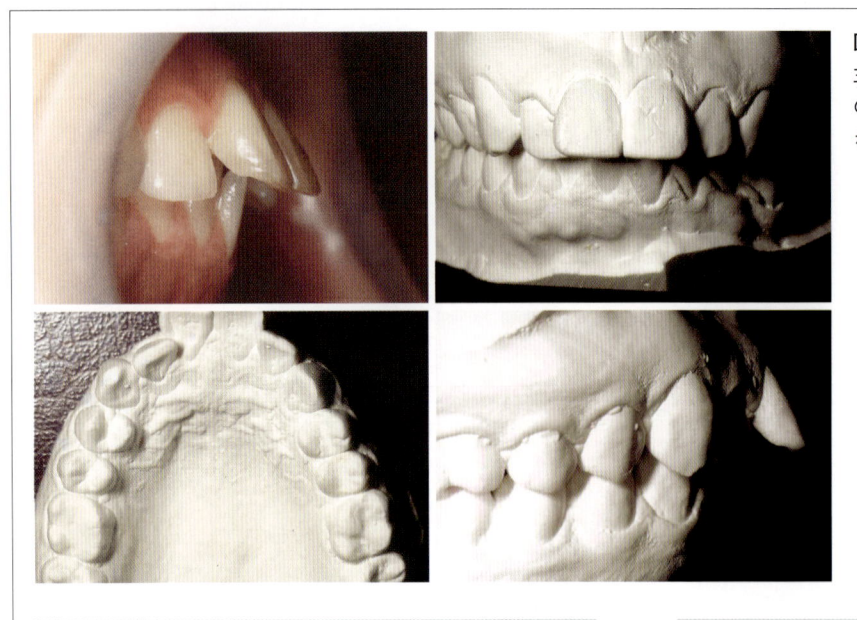

図1～4　初診時．上顎前歯部の前突を主訴に来院．1|1 は失活歯で，歯冠部の多くをコンポジットレジンで修復されていた

- 8カ月後に結婚するので，それまでに治して欲しい
- 1|1の前突を治して欲しい
- なるべく歯を削りたくない
- 期間限定なら矯正治療をしてもよい

図5　患者の希望

- 治療期間8カ月以内
- 1|1は失活歯だが，歯軸方向が悪く，このままでは理想的な補綴ができない
- 6カ月間，矯正治療を行い，1|1の歯軸を変更
- 2カ月間で，支台築造，補綴を行う

図6　治療計画

　MTM終了後，再度，ワックスアップを作製し（図9，10），プロビジョナルレストレーションを装着した（図11）．1|1 に充填されていたコンポジットレジンと感染歯質を除去し，1|1 の失活歯に対してファイバーポスト併用のレジン支台築造を行った（図12～14）．支台築造後，再度，プロビジョナルレストレーションを装着し（図15），並行して 2| をサルカスの範囲内でジンジバルトリミングを行い（図16），歯周組織の安定後に最終補綴物を装着した（図17，18）．
　もう少し矯正治療の時間があれば細部まで仕上げられたことは言うまでもないが，「治療期間」という患者の要望を満たし，なおかつ歯科治療としての質を担保して治療を終えることができた．

「審美性」について

　前述したように審美観は人それぞれであるため，術者が考える審美性を画一的に患者に押しつけるようなことは慎まねばならないが，過去の研究や解剖学的数値によって確立された基準に加えて，患者個々の顔貌，口唇の状態，口腔内の状態，骨格，性別，年齢などを参考に，審美性について術者が患者に対して根拠をもって提案できるようにしておくことが重要である．

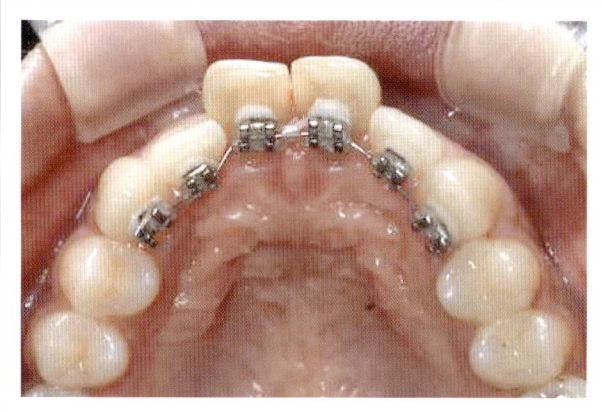

図7, 8　6カ月間の期間限定で MTM を行った

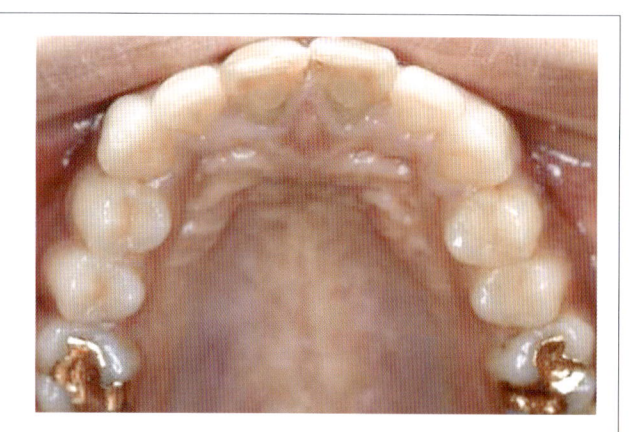

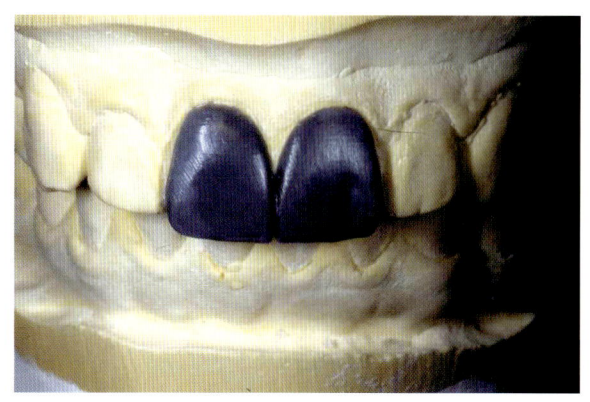

図9, 10　診断用ワックスアップを作製

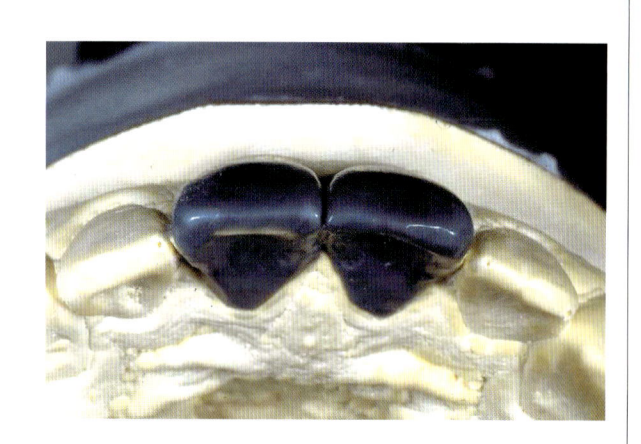

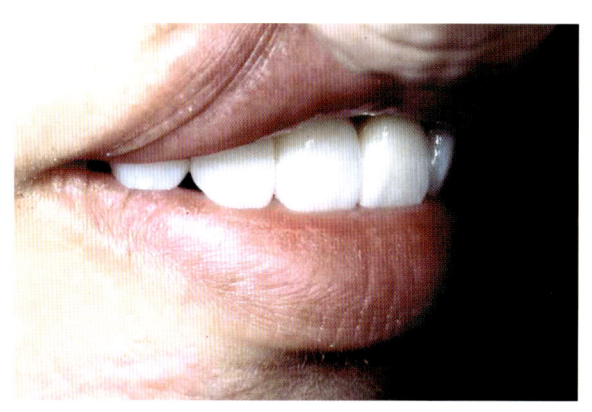

図11　プロビジョナルレストレーション装着．前突感は改善された

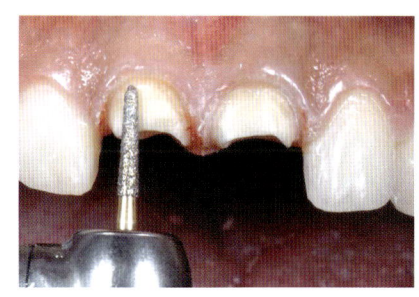

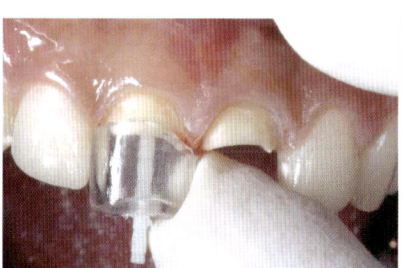

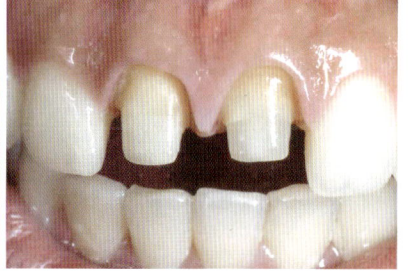

図12〜14　フェルールを残しつつ，感染歯質，コンポジットレジンを除去．1|1 は失活歯のため，ファイバーポスト併用のレジン支台築造を行った

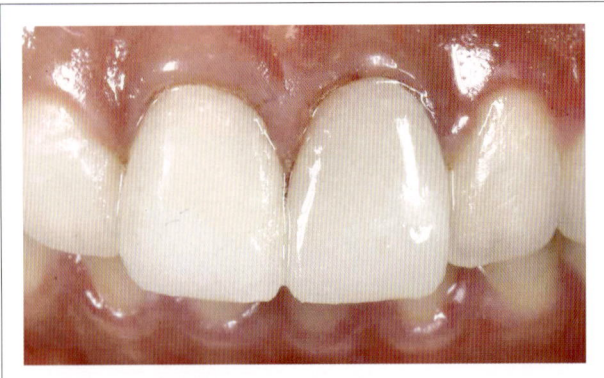

図15　支台築造終了後，再度プロビジョナルレストレーションを装着

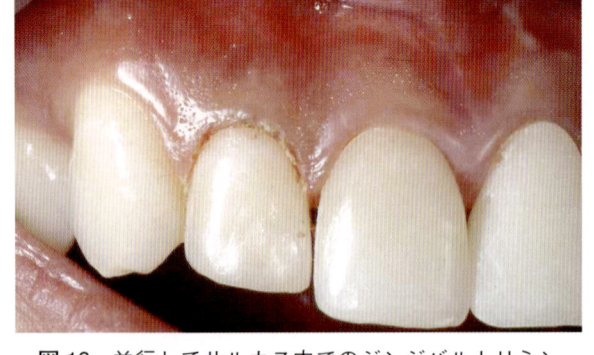

図16　並行してサルカス内でのジンジバルトリミングを行った

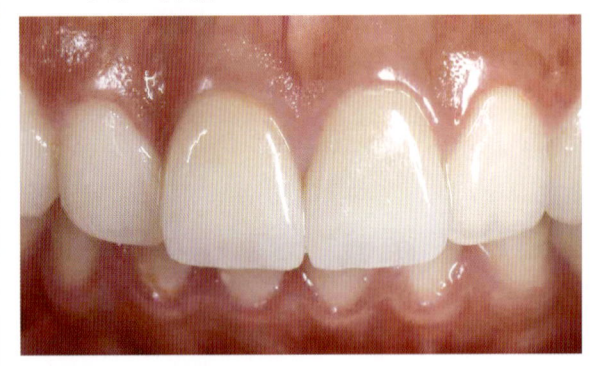

図17，18　最終補綴物装着．患者の希望どおり，8カ月間で治療を終了した

🔴 前歯部の審美障害

　図19の患者は，前歯部の審美障害を主訴に来院された．2| が欠損しており，矯正治療後のリテーナーに歯を付け，常にリテーナーを装着して生活している状態であり，1|1 は充塡されているコンポジットレジンが変色していた．

　"前歯部の審美障害"といっても，その内容は多岐に渡っており（図20），患者それぞれでポイントを正確に見極めて治療する必要がある．この患者の場合，2| の欠損にインプラント（もしくはブリッジ），1|12 にラミネートベニアでよいのだろうか？

　その点を正確に把握するためカウンセリングを続けると，患者の言う"前歯部の審美障害"とは，"前歯部が暗く見える"ということを気にされていることがわかった．

　図21を見ると，1|1 はドライウェットラインの内方に位置しており，しかも口唇が厚い（図22）．そのため，より前歯部が暗く見えてしまうこととなる．

　つまり患者の要望とは，「コンポジットレジンが変色した 1|1 の改善」ではなく，「前歯を明るく見せたい」ということである．この点を理解せずに，単純にコンポジットレジンの再充塡やラミネートベニア修復を行ったとしても，患者の満足は得られないだろう．

　最終的な治療計画としては，2| 部は骨欠損が大きく，骨造成を行うには時間的制約もあったため，インプラントではなく ③2① ブリッジ，|12 はラミネートベニアとした．その際，ラミネートベニア唇面の唇舌的ポジションをドライウェットラインのやや内方に位置させている．その結果，口元が明るく改善され，口唇との調和も良好である（図23～25）．

120　　基本　審美修復治療のマネジメント

Part 4 最終補綴物の製作

● 参考症例2 前歯部の審美障害（北原）

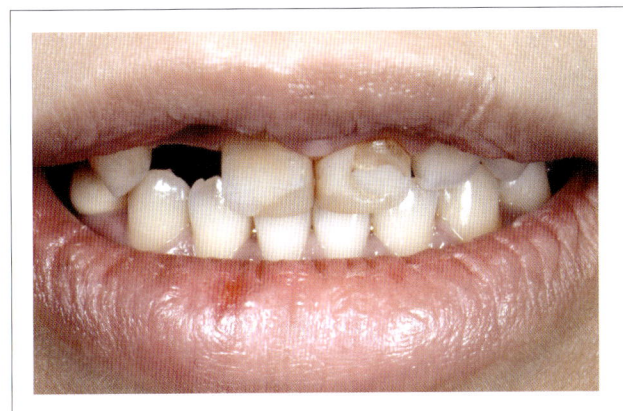

図19 初診時

- 歯の形態不正
- 歯列不正
- 変色
- 不適合修復物
- 正中離開
- 顔貌との不調和
- スマイルラインの不調和
- 歯肉レベルの不調和
  etc...

図20 "前歯部の審美障害"といっても，さまざまなポイントがある

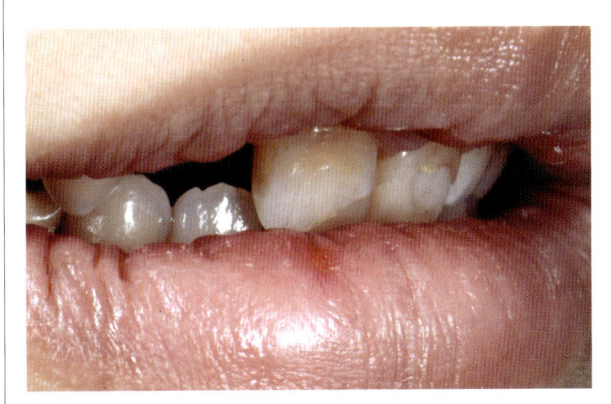

図21 上顎中切歯切縁はドライウェットラインよりかなり内方に位置している

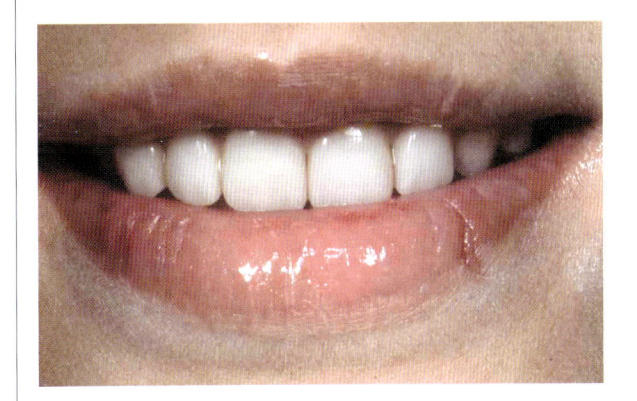

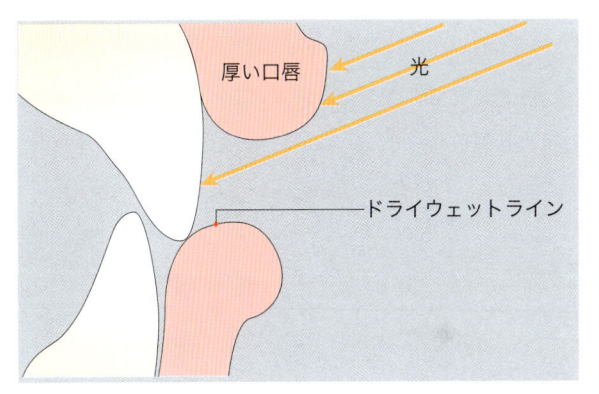

図22 上顎切縁がドライウェットラインの内方に位置し，口唇が厚い場合は，口元が暗く見えてしまう

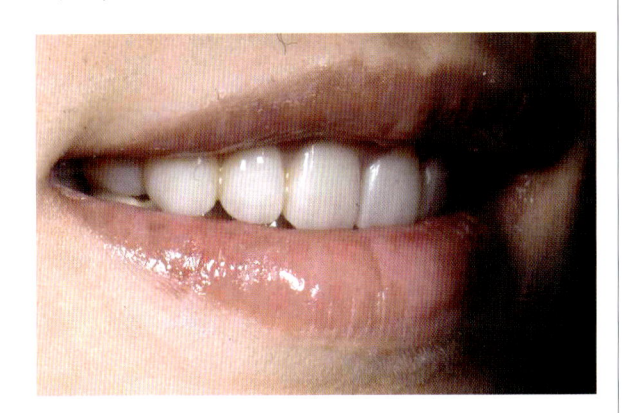

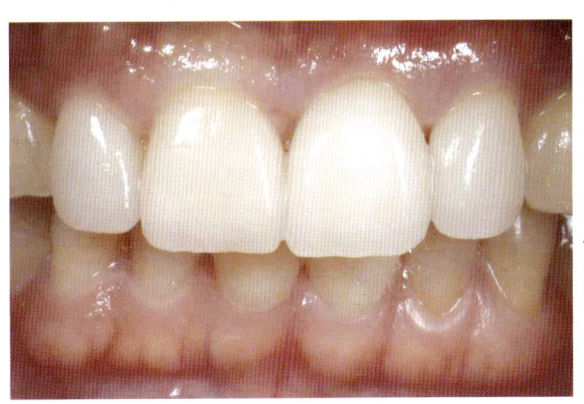

図23〜25 ③２①ブリッジ，１２ラミネートベニア装着

121

Case Study 6

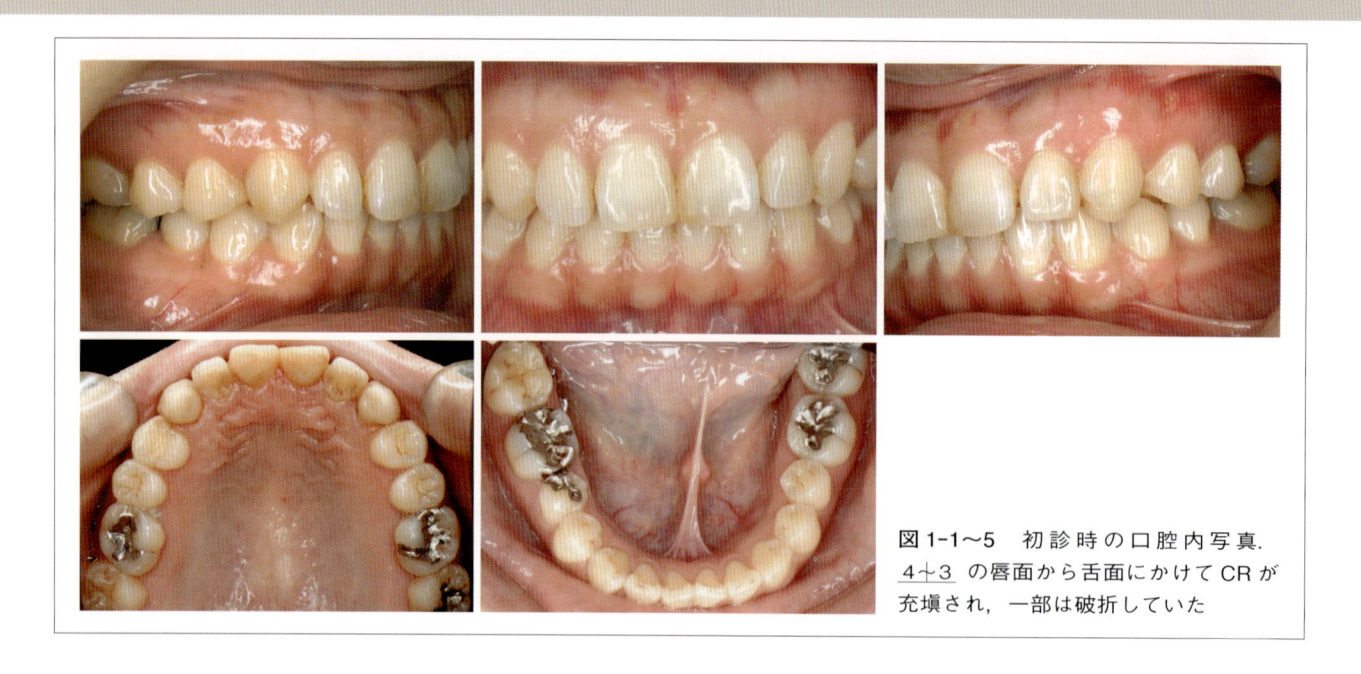

東京都千代田区・加部歯科医院　**加部聡一**
コメント・植松厚夫，北原信也

図1-1～5　初診時の口腔内写真．
4┼3 の唇面から舌面にかけてCRが充填され，一部は破折していた

症例の概要

患者は30歳，女性で，前歯部のコンポジットレジンが欠けたため，セラミック修復を希望して来院された（**図1**）．

患者は，中学生の時に上顎前歯部のみの矯正治療を行ったが，術後に歯間離開を起こしてきたためコンポジットレジンにて歯間離開を閉鎖していたという．しかしその後，コンポジットレジンの破折と修復を繰り返していたとのことだった．

> 歯間離開がCRで閉鎖されていた

基礎資料の収集と診査・診断

コンポジットレジンは，4┼3 の唇面から舌面にかけて広範囲に充填されており，一部は破折していた．

咬合診査においては，左右側方運動において非作業側の $\frac{7～4|4～7}{7～4|4～7}$ の接触が認められたため，歯の動揺，フレミタス，歯根膜腔の状態，コンタクトロスなどを確認したが，異常は認められなかった（**図2**）．また，顎関節の雑音，開閉口時の軌跡の対称性，顎関節の触診，筋触診でも問題は認められなかった．問診から，10年以上，この咬合状態で安定しているということがわかった．しかし，夜間にクレンチングをしている可能性はあるとのことだった．

> 非作業側での接触が認められたが，10年以上，この咬合状態で安定していた

問題点の抽出と診断用ワックスアップの作製

顔貌と正中線は一致しているが，上顎前歯切縁と下唇はインバーテッドカーブを呈している（**図3**）．さらにコンポジットレジンを除去した状態を観察すると（図

●診査・診断〜診断用ワックスアップ

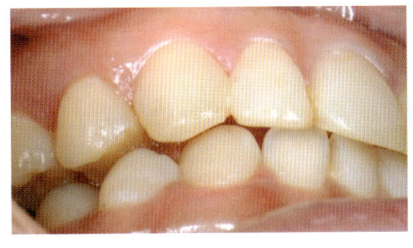

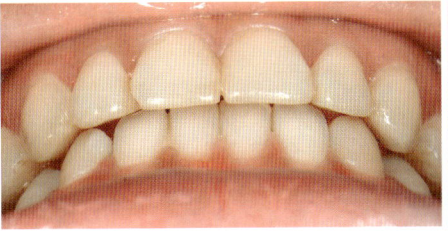

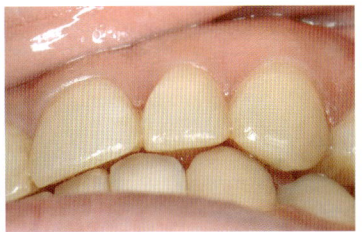

図2-1〜3　初診時の咬合診査．左右側方運動において，CR上の作業側犬歯ガイドと同時に非作業側 $\frac{7\sim4｜4\sim7}{7\sim4｜4\sim7}$ の接触を確認したため，歯の動揺，フレミタス，歯根膜空隙の状態，コンタクトロスなどを確認したが，それらの項目は全く問題はなかった

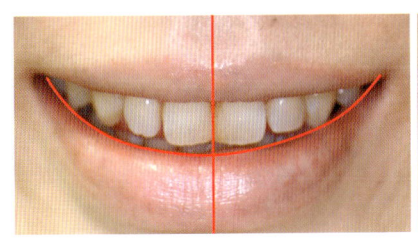

図3　正中線は顔貌と一致しているが，上顎前歯切縁と下唇は逆彎曲の関係にある

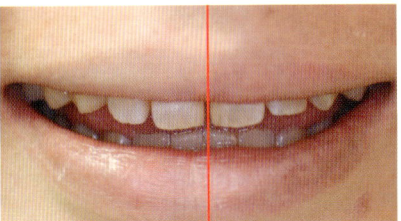

図4　CR充填を除去した状態

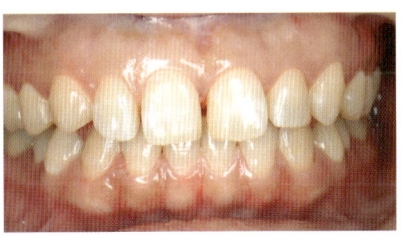

図5　歯軸の傾き，ジンジバルラインの連続性，歯冠形態に審美的な問題がある．歯の近心，遠心，舌側に空隙がみられ，特に $\frac{3｜3}{3｜3}$ で顕著

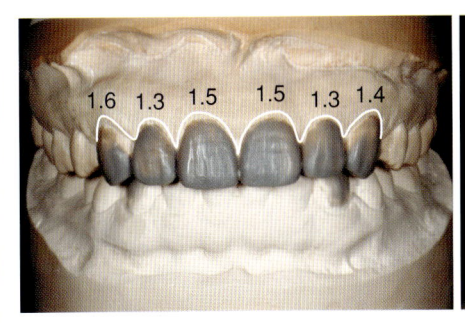

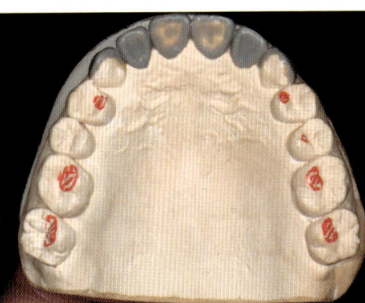

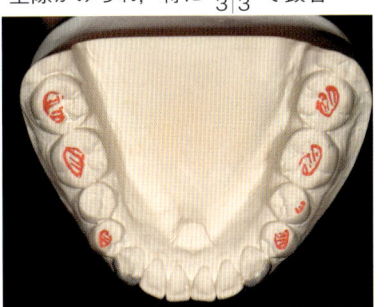

図6-1〜3　診断用ワックスアップ．$1｜1$ を1.5mm程度，切縁方向に延長し形態を整えた．咬合面の赤い部分は非作業側での接触点

4，5），歯軸の傾き，ジンジバルライン，歯冠形態に問題が認められ，また歯の近遠心，舌面に空隙が認められた．特に $\frac{3｜3}{3｜3}$ で顕著であった．

　治療の第一選択肢としては矯正治療が考えられるが，患者は以前にも矯正治療を行っていたため，補綴治療のみでの改善を強く希望された．また，舌面のコンポジットレジンを除去すると発声しづらいとの訴えもあり，その点を考慮に入れて診断用ワックスアップを作製した．

　チェアサイドにてレジンにてモックアップした $1｜1$ のポジションをラボサイドに伝え，診断用ワックスアップの作製を依頼する（図6）．ポイントとしては，術前より $1｜1$ を1.5mm程度切縁方向に延長して歯冠のバランスを整えた．歯冠長延長術も検討したが，歯根が短い，CEJの露出，形成量の増加などを考慮して補綴のみで対処することとした．

$1｜1$ の切縁を1.5mm程度延ばして歯冠バランスを整えた

● モックアップ〜プロビジョナルレストレーション

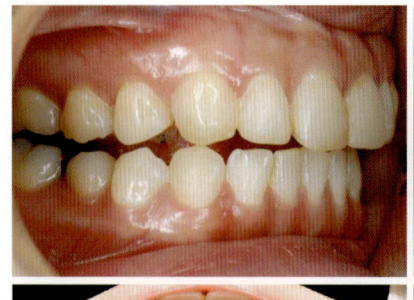

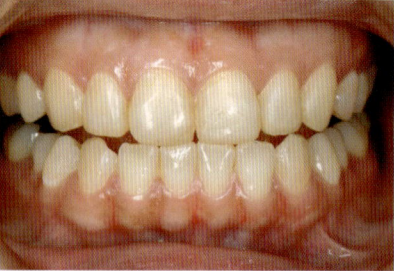

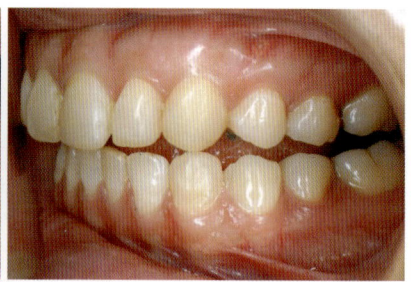

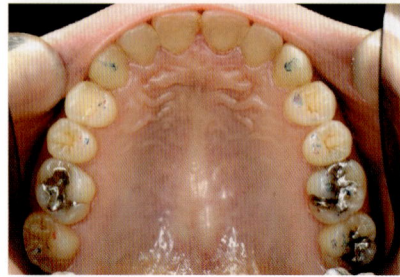

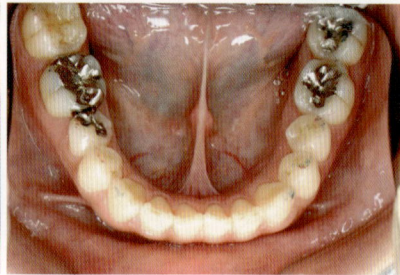

図7-1〜5 ステントを使いコンポジットレジンによる直接法でモックアップを作製．診断用ワックスアップに付与したアンテリアガイダンスをモックアップにも再現した

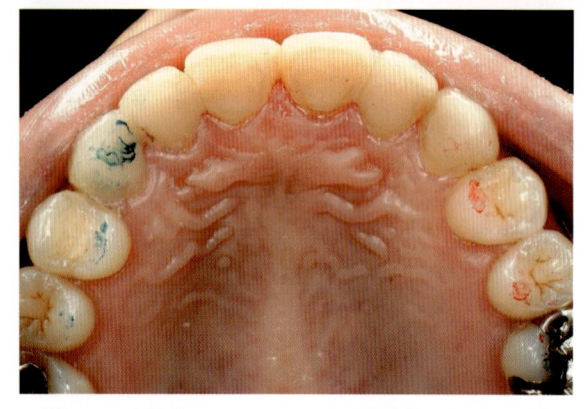

図8 3カ月後，モックアップの再評価．術前と同様の咬合状態になるよう調整した

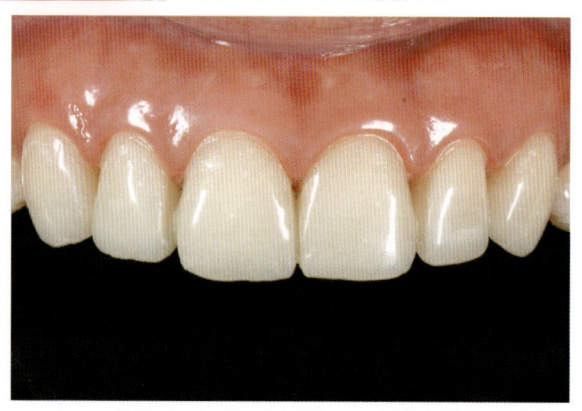

図9 プロビジョナルレストレーションにより，形態，機能，削除量，審美性などを確認する

治療の流れ

診断用ワックスアップからモックアップステントを作製し，直接法にてモックアップを作製した（図7）．診断用ワックスアップで付与したアンテリアガイダンスも再現し，機能，審美の確認を行う．モックアップ装着から3カ月後，$\frac{3|3}{3|3}$ にチップ，咬耗が起こり，非作業側の早期接触が認められた（図8）．そこで，再度形態修正し，3カ月程度経過を観察したところ，術前と同様の咬合状態で安定が見られたため，この状態を維持することとした．

そして最終的なプロビジョナルレストレーションを装着する（図9）．最終修復物は，舌面まで覆う360°ベニアとし，支台歯形成を行う（図10）．唇面は通常のラミネートベニアの形成に準じ，舌面は，以前充填されていたコンポジットレジンを除去しており修復物の厚みの空隙が存在するのでほとんど形成は行っていない．最終補綴物装着後の咬合は，術前とほぼ変化はなく，安定している（図11）．

現在，術後5年が経過しているが，$\overline{3|}$ にクレンチングが原因と思われるコンポジットレジンの破折が起こり再修復したものの，その他は問題なく経過している（図12）．

直接法でモックアップを行う

最終補綴は360°ベニアとした

●支台歯形成〜最終補綴物装着

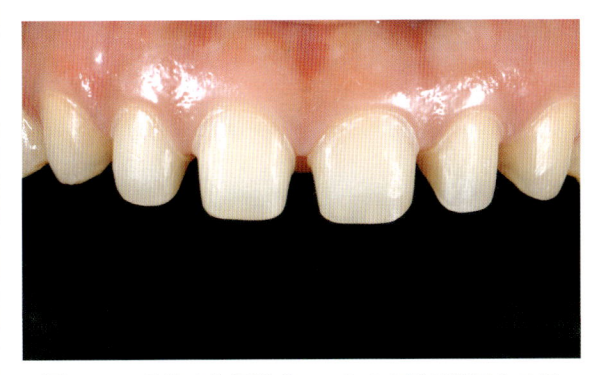

図10-1 最終支台歯形成．エナメル質の範囲内で行うことができた

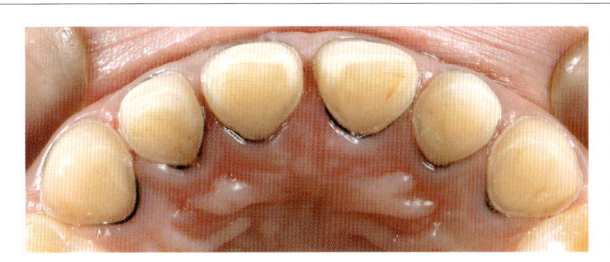

図10-2 同，咬合面観

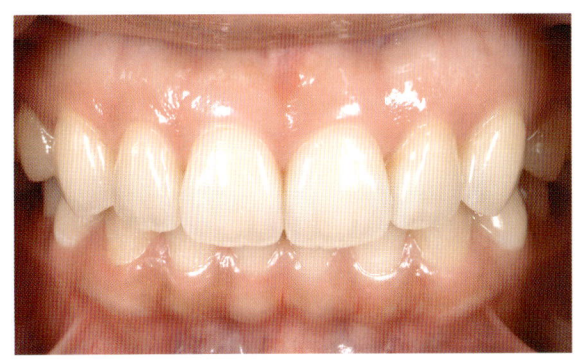

図11-1 最終補綴物装着（技工担当：Smile Exchange・高橋 健氏）

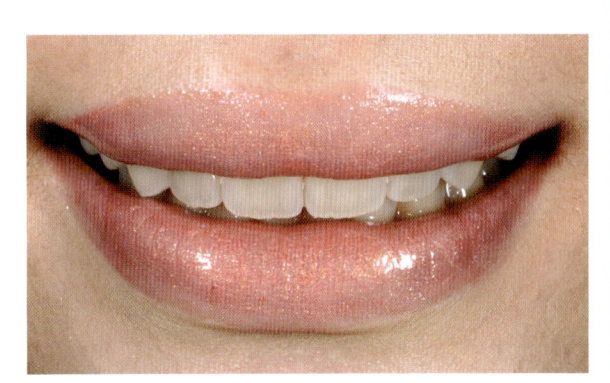

図11-2 口唇との関係

●術術5年経過時

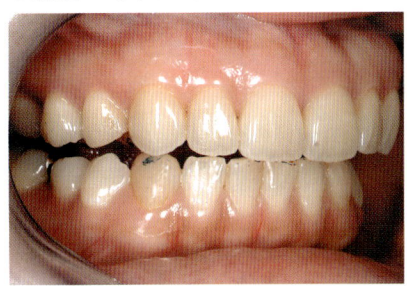

図12-1〜5 術後5年．マージン付近に少し着色が見られたため，マイクロスコープを用いて研磨を行った．また，|3 にクレンチングが原因と思われるCRの破折が確認されたため，修復を行った．そのほかには大きな問題は生じていない

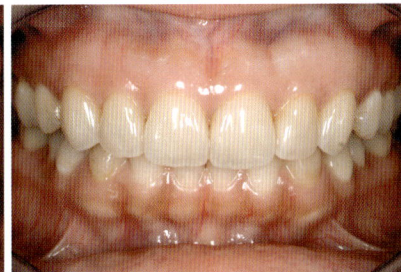

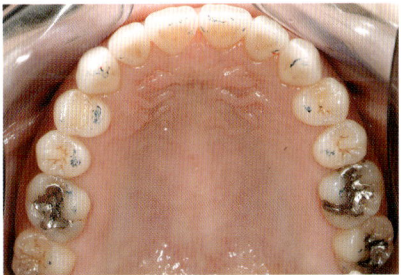

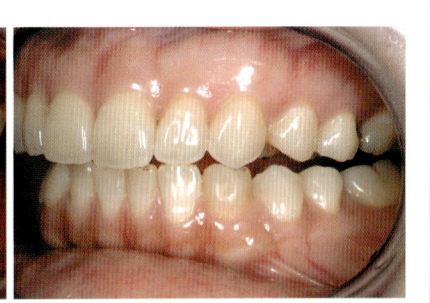

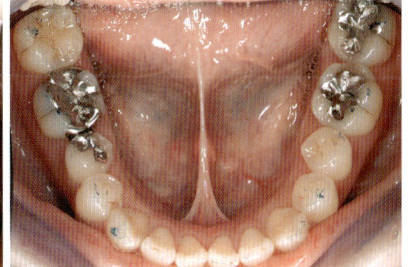

本症例のポイント

　一見大きな問題のないケースに思えるが，舌小帯の位置などからも舌癖があったのではないかと想像される．特に歯列がクローズされていればいいが，少しでもオープンスペースができると口腔内を陰圧にしたり発音上の問題からまた舌癖が再発する可能性があるので，その点は注意して経過を追って欲しい（北原）．

●咬合について
→術前，側方運動時に非作業側で咬合接触が認められた．しかし，10年以上この咬合状態で安定しており，歯の動揺，フレミタス，ウェアー等も認められず，また顎関節にも問題がないことから，術前の咬合状態を可及的に維持したまま補綴治療を行うこととした（加部）．
→確かに非作業側での咬合接触は理想的とは言えないが，患者の口腔内で安定していた実績があり，また歯，顎関節，筋にも症状が出ていないとのことなので，術前の咬合状態を維持することは保存的な処置と言えるのではないか．咬合状態を変更する必要はないし，変更することのリスクのほうが高いと思われる（植松）．

●360°ベニアについて
・舌面のコンポジットレジンは除去せずに，唇面のみのラミネートベニアとすることも選択肢として考えられるが，その点はどのように診断したか（北原）．
→唇面のみのラミネートベニアの場合，舌側のマージンがコンポジットレジンとラミネートベニアの界面となり接着にやや不安が残る．また歯肉縁下から基底結節にかけての形態付与が困難であった．360°ベニアとしても，舌面の歯質削除はなく，接着においても有利であった．そこで，360°ベニアとしたほうが，よりベネフィットが大きいと考えた（加部）．
→本症例では，唇面ベニアでの審美修復治療と考えがちであるが，舌側も含めた360°の形成でオープンスペースをクローズした診断は適切であると考える．
　プロビジョナルレストレーションでガイドの経過を追ったのもよいと思うが，使用したマテリアルは即時重合レジンか？（北原）
→プロビジョナルは，コンポジットレジンを使用した（加部）．
→咬耗の大きなマテリアル（即時重合レジン）による長期観察は，逆に癖を助長しかねないので，適切と思われる（北原）．

●360°ベニアの接着方法について
→舌面もエナメル質であり，歯面処理方法や使用する接着システムは唇面と同様である（加部）．

Case Study 7

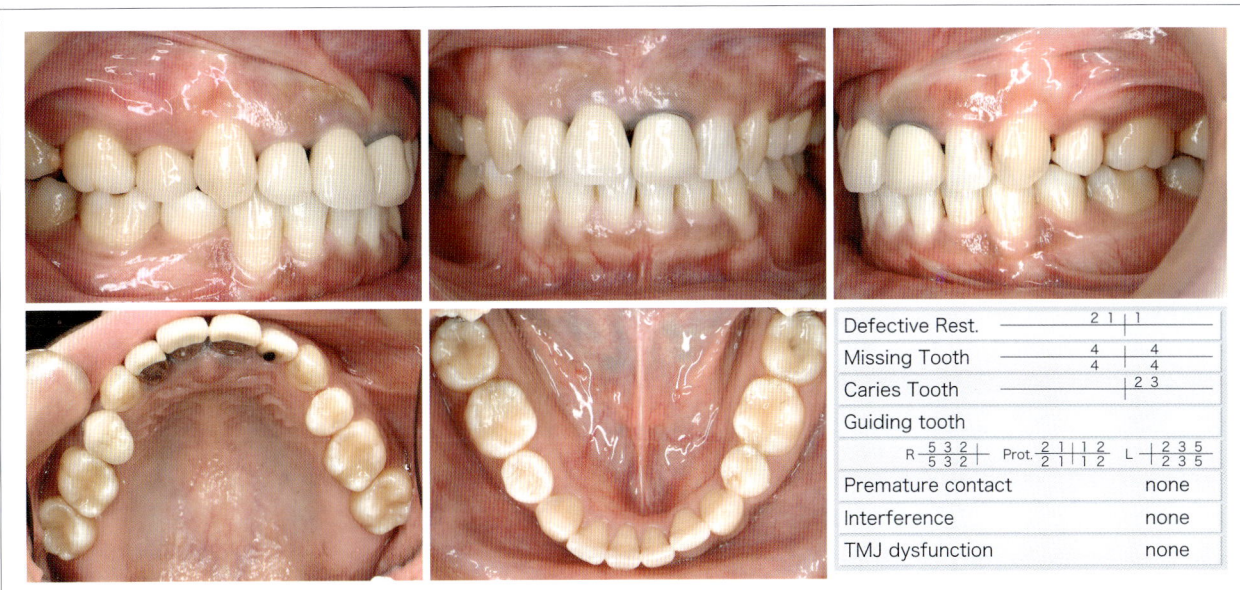

東京都千代田区・加部歯科医院　**加部聡一**
コメント・植松厚夫，北原信也，土屋　覚

図 1-1～6　初診時．前歯部の審美障害を主訴に来院

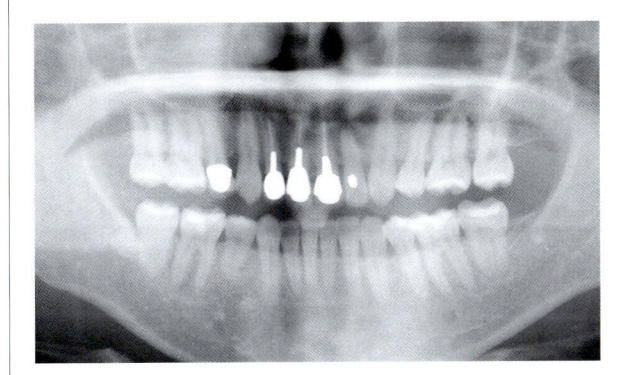

図 2　術前のパノラマＸ線写真

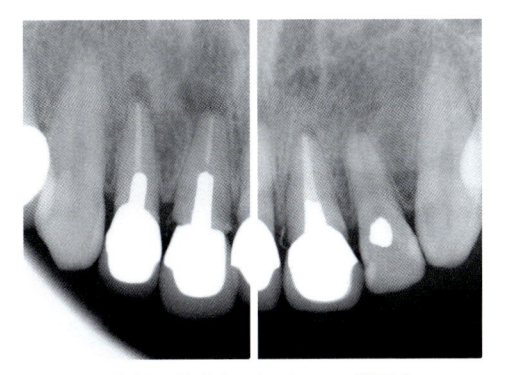

図 3　術前の前歯部デンタルＸ線写真

症例の概要

　患者は，前歯部の審美障害を主訴に来院された（図1～3）．矯正治療歴があり，第一小臼歯は抜歯済みである．2 1|1 は失活歯でPFMクラウンが装着されていた．|2 には，広範囲に渡ってコンポジットレジン充塡されていた．

基礎資料の収集，診査・診断

　全体的に，歯周病，カリエスなどの問題は認められなかった．左右側方運動時は，5 3 2 / 5 3 2，|2 3 5 / |2 3 5 のグループファンクションで，顎機能，筋，早期接触などは認められなかった．そのため，現在の咬合状態を維持したまま，前歯部の審美障害を改善することとした．

　カウンセリングを通して，患者がどこを"審美障害"と感じているか，具体的に明らかにしていく．患者は，①|1 歯頸部の変色，②1|1 の空隙，③歯の形態，④

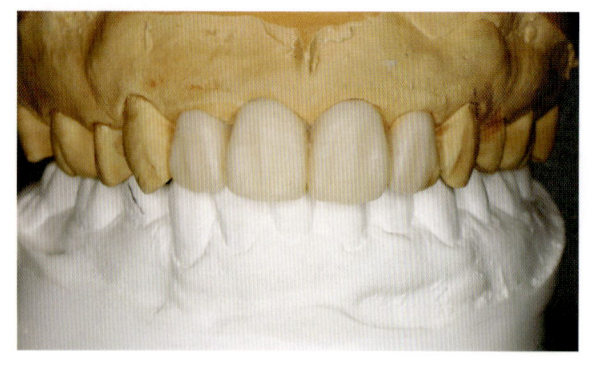

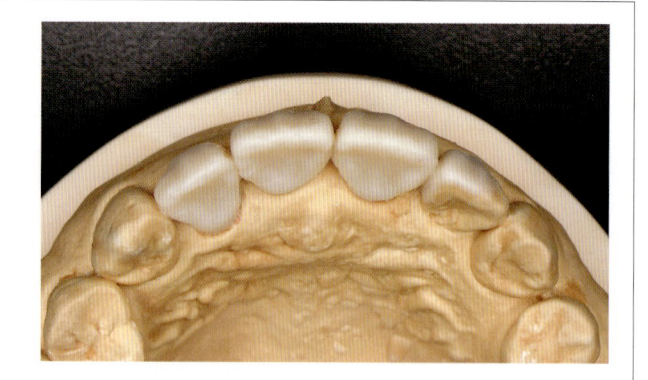

図4-1，2　診断用ワックスアップの作製

図5　プロビジョナルレストレーション作製

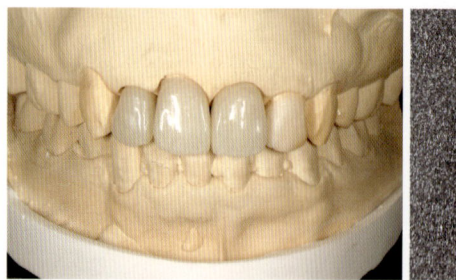

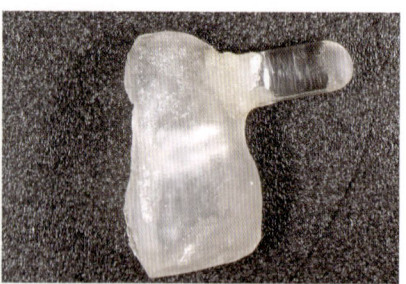

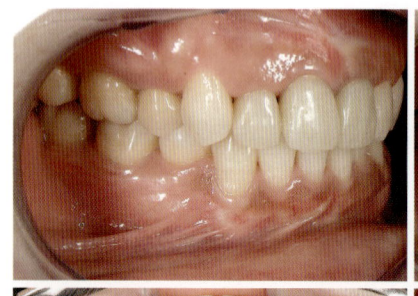

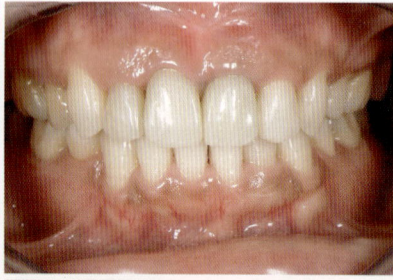

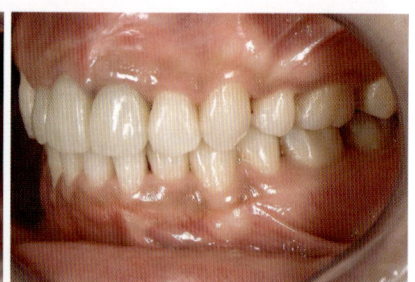

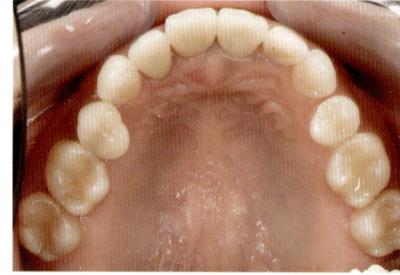

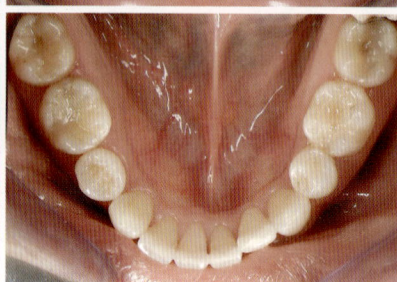

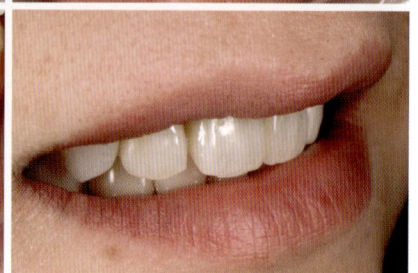

図6　|2 コンポジットレジンモックアップ用のレジン製キャップ

図7-1〜6　プロビジョナルレストレーション装着．基底細胞層除去後6カ月経過時

歯全体の黄ばみ，を気にされていることがわかった．術者としても，同様の点が問題であると考えたため，それぞれの解決法について検討した．

①1|歯頸部の変色への対応としては，基底細胞層に存在するメタルの除去およびメタルコアを除去してファイバーポスト併用のレジン支台築造とし，歯頸部付近を明るくする．メタルタトゥーの除去は外科的に切除して行うので，|1 の歯冠長が歯頸部方向にやや長くなり，ジンジバルレベルのバランス改善につながると考えた．②1|1 の空隙は，1|1 近心のカントゥアをロングコンタクトにして空隙を閉鎖．近心をハーフポンティック形態として歯肉をサポートする．③歯の形態については，2|2 のエンブレジャー，カントゥアに連続性がないことが原因と考え，診

メタルタトゥを除去して 2|2 の再補綴治療を行う

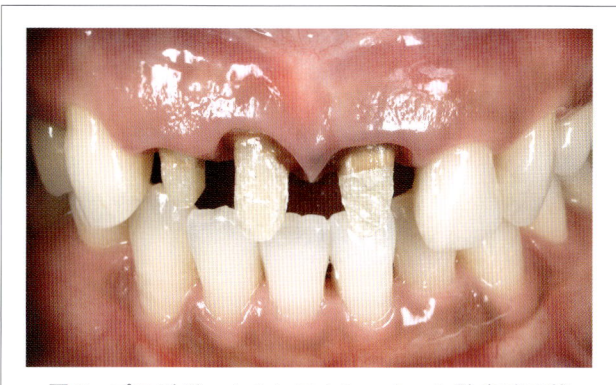

図8 プロビジョナルレストレーション除去時の状態

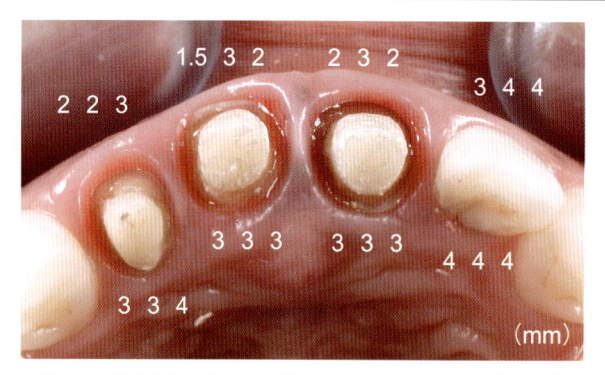

図9 浸麻下にてマージンから骨頂までの距離を計測した

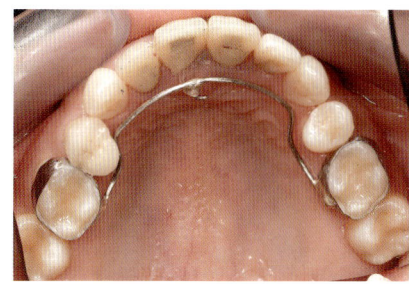

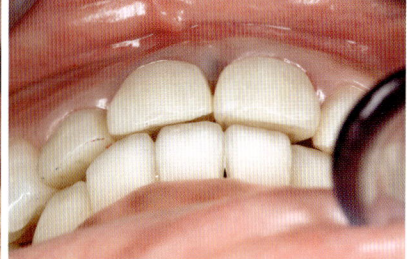

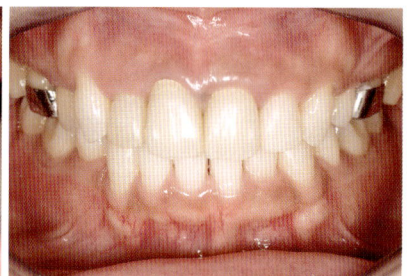

図10-1～3 MTM. 1| を舌側へ引いている

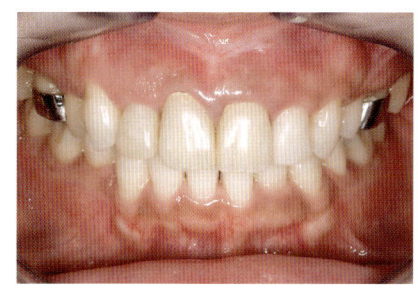

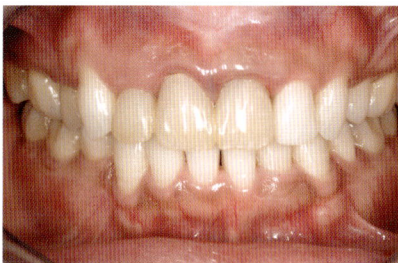

図11 MTM開始から2週間経過時

図12 同, 6カ月経過時

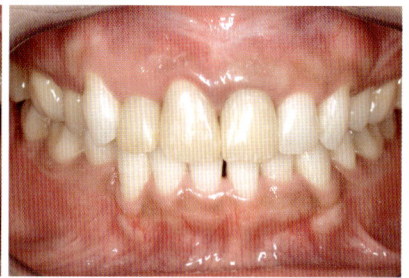

図13 同, 8カ月経過時. |2 にラミネートベニア装着

断用ワックスアップ，プロビジョナルレストレーションを通して患者の同意を得ながら形態を決めていく．④歯全体の黄ばみは，ホワイトニングを行い，補綴物はその色調に合わせることとした．

この計画のもと，診断用ワックスアップを作製して検討を行い，患者にも確認してもらい治療の同意を得た．

診断用ワックスアップ（図4）

既に 2 1|1 に装着されていたPFMクラウンは再製作とし，広範囲に渡ってコンポジットレジンが充填されている |2 にはラミネートベニアを検討して診断用ワックスアップの作製を依頼した．

1|1 の空隙は，ロングコンタクトの 1|1 により閉鎖し，歯冠形態は連続性をもたせるように作製している．

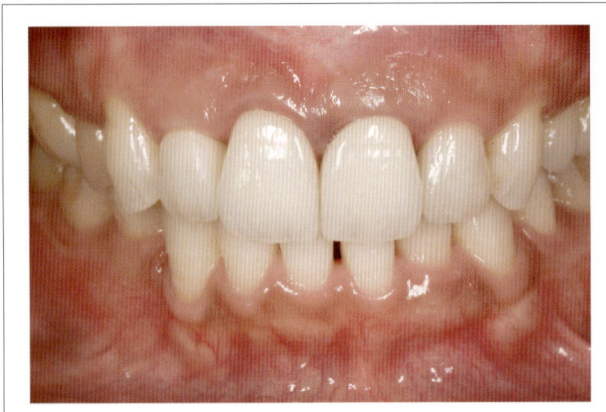

図 14-1〜3　最終補綴物装着

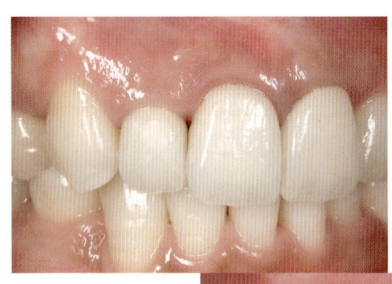

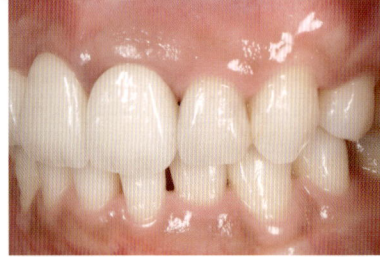

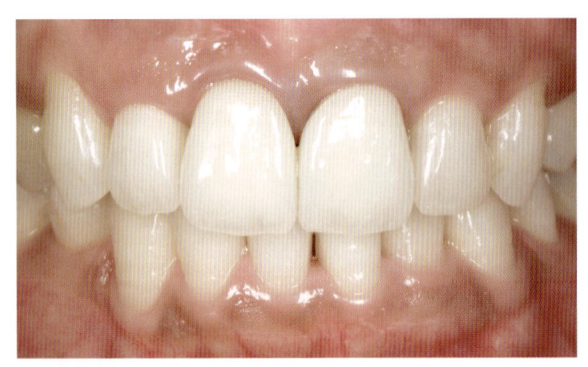

図 15　装着から 3 カ月経過時

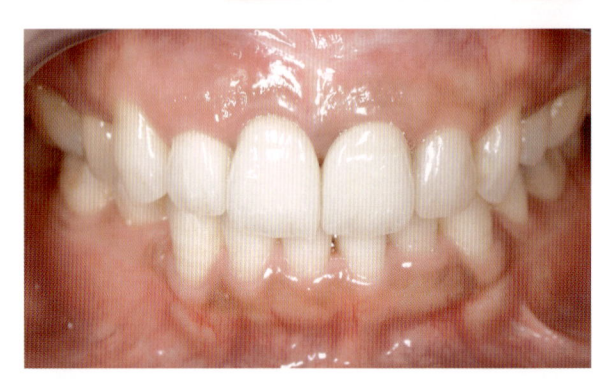

図 16　装着から 6 カ月経過時

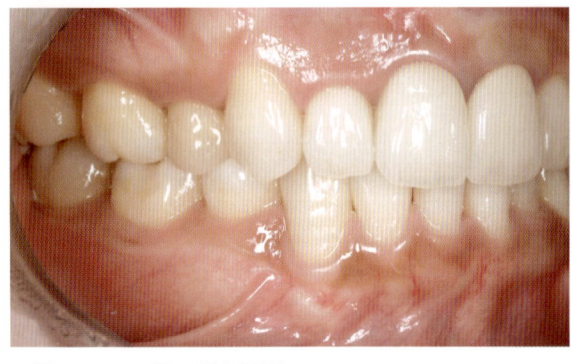

図 17, 18　同，側方面観

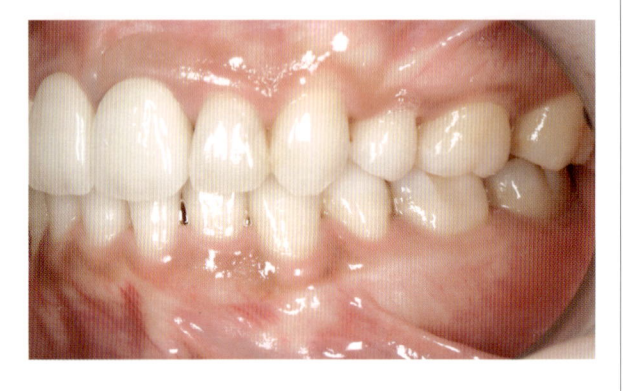

治療の流れ

　まずホワイトニング，小帯切除術，基底細胞層色素除去を行い，治癒を待つ．その後，２１|１ は診断用ワックスアップから作製したプロビジョナルレストレーションの装着，|２ にはレジンキャップを用いてコンポジットレジンを圧接した（図 6, 7）．
　マージンから骨頂までの距離を計測したところ（図 9），１| 唇側が骨頂まで 1.5 mm と薄いのが気になり，歯肉も非常に薄い状態でマージンロケーションの設定が困難であると考えた．そこで歯肉の厚みを増すことを意図して術後のマージン露出を防ぐ目的で １| に MTM を行った（図 10-1〜3）．3 ヵ月の MTM の後，プロビジョ

ナルを装着し，固定した．

その後，2| にラミネートベニアを先に装着し（図13），色調の安定を待った後に 2 1|1 の最終補綴物を製作，装着した（図14）．

しかし，1| 遠心歯頸部，|1 近心歯頸部にロール上の歯肉が認められる．プロビジョナルレストレーション時のサブジンジバルカントゥアは，ややレスカントゥアであったが，最終補綴物ではストレートに修正しているので，時間の経過とともにレッドバンドは改善しているが（図15〜18），プロビジョナルでロール上の歯肉が改善される前に最終補綴物を装着したことは反省点である．また，トランジショナルラインアングルの不調和，歯冠幅径のバランスなども改善の余地がある．

本症例のポイント

患者の主訴を正確に捉えて治療計画に反映している．2 1|1 は失活歯で既にクラウンが装着されており，|2 も既に広範囲に渡りコンポジットレジン修復されていたので，侵襲の少ない治療と言える（植松）．

● 治療の手順について

メタル除去を目的とした歯周外科にあたって，メタル除去と同時に前歯部のジンジバルラインを揃えることができれば理想的だが，どのような手順で行ったか？（植松）
→不適合修復物を除去した後，ファーストプロビジョナルを装着し，ジンジバルレベル，インサイザルレベルを検討した後に歯周外科を行った．しかし，フラップデザインを最小としたため，1| のジンジバルラインを合わせきれなかった．2|2 のジンジバルラインは，許容範囲とした（加部）．

図19　最終補綴物の評価

1| 捻転の影響によりスキャロップが異なる

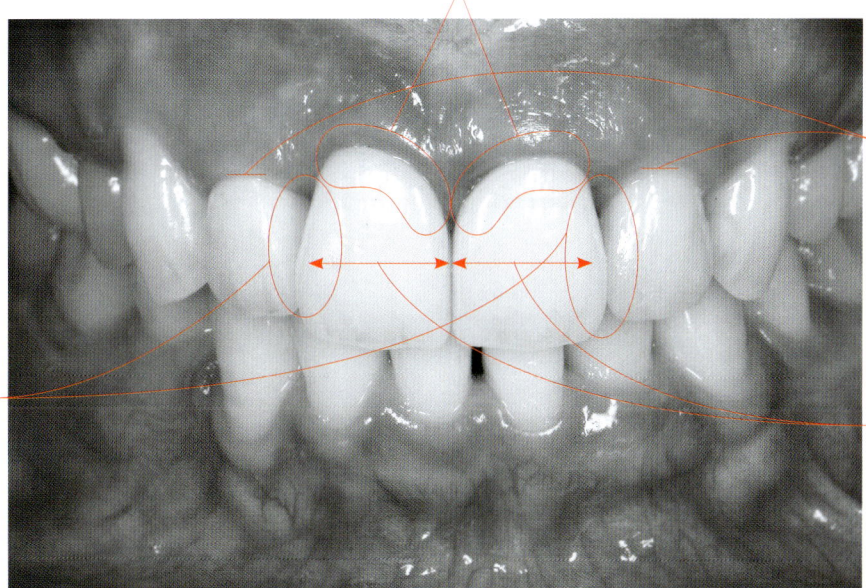

ジンジバルレベルが異なる（メタル除去の際に，同時に揃えられたのではないか）

立ち上がりの形態が異なる

歯冠幅径が異なる

●MTM について

治療途中で MTM を行っているが，その目的が明確ではない．1| を舌側に引いたことで歯肉がだぶついてしまい，レッドバンドの原因になっているのではないか（北原）．
→反対側と同程度の歯肉の厚みを獲得しようと考えたが，狙いどおりにはならなかった（加部）．

● 1|1 歯頸部の発赤について

1|1 歯頸部付近の歯肉の発赤についてはどのように分析しているか（北原）．
→プロビジョナルレストレーションの段階では，特に 1| がレスカントゥアになっており，歯肉のだぶつきの影響でレッドバンドが発現したと思われる．
最終補綴物では，サブジンジバルカントゥアはストレートに立ち上げ，歯肉縁付近でカントゥアを与えている．装着直後はレッドバンドが認められたが，時間の経過とともにレッドバンドは消失した（加部）．
→確かにレスカントゥアだと補綴物周囲にレッドバンドが発現することがあるが，それは個体差があるため，プロビジョナルの段階で評価すべきである．消失を確認してから，最終補綴物の製作，装着へと移行するべきであろう．結果的にレッドバンドは消失したが，最終補綴物で評価するのでは遅すぎる（植松）．

●最終補綴物の形態

ジンジバルフレームワークだが，X 線写真や咬合面観から観察すると，4 前歯の歯軸は左右対称ではなく，特に 1| は捻転して |1 より唇側に位置している．歯根の位置が対称でない場合，スキャロップを対称にすることは非常に困難である．矯正治療で歯軸を揃えることが難しいのであれば，クラウンの形態修正で整えるしかない（土屋）．

1| 歯根の捻転の影響もあり，1|1 の歯冠幅径が左右異なるように見える．また，1|1 の遠心の立ち上がりも異なる．シチュエーションによる限界もあるが，プロビジョナルレストレーションの際にもう少しイリュージョンによる形態修正をしてもよかったのではないか（植松）．

|1 のマージン部にシャドウが残っている．マージン部のシャドウは，マージン部の形成量の調整やマテリアルの選択で改善できる可能性がある．もう少しファイナルの前にラボサイドとコミュニケーションをとってもよかったのではないか（北原）．

●サブジンジバルカントゥアの最終補綴物への移行

プロビジョナルレストレーションにおいて煮詰めたサブジンジバルカントゥアの形態をどのようにラボサイドへ伝えればよいか（加部）．
→歯肉，つまり軟らかいものを印象で再現するのは難しいが，具体的な方法としては，煮詰めたプロビジョナルレストレーションを取り込み印象することで歯肉縁下の形態を模型上に再現することは可能である．しかし，寸分の違いのないものを作るのは材料や作業の性質上難しい．製作において参考模型としては有意義だが，最終的にはチェアサイドでの調整が必要とされる（土屋）．

Part 5
矯正治療との連携

Case Study 8 ── 浦　嘉訓

Part5 矯正治療との連携

　トゥースポジション，歯軸，歯列の連続性，咬合平面などが不正な歯列に対して，そのままの状態で補綴治療を行おうとすると，歯質削除量は多くなり，また歯冠形態の不備を招く．その結果，審美性，清掃性は劣り，構造力学的にも生物学的にも不利な補綴物となってしまう．そこで，矯正治療を行い，トゥースポジション，叢生，捻転，傾斜などを改善することにより，その後の補綴治療は長期的に安定した結果を得ることができる．

　矯正治療（MTMを含む）を併用する場合においても，修復治療の原則と同様に，まず診査・診断から理想的なゴールを設定し，そこから逆算して治療計画を立案をすることが重要である．つまり，術前に矯正医と「矯正治療のゴール」を設定し，その後，どのような補綴治療が必要なのか「最終的な補綴治療のゴール」までをシミュレーションしておく．具体的には，咬合状態（咬合平面，犬歯関係，ディスクルージョン，臼歯の安定した咬合接触状態，アンテリアカップリング），歯列の連続性，歯冠スペースの配分，ジンジバルレベル，顔貌・口唇との調和（側貌を含む）など，"矯正治療でどこまで改善できるのか"をディスカッションしておく．矯正治療で改善できない部分に関しては，補綴治療で補うことができるのか，そしてそれはどのような手段で改善できるのかを検討する．

> 矯正治療を行う前に，「矯正治療のゴール」「最終的な補綴治療のゴール」を明確にしておく

🔴 歯牙欠損を伴う場合

　欠損がある場合には，その欠損をどのように処置するかによって計画が大きく変わるため，術前に欠損補綴の手段についても検討しておく必要がある．また，欠損が複数にわたる場合には，治療計画はより複雑となる．

　具体的には，「その欠損を閉鎖する」「インプラント」「ブリッジ」が考えられよう．矯正治療後に補綴治療を行う場合には，矯正治療により適切なスペースをコントロールする必要がある（**参考症例1，2**）．

　インプラントを行う場合には，「①矯正前にインプラントを埋入」もしくは「②矯正後にインプラントを埋入」の二通りが考えられる．

　矯正前にインプラントを埋入するメリットとしては，①インプラントをアンカーとして利用できる，②矯正治療中にインプラントの免荷期間を利用できるので，治療期間を有効活用できる，ことが挙げられる[1]．その反面，インプラントの埋入ポジションを厳密に設定しておかないと，矯正治療後の補綴時に「インプラントが邪魔になる」ということも考えられる．インプラントは動かないため，埋入ポジションは慎重に決定しなければならない．

　矯正後にインプラントを埋入する場合は，前述したデメリットはない反面，「イン

> 欠損がある場合
> ・その欠損を閉鎖する
> ・インプラント
> ・ブリッジ
> ⇩
> スペースを適切にコントロールすることが重要である

1）土屋賢司：包括的治療戦略．医歯薬出版，2010．

● 参考症例1　矯正治療とインプラント治療の連携（北原）

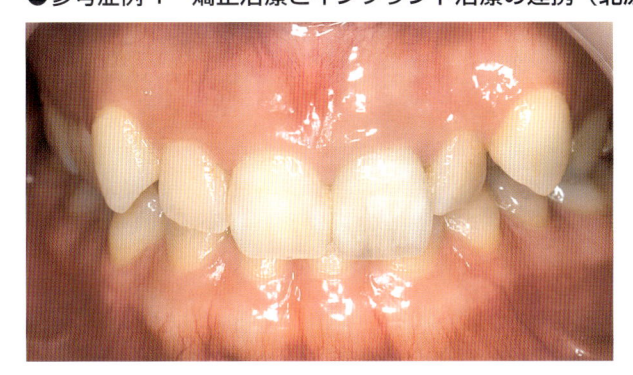

図1　初診時の正面観

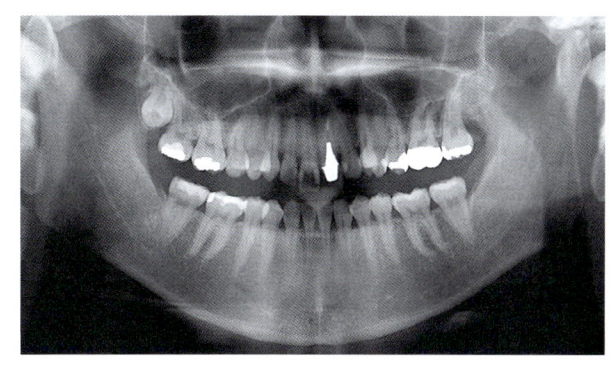

図2　初診時のパノラマX線写真

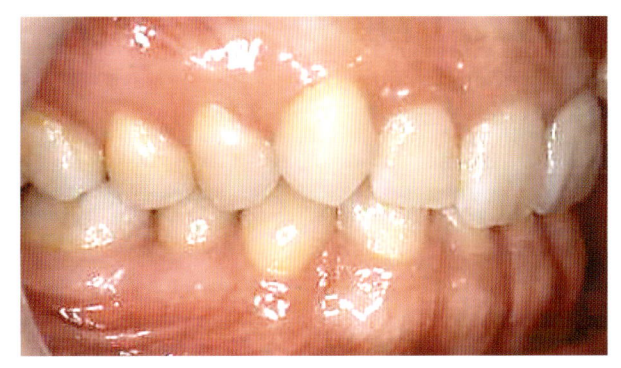

図3, 4　初診時の左右側方面観

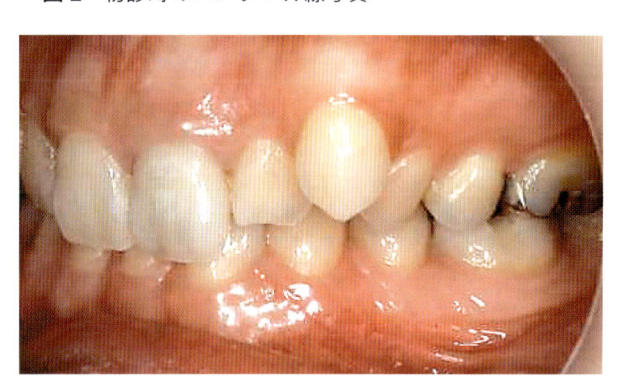

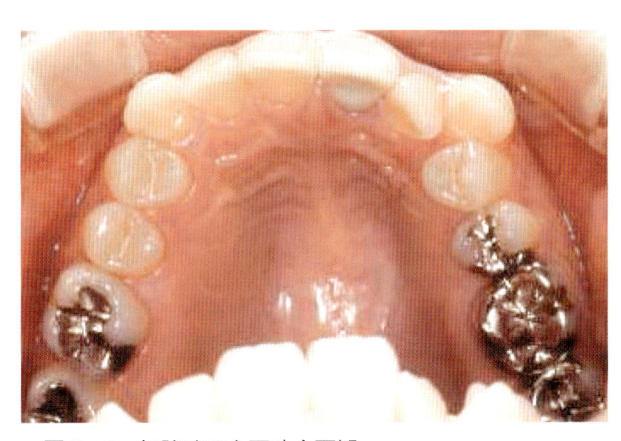

図5, 6　初診時の上下咬合面観

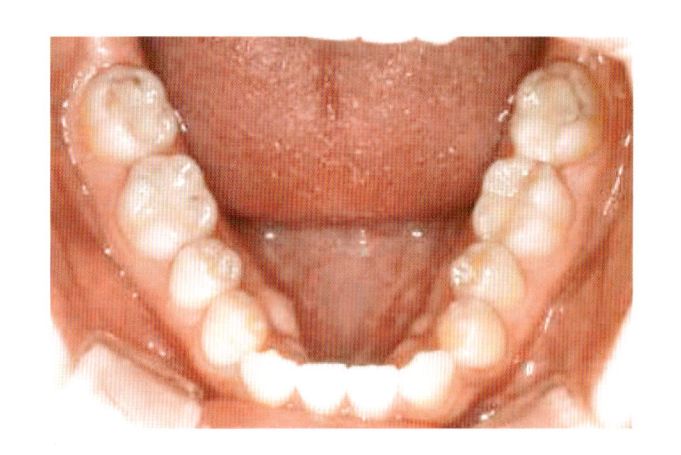

　プラント埋入に必要，適切なスペースを確保する」ことが重要となる．歯牙，歯根と近接せず，プロトコールに則った隣接歯との適切な距離を矯正治療でコントロールする必要がある．ここでも矯正前に，最終補綴のシミュレーションをしておき，必要な距離を把握しておくことが重要である（**参考症例2**）．

　矯正治療を併用する修復治療において，最も避けたいことは，「矯正医に任せっぱなしにする」ことである．術前にお互いにしっかりとシミュレーションを行い，術中は評価を重ね必要に応じて微修正を依頼する．このような矯正医との密なコミュニケーションこそが，インターディシプリナリーアプローチの成功の鍵であろう．

参考症例1　矯正治療とインプラント治療の連携

　患者は，審美障害を主訴に来院された（図1～6）．上顎の叢生，前歯過蓋咬合が

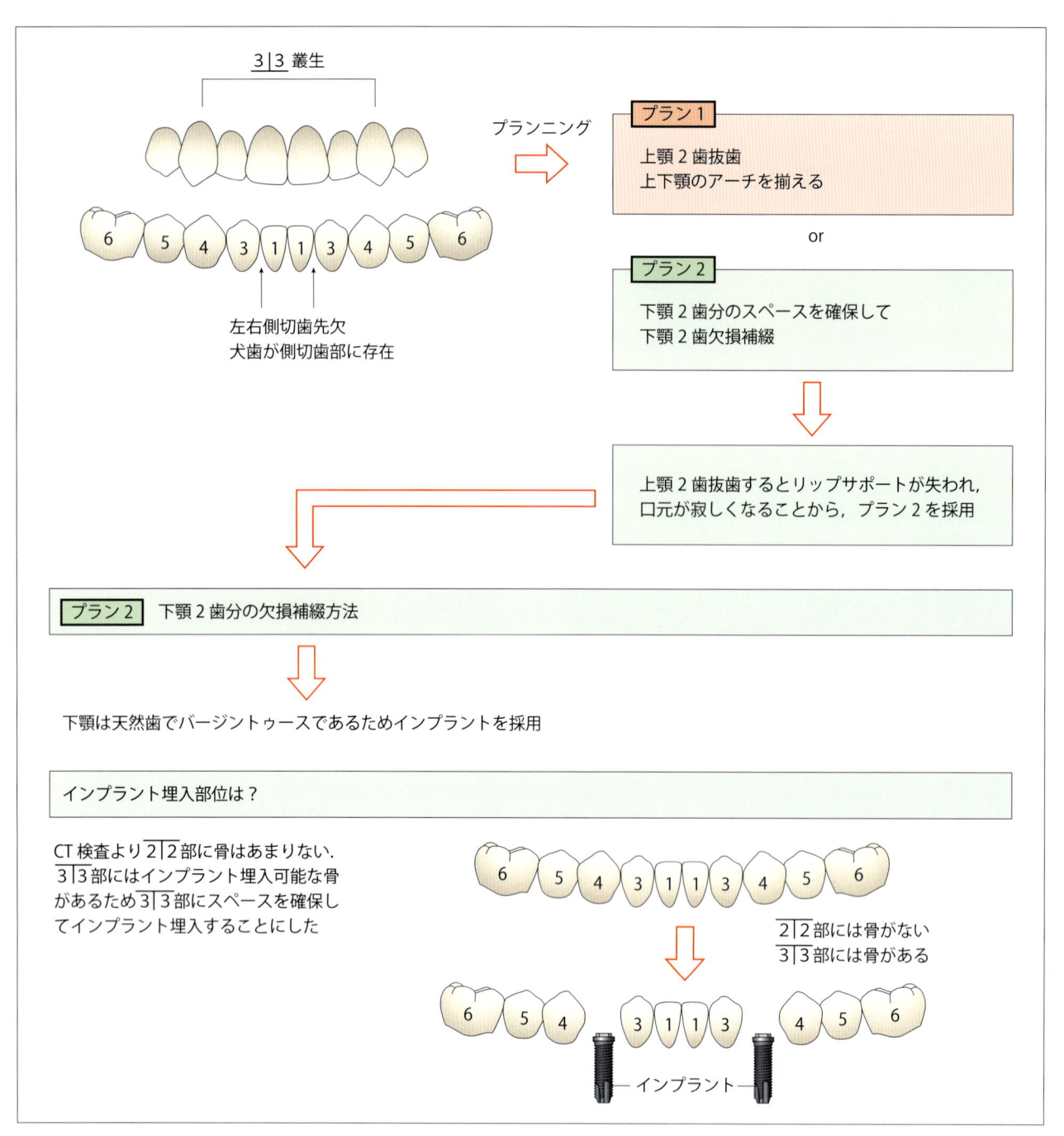

図7 治療計画

認められ，現在のトゥースポジションでは，補綴治療のみで審美的な改善を図ることは困難である．

そこで，矯正治療の必要性を説明し，矯正治療の同意を得た．まず，矯正医にセファロ分析を依頼する．この時点で矯正医と「矯正治療のゴール」だけではなく，矯正後の補綴治療を含めた「最終的な治療のゴール」をディスカッションしておく．

治療計画

本症例では，下顎左右側切歯が先欠であり，犬歯が側切歯部に存在していた．こ

の場合，大きく分けて二通りの治療オプションが考えられる．一つは，「上顎2本を抜歯して，上下顎のアーチを揃える」，もう一つは，「上顎は非抜歯，下顎は2歯分のスペースを確保してから欠損補綴を行う」である（図7）．どちらを選択するか矯正医とディスカッションしたが，抜歯か非抜歯かの選択において重要なポイントの一つに「顔貌のプロファイル」が挙げられる．図8は，患者の側貌だが，仮に上顎2歯を抜歯すると，上口唇は内方に入り，リップサポートが乏しく口元が寂しくなってしまう．特にこの患者はオトガイ部が張っているため，その傾向はより顕著に現れると考えた．そこで，現状のプロファイルを維持するため，「下顎2歯分のスペースを確保して欠損補綴を行う」ことを選択した．

次に欠損補綴の方法だが，下顎はすべて天然歯であり，既存の修復範囲も臼歯部の咬合面程度であったため，MIの観点からもインプラントを選択することとした．そしてインプラントの埋入部位だが，CT診断より，側切歯部の骨幅は狭く，インプラント埋入には骨造成が不可欠と思われた．しかし，犬歯部には埋入可能な骨が存在していたため，「犬歯部にインプラントスペースを確保して，インプラント埋入」することとした．

> 顔貌のプロファイルを考慮した矯正治療の重要性

🔴 治療の流れ（図9）

約1年半の矯正治療を経て，前歯過蓋咬合，3|3のインプラントスペースの確保をはじめとする矯正治療がほぼ終了した（図13, 14）．微修正ののち，ブラケットを除去した（図15〜20）．ブラケット除去に際しては，2|2のジンジバルレベルを

> ジンジバルレベルを揃えるか，インサイザルレベルを揃えるか

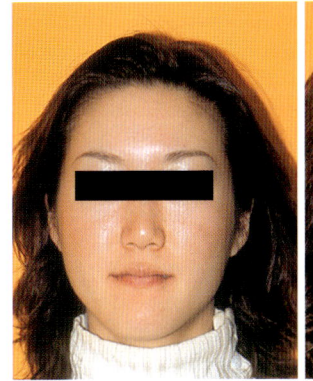

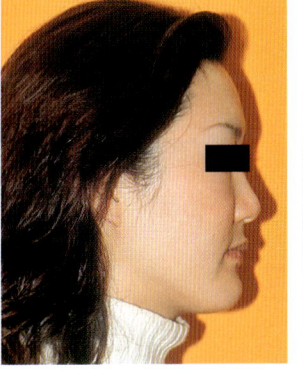

図8　初診時の顔貌および側貌

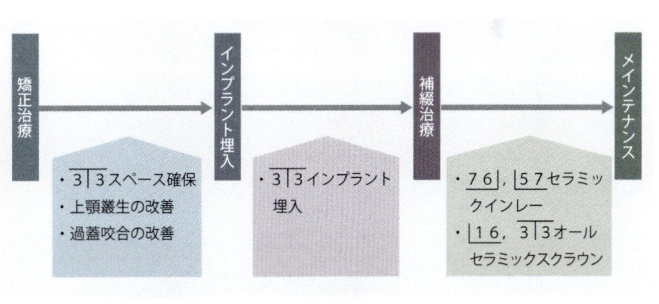

図9　治療の流れ

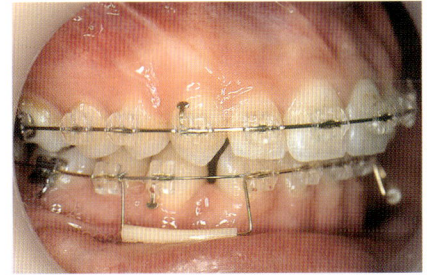

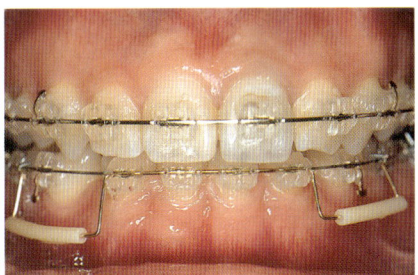

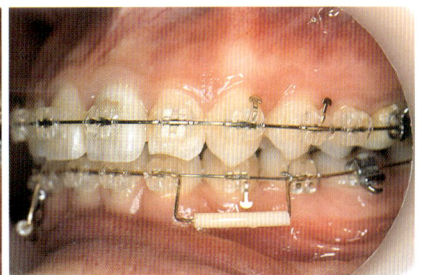

図10〜12　矯正治療中

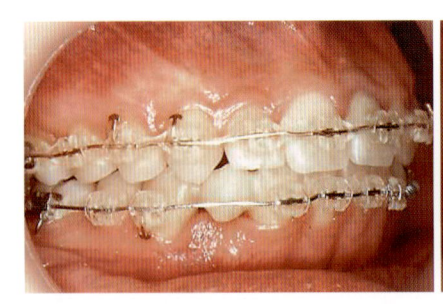

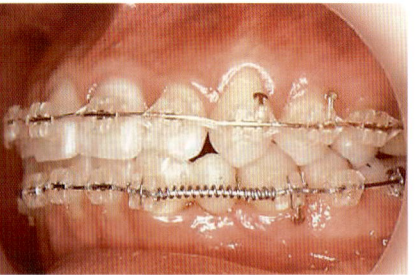

図 13, 14 矯正治療終了直前. $\overline{3|3}$ のスペースが確保できている

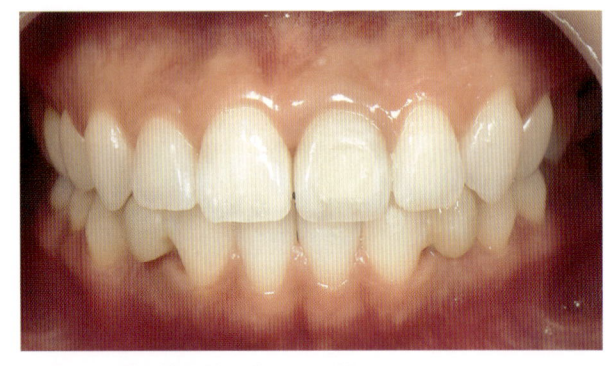

図 15 矯正治療終了後の正面観

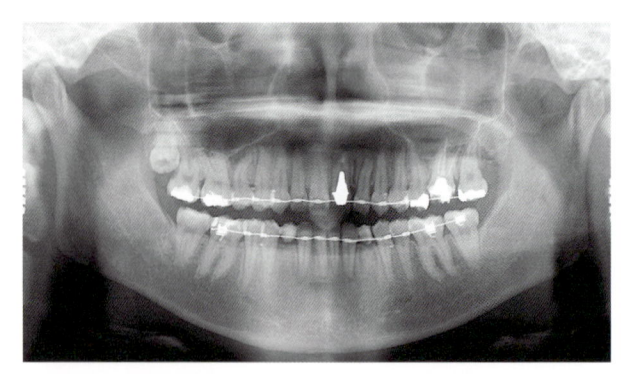

図 16 矯正治療終了後のパノラマ X 線写真

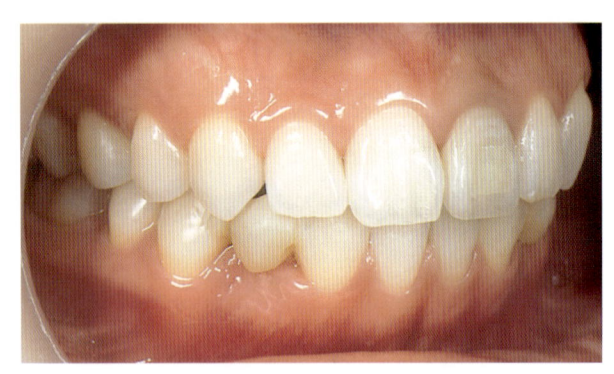

図 17, 18 矯正治療終了後の左右側方面観

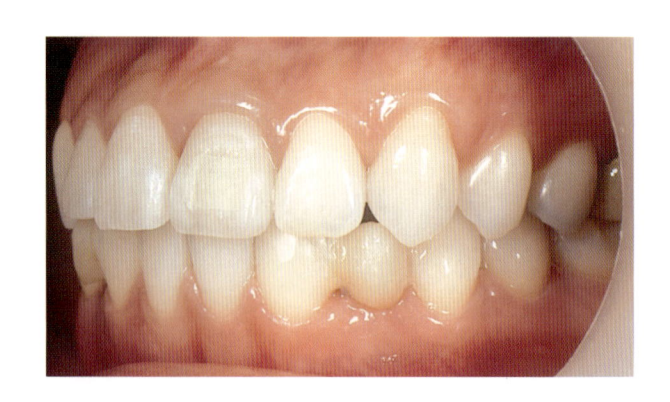

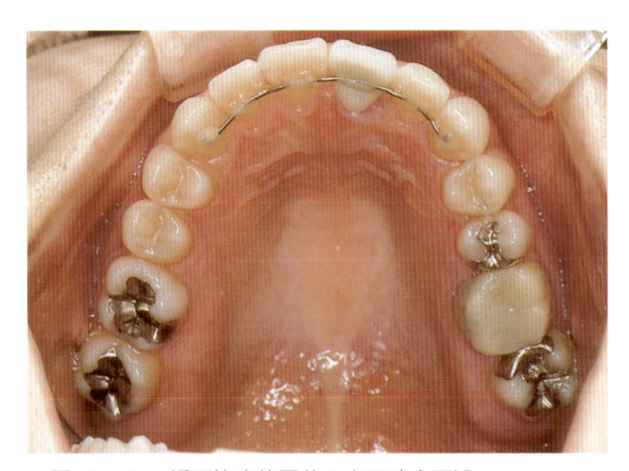

図 19, 20 矯正治療終了後の上下咬合面観

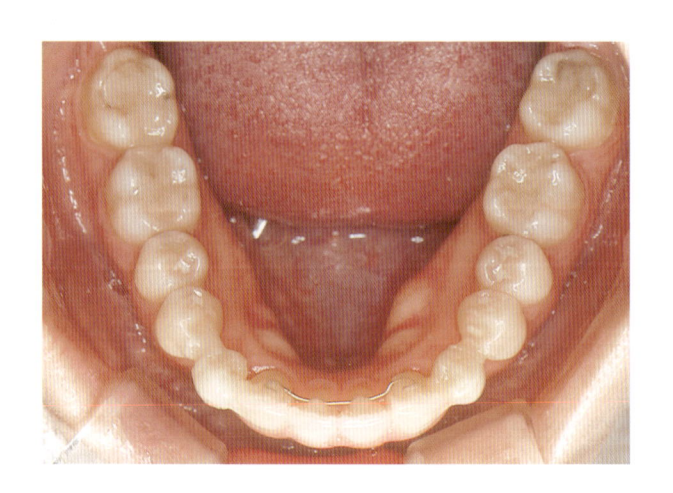

Part 5 矯正治療との連携

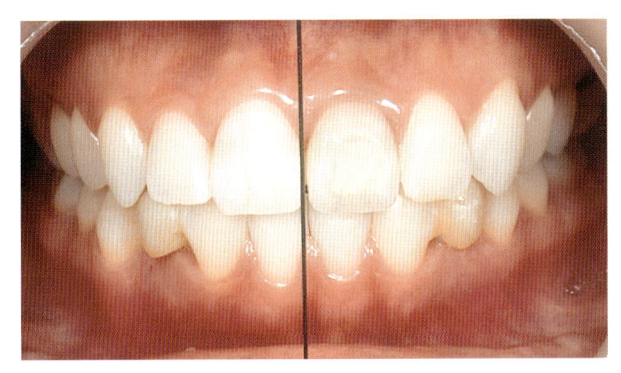

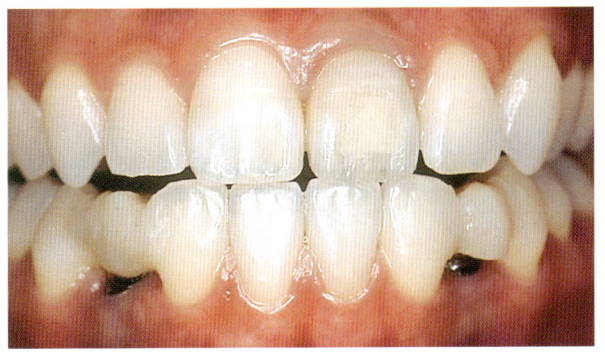

図21 顔貌と正中は一致している

図22 3|3 部にインプラント埋入

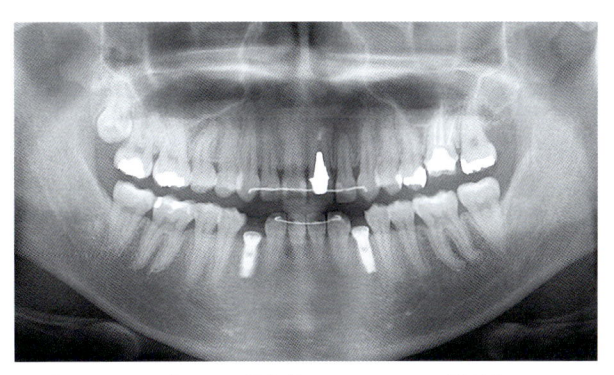

図23 インプラント埋入後のパノラマX線写真

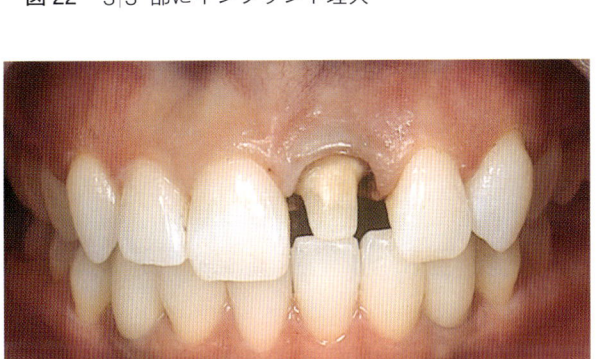

図24 |1 の支台歯形成．メタルコアをレジンコアに変更している

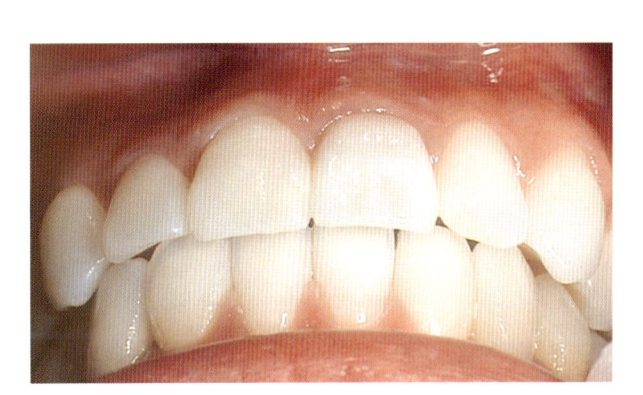

図25 プロビジョナルレストレーション装着時．術前は前歯過蓋咬合であったが，前歯部の嵌合状態は安定している

　左右対称にすることも矯正医と検討したが，ジンジバルレベルを揃えると，天然歯である 2|2 に補綴治療が必要となるため，切縁を揃えることを優先した．仮に |2 3 が修復予定歯ならば，矯正治療でジンジバルレベルを揃えた後に補綴治療で切縁を揃え，歯冠幅径や歯冠バランスを左右対称にすることも可能だが，本症例においては天然歯に侵襲を加えない方法を選択した．

　矯正治療後，再度，顔貌と正中の再確認を行い（図21），3|3 にインプラントを埋入した（図22, 23）．また，ホワイトニングを行い，ホワイトニング後の色調に合わせて |1 のクラウンの再修復と上顎臼歯部のクラウン，インレーの再修復を行った（図26～31）．術後の顔貌も，術前のプロファイルを維持した仕上がりになっている（図32）．

139

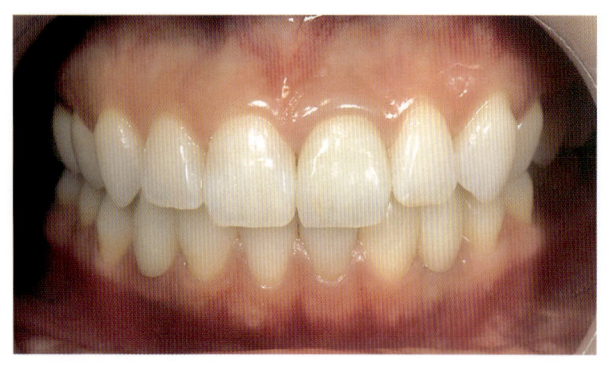

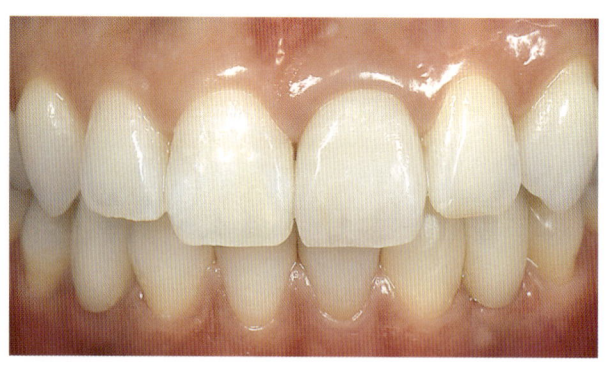

図 26, 27　最終補綴物装着時. |2 3 を多少挺出させて, 左右のジンジバルレベルを左右対称にする手段も考えられるが, 本症例においては, 切縁の連続性, スマイルラインの審美性を優先させた仕上がりとしている

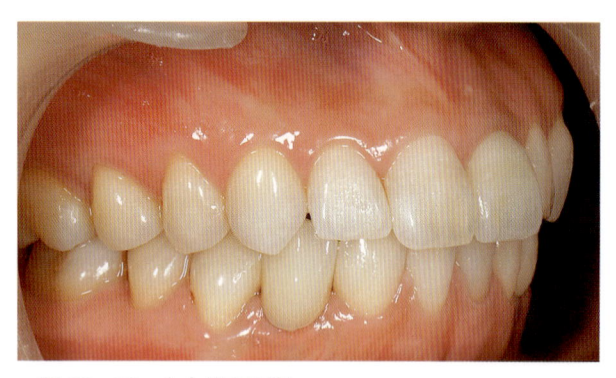

図 28, 29　左右側方面観

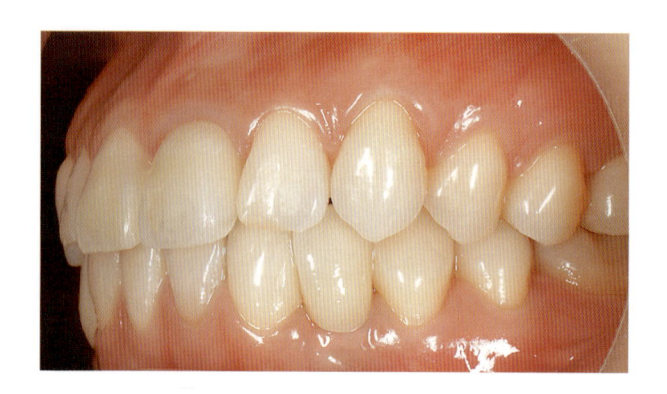

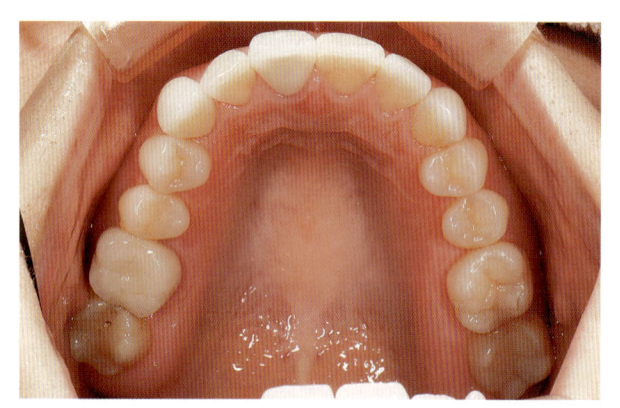

図 30, 31　上下咬合面観

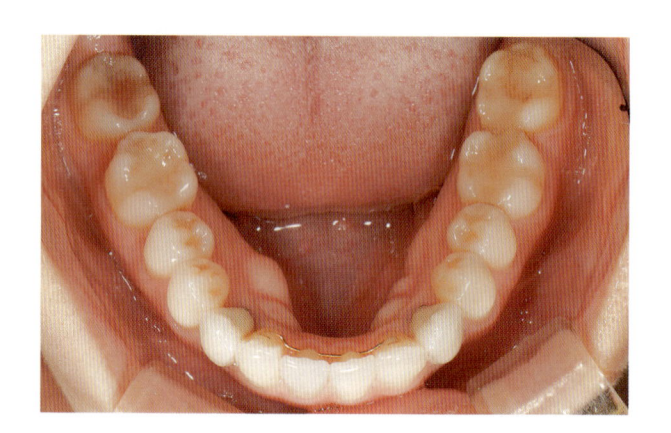

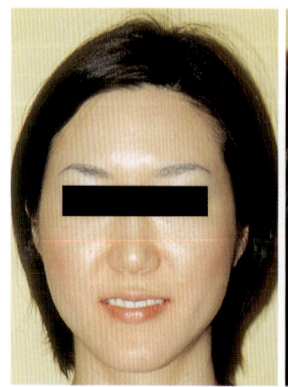

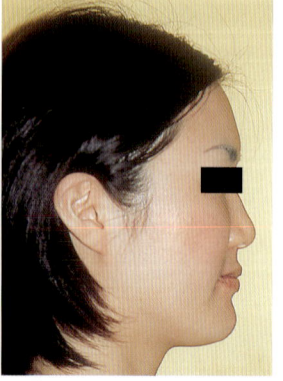

図 32　術前のプロファイルを維持した仕上がりとしている

●参考症例2　MTM後のインプラント治療（北原）

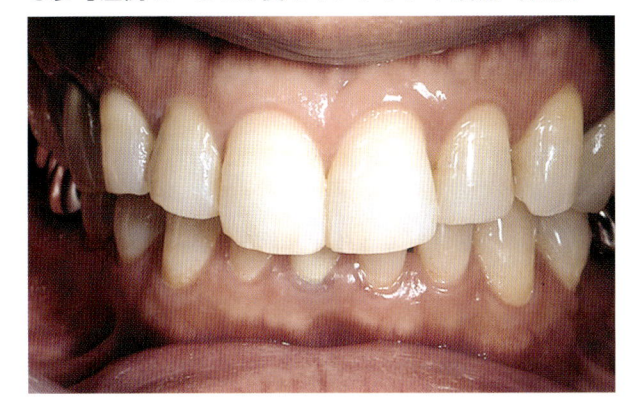

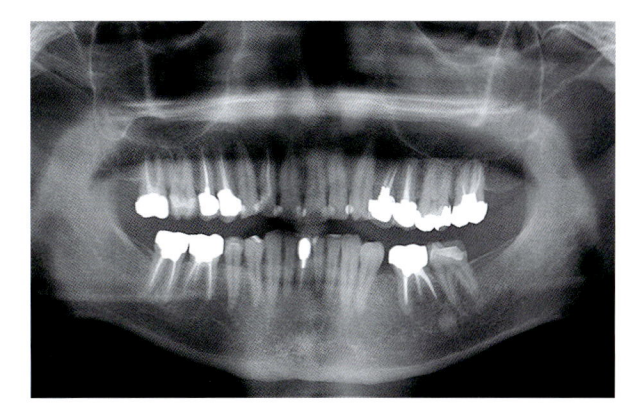

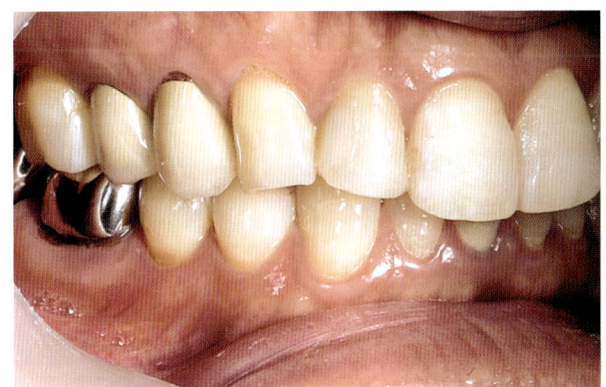

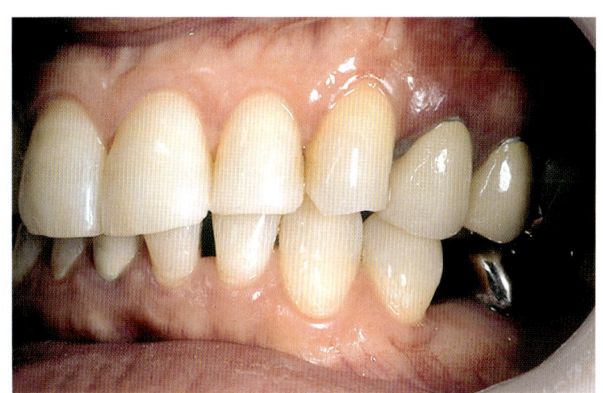

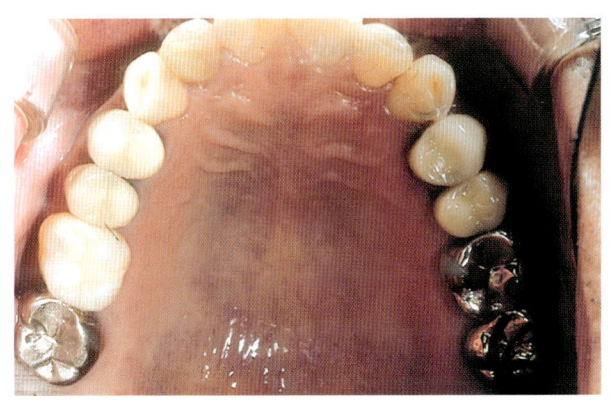

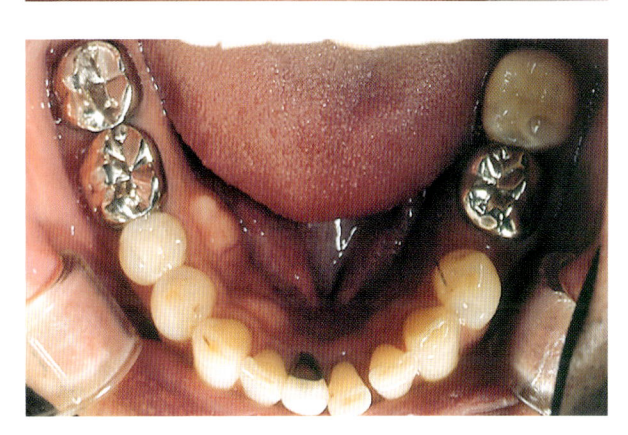

図33〜38　初診時の口腔内およびパノラマX線写真

参考症例2　MTM後のインプラント治療

　患者は，5̲欠損のインプラント治療を主訴に来院された（**図33〜38**）．数年前に5̲を抜歯したが，欠損をそのまま放置していたとのことであった．そのため，6̲7̲は近心傾斜しており，咬合平面も乱れている．その影響で，左側臼歯部には干渉も認められた．

　上顎のトゥースポジションは，それほど悪くはないが，近心傾斜した6̲7̲に合わせて6̲7̲の補綴物が作製されたと考えられ，咬合平面に乱れが生じており，再製作が必要である．また現在の下顎のトゥースポジションでは，5̲の欠損補綴は困難であるため，全顎的な矯正治療が必要である．

　患者は仕事の関係上，舌側矯正も含めて矯正治療を拒否されたが，5̲の欠損補綴

5̲のスペースが狭い

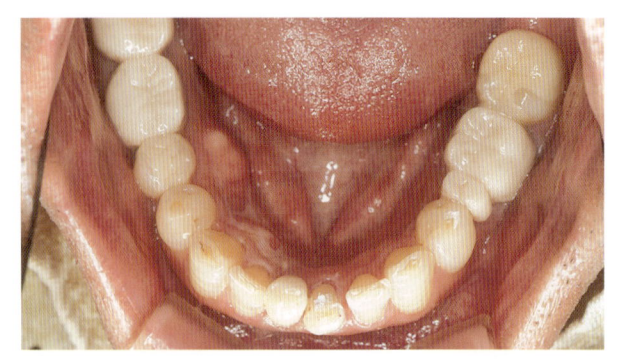

図39　欠損部にテンポラリーを装着し，矯正治療開始

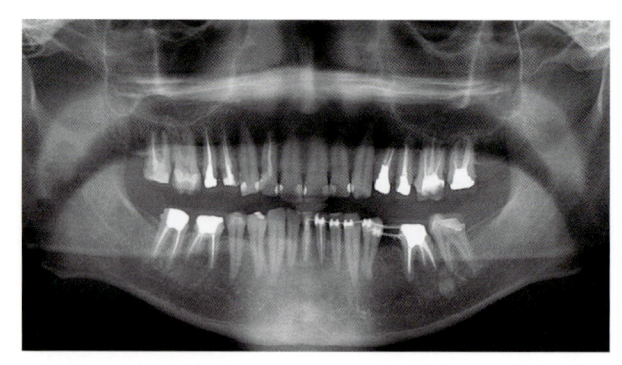

図40　矯正治療中のパノラマX線写真

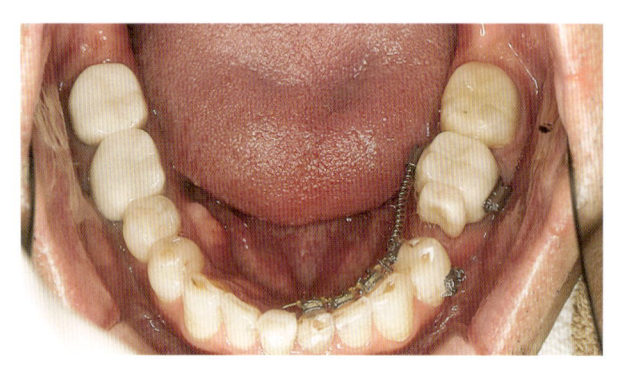

図41　予定していた7mmのスペースが得られた

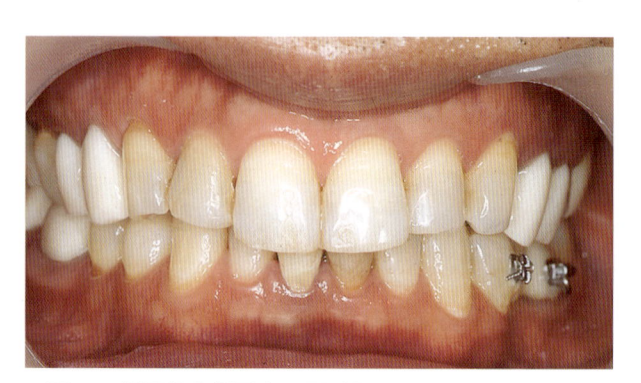

図42　矯正治療終了時の正面観

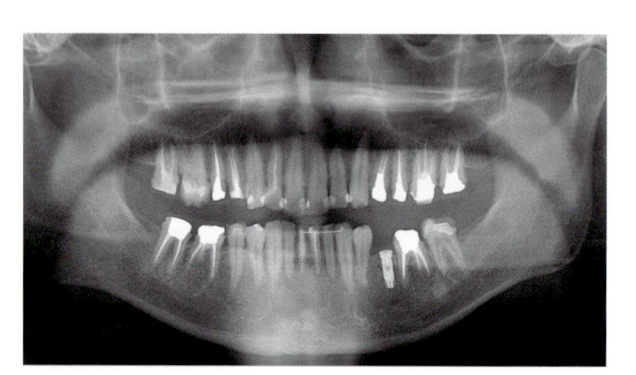

図43　インプラント埋入時のパノラマX線写真

が困難であることを再度説明し，下顎左側の部分矯正の承諾を得た．

治療の流れ

　矯正医とともに，模型，診断用ワックスアップ，セットアップモデルを作製し，矯正治療，インプラント治療のプランを検討した．その結果，6̄7̄ をアップライトさせつつ，遠心に移動させ，4̄ は前歯部の空隙を利用して近心移動させることで，5̄ の欠損部に7mmの幅を獲得する計画とした．7mmとした理由は，インプラント埋入に必要な隣接歯との距離（1.5mm×2）＋5̄ の幅径（4mm）のスペースである．

　まずはじめに欠損部にテンポラリーを装着し，矯正治療を開始する（図39）．予

5̄ に必要なスペースを検討する．そのためには，術前に欠損補綴の方法を決めておく必要がある

142　基本　審美修復治療のマネジメント

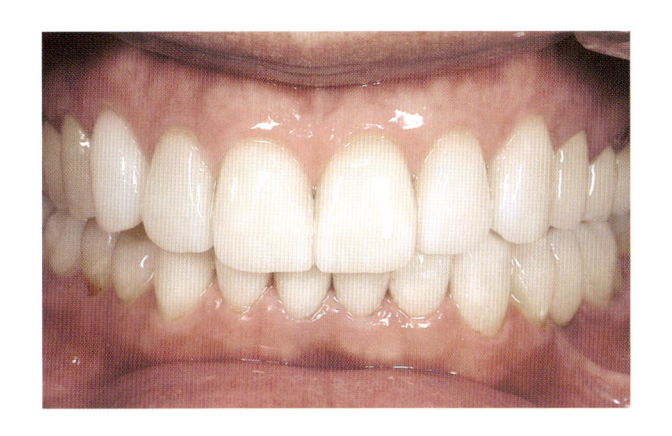

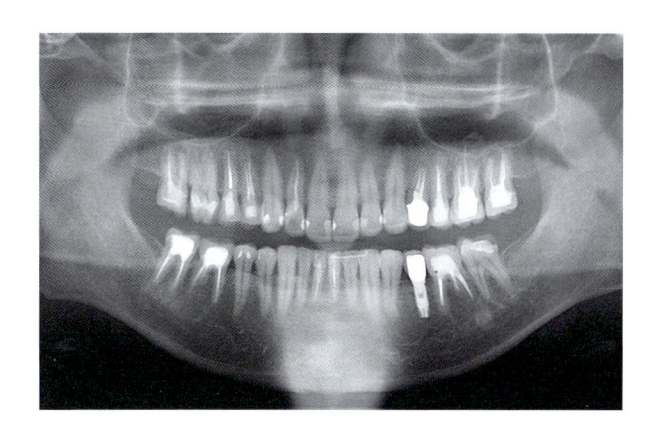

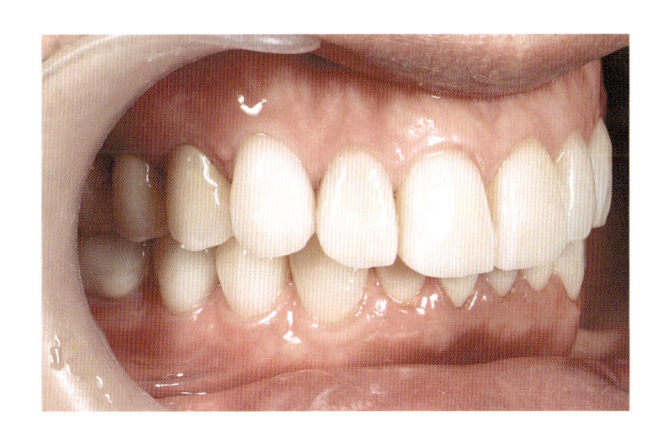

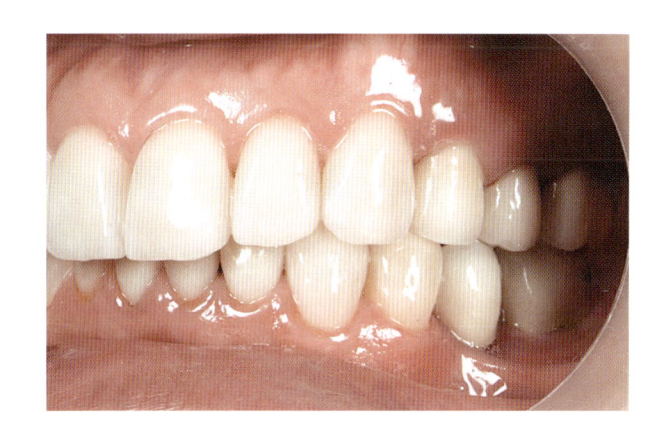

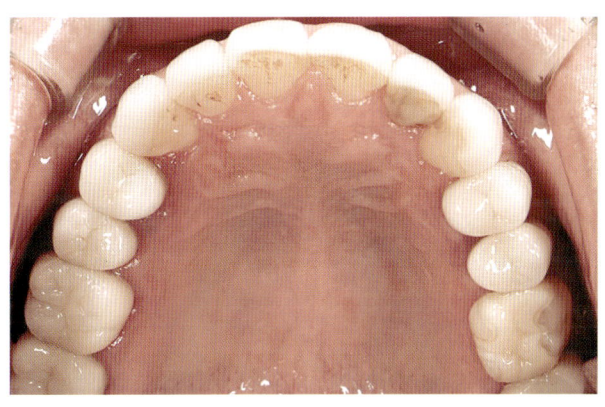

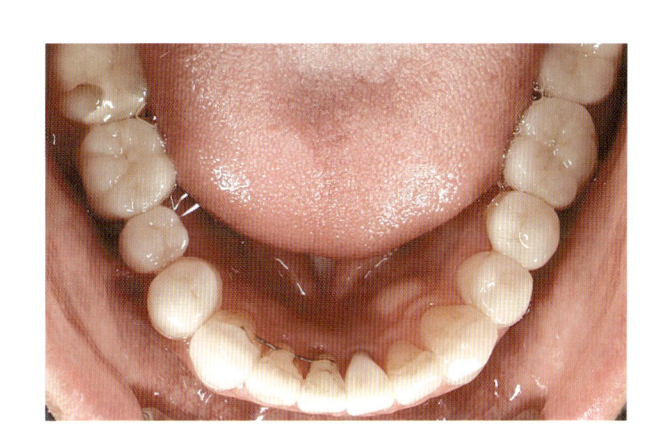

図44〜49　最終補綴物装着時

定していた7mmのスペースが確保されたのち（図41, 42），5┘にインプラントを埋入した（図43）．術前の正中は多少ずれているが，部分矯正のみでは完全な一致は困難であるため，術前の状態を踏襲している．ただし，術前に矯正医とともに，犬歯1級関係で適切なガイドを補綴治療で与えられることを確認している．

　最終補綴については，患者は前歯部の審美的改善も希望されていたので，3┴3はラミネートベニアとしている．また，2級傾向で前突気味であることを気にされていたので，ラミネートベニアの軸をやや立てるように作製している（図44〜49）．

　全顎的な矯正治療が受け入れられない場合でも，可及的にトゥースポジションを改善することで，インプラント治療，補綴治療のクオリティは格段に向上すると言えよう．

治療手段に制限がある場合でも，その範囲の中で最善な方法を模索する

Case Study 8

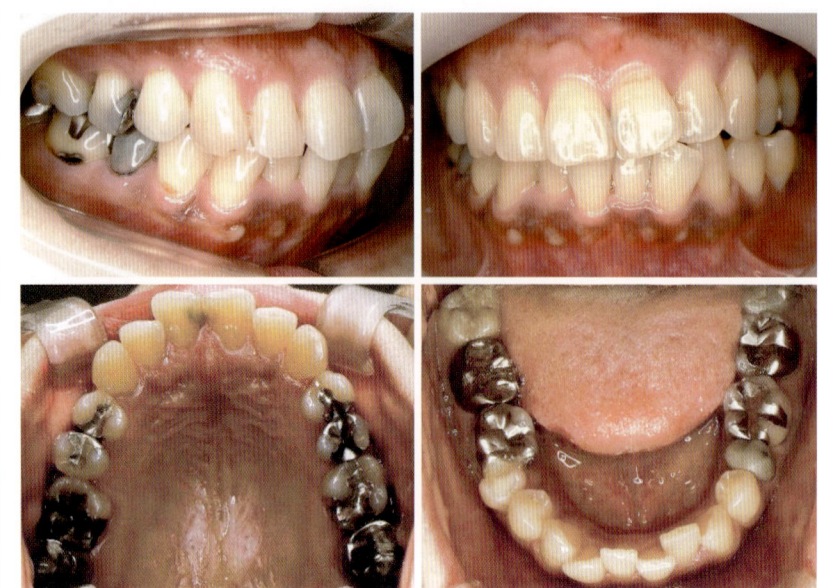

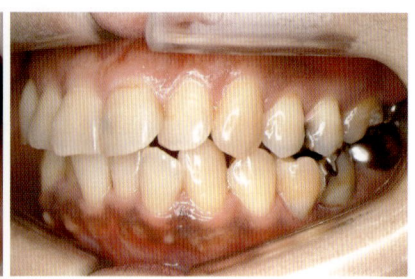

佐賀県佐賀市・浦歯科医院　浦　嘉訓
コメント・植松厚夫, 北原信也

図1-1～5　初診時の口腔内

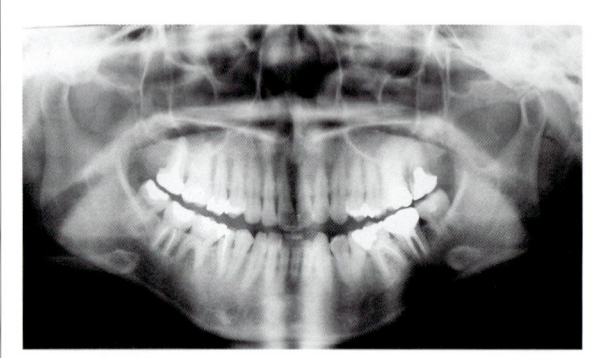

図2　矯正治療前のパノラマX線写真

図3　初診時の基本データ

Defective Rest.	7 6 / 7 6 ｜ 7
Missing Tooth	
Version Tooth	1 2 5　2 1 ｜ 1 2 3
Mobility Tooth 1 2 3	7
Hopeless Tooth	7
Others	

症例の概要

　患者は初診時36歳の女性で，審美障害を主訴に来院された（図1～3）．問題点としては，上顎前歯部の歯軸傾斜，下顎前歯部の叢生，咬合平面の乱れが認められる．現在のトゥースポジションで補綴治療を行おうとすると，上下顎前歯部には多大の侵襲を伴うため，当然，矯正治療が第一選択肢となる．そこで患者に，矯正治療の説明を行ったところ，舌側矯正の同意を得ることができた．

　矯正医にセファロ分析を依頼し，ディスカッションを行った結果，歯軸，叢生，咬合平面などは舌側矯正で改善可能であることがわかった．

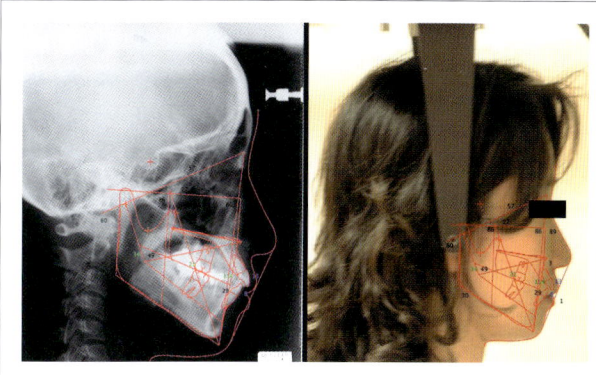

図4 セファロと側貌の重ね合わせ

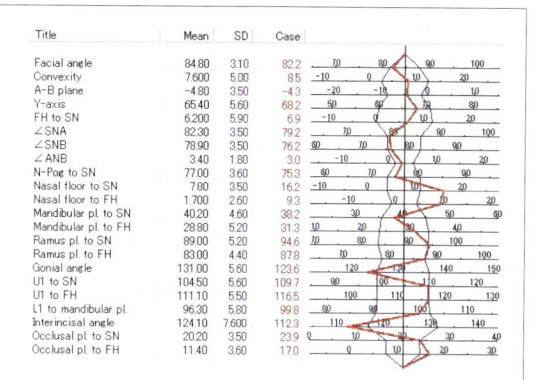

図5 骨格系ではANB：3°で理想的であり，歯系では上下顎前歯U1-FH：116.5°，L1-Mp：99.8° 1SD内であるが上下顎前突傾向にある

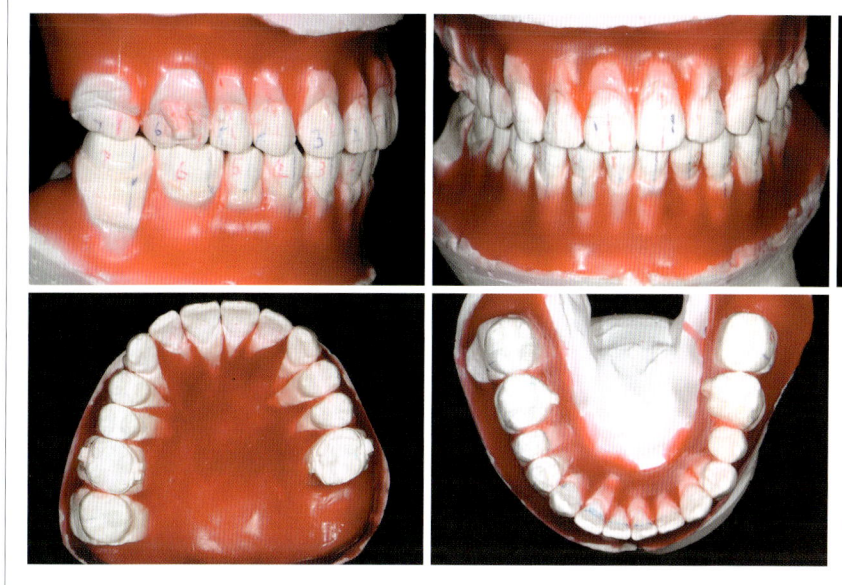

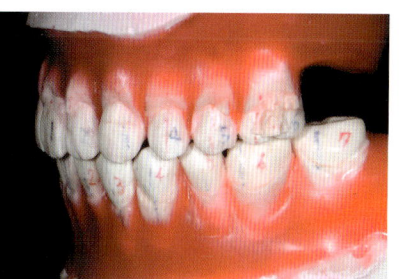

図6-1～5 セットアップモデルを作製し，矯正医とディスカッションを行う

治療の流れ

　セファロ分析を行い（図4，5），セットアップモデルを作製した（図6）．成人矯正の場合には，矯正後に補綴治療を行わずに済むことは稀であり，とりわけ緊密な咬合を与えるためには，咬合面形態の補綴治療が必要な場合が多い．本症例においても，矯正治療によってトゥースポジションや叢生，咬合平面の改善は可能であるが，矯正治療のみで緊密な咬合を与えることは困難であることがセットアップを通じてわかった．そのため，矯正治療後に補綴治療が必要であることを患者に説明し，了解を得た．ただし，補綴治療が必要な部位は，既にメタル修復が行われており，ほとんどが補綴再治療で済む．

図7-1〜5　矯正治療開始時

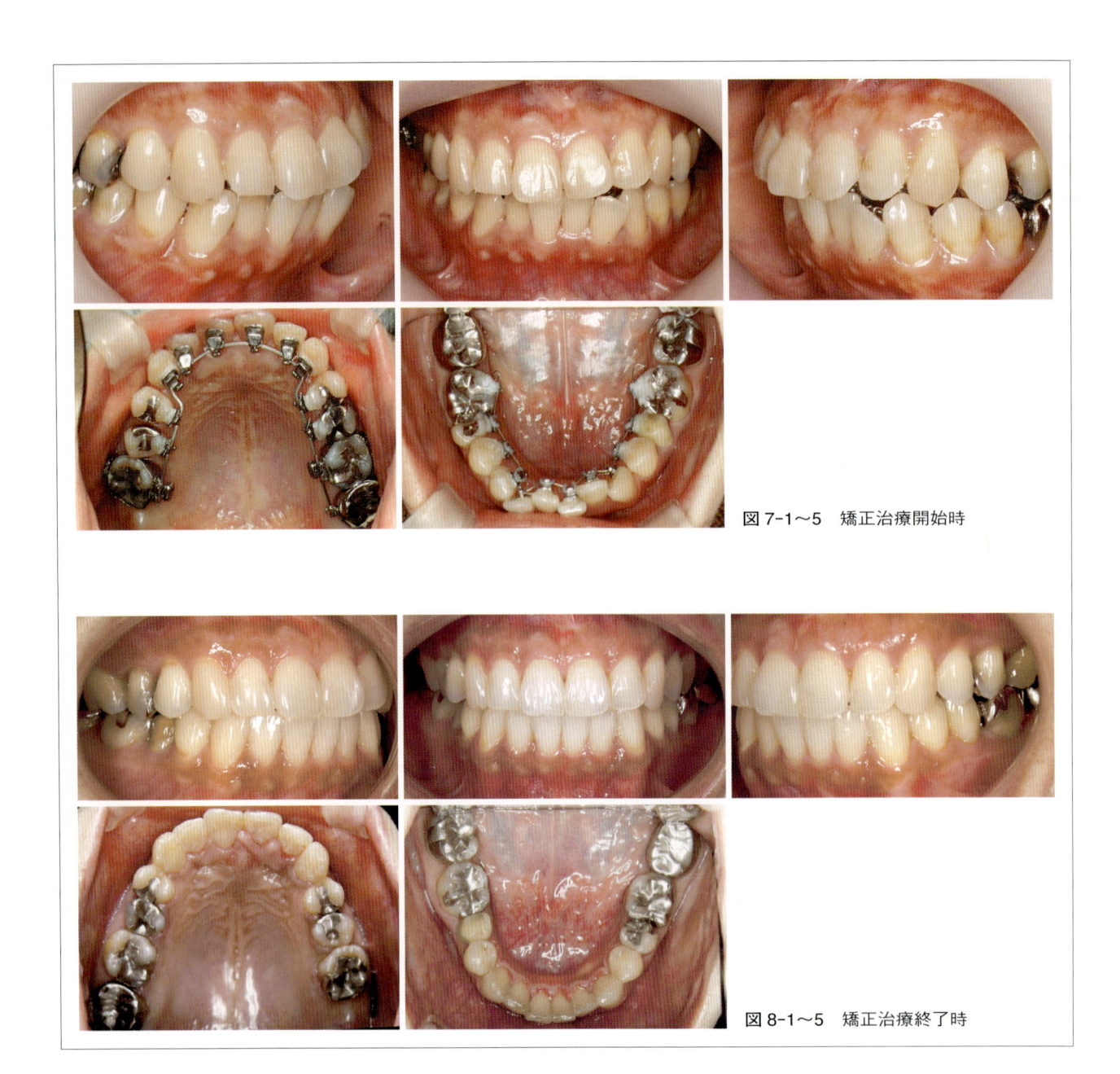

図8-1〜5　矯正治療終了時

　初期治療後，矯正治療を開始した（図7）．約2年2ヵ月の矯正期間を経て，再評価を行い，矯正治療を終えた（図8）．

　セファロ分析による評価では，下顎が反時計方向に回転したことで，下顎下縁平面角が小さくなり，下顔面高も短くなった．上下顎前歯が舌側傾斜し，上下口唇はE-Lineと接し良好である（図9，10）．

　その後，診断用ワックスアップを作製し（図13），最終的な補綴の範囲，形態を決定する．6 5 4|4 5，|6 をセラミックインレー，7|6，7 5|5 6 7 をPFMクラウンとすることとした．

　その後，最終補綴物を装着した（図14）．現在，術後5年5カ月が経過しているが，順調に推移している．

Case Study 8

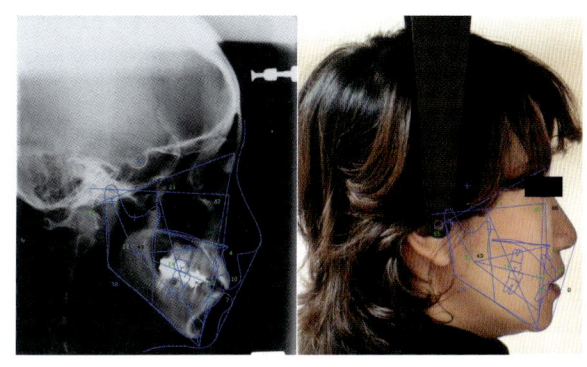

図9 矯正治療後のセファロと顔貌の重ね合わせ。上下顎前歯は舌側傾斜し，上下口唇はE-Lineと接し良好である

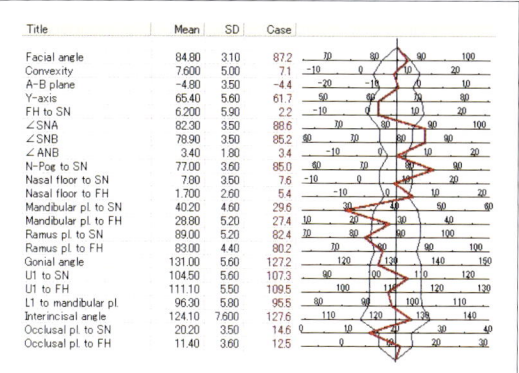

Title	Mean	SD	Case
Facial angle	84.80	3.10	87.2
Convexity	7.600	5.00	7.1
A-B plane	-4.80	3.50	-4.4
Y-axis	65.40	5.60	61.7
FH to SN	6.200	5.90	2.2
∠SNA	82.30	3.50	88.6
∠SNB	78.90	3.50	85.2
∠ANB	3.40	1.80	3.4
N-Pog to SN	77.00	3.60	85.0
Nasal floor to SN	7.80	3.50	7.6
Nasal floor to FH	1.700	2.60	5.4
Mandibular pl. to SN	40.20	4.60	29.5
Mandibular pl. to FH	28.80	5.20	27.4
Ramus pl. to SN	89.00	5.20	82.4
Ramus pl. to FH	83.00	4.40	80.2
Gonial angle	131.00	5.60	127.2
U1 to SN	104.50	5.60	107.3
U1 to FH	111.10	5.50	109.5
L1 to mandibular pl.	96.30	5.80	95.5
Interincisal angle	124.10	7.600	127.6
Occlusal pl. to SN	20.20	3.50	14.6
Occlusal pl. to FH	11.40	3.60	12.5

図10 骨格系ではANB：3.4°で理想的であり，上下顎前歯U1-FH：109.5°，L1-Mp：95.5°と理想値になった。またFH-Md：27.4°となり，下顎下縁平面の若干の回転が起こった

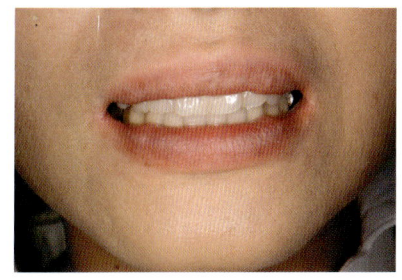

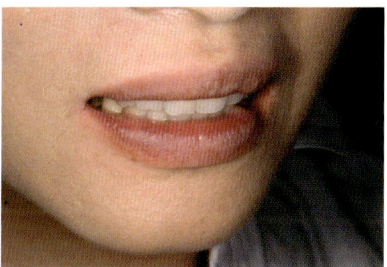

図11 矯正治療後の口唇との関係

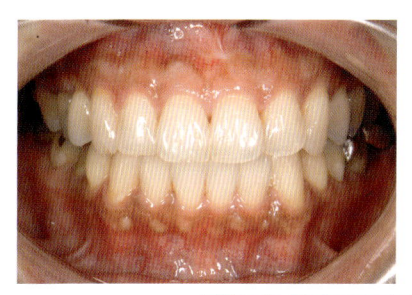

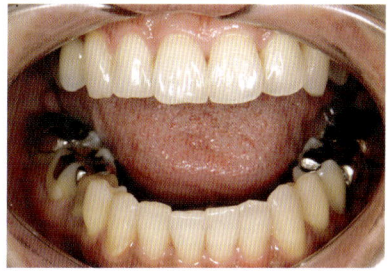

図12 矯正治療後の正面観と開口時

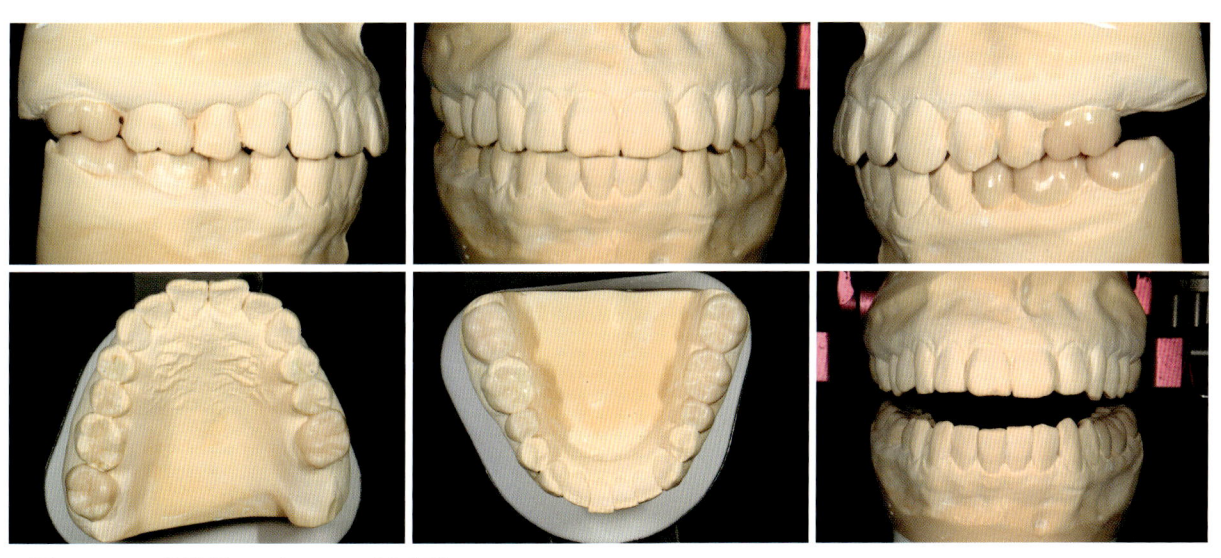

図13-1～6 診断用ワックスアップを作製

147

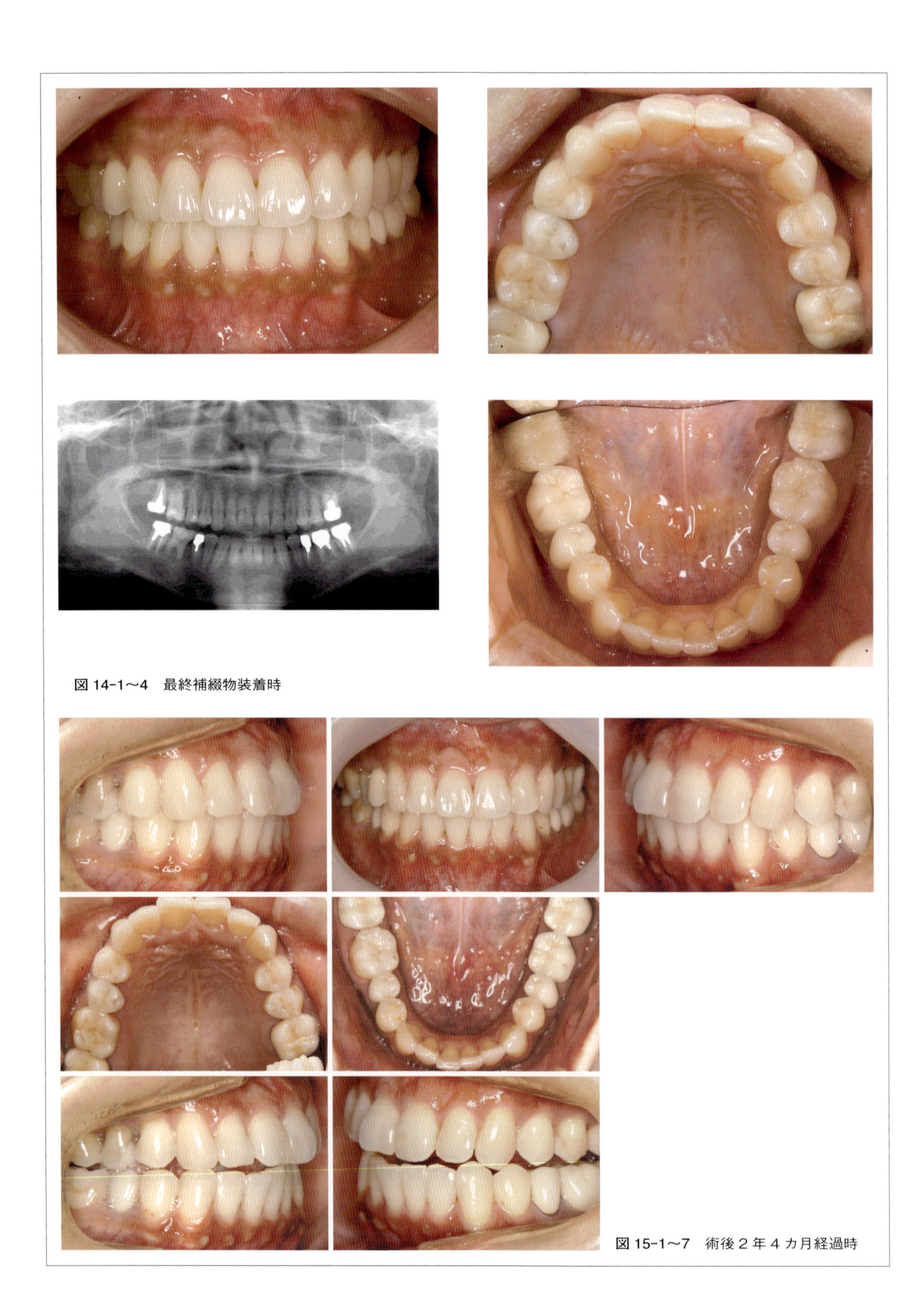

図 14-1〜4　最終補綴物装着時

図 15-1〜7　術後 2 年 4 カ月経過時

148　基本　審美修復治療のマネジメント

本症例のポイント

●成人矯正について

　成人矯正の場合は，完成した永久歯列が口腔内で問題を引き起こしており，子供の矯正治療のように咬合誘導をしながら矯正治療の終了と共に安定した咬合関係を得られる場合とでは大きく異なる．しかし矯正医が，成人矯正治療後に修復処置あるいは補綴治療を計画して治療を行っていない場合もある．

　本症例では，成人矯正を補綴治療の前処置として行っており，矯正治療後にどのような治療ゴールを設定するか，セットアップモデルを用いて矯正医とディスカッションが行われている．補綴前処置として矯正治療を行う場合は，補綴医の治療ゴールを矯正医が理解していなければならないが，実際は補綴前処置でお願いした患者を矯正治療だけで終了させる計画を立ててしまうことが多いように思われる．その結果として，矯正治療後に補綴治療を行う場合に，「アンテリアガイダンスが無い」，「歯肉レベルを矯正治療後に歯周外科を用いて調整しなければならない」といった多大な負担を患者に負わせることになってしまう．

　そこで，補綴前処置として成人矯正治療を行う場合の注意点を挙げてみたい．

1．歯冠長は咬耗などの影響でオリジナルより短くなっていることが多い．
2．歯冠形態・歯軸は，修復や補綴処置によって原型を保っていることが少ない．
3．生活歯と失活歯が混在しており，長期的に安定している生活歯を優先して保存すべきである．
4．欠損歯列の場合は，存在する空隙をどのような治療法を用いて閉鎖するか専門医の間でディスカッションする必要がある．
5．矯正医と補綴医の間で明確な情報交換を行うために，立体的な情報交換ツールとしてセットアップモデルと診断用ワックスアップが必須である．

　実際の臨床では，解決しなければならない難しい点もあるが，上記の点に考慮して治療を行うとよい．

　本症例の場合，矯正治療前に，矯正のゴール，補綴のゴールはある程度，煮詰められているようだが，矯正治療終了時の再評価が多少甘かったのではないだろうか．アーチの連続性，上顎前歯部の 1|1 の方向，下顎前歯部の方向など細部の仕上がりに改善の余地がある．これは，これ以上は矯正治療で改善するのが難しいとの判断か？（植松）

→最終的に補綴処置により，緊密な咬合関係の回復を確立することを前提の上で，矯正治療により叢生を改善し，咬合平面を整え，臼歯離開咬合を与えた．

　非抜歯にて舌側矯正治療を行ったため，叢生の改善に伴い，上下顎前歯は唇側傾斜し，上下顎口唇は前突傾向になる．それを補うために，上下顎歯列のレベリング後にストリッピングを行い，できるかぎり前歯部歯軸の改善を図った（浦）．

→術後2年4カ月経過時を見ると，1| の唇側へのリラップスと対合にあたる 1| の遠心への捻転が気になる．保定期間，方法が適切であったか，その点は疑問が残る（北原）．

ホワイトニングを患者さんにわかってもらうためのビジュアルブック

笑顔が変わる ホワイトニング
Whitening—Change your smile

北原 信也 著

A4判変型／32頁
オールカラー
定価3,780円
（本体3,600円＋税5％）
ISBN978-4-263-46408-3

- 「ホワイトニングって，やってみたいけれど……どうなんでしょう？」という患者さんに向けた，わかりやすい，写真を中心にした「絵本」スタイルの美しいビジュアルブックです．若い女性ばかりでなく，男性でも，年輩者でも，ホワイトニングによってすてきな笑顔に変わることを知っていただけるように作りました．
- また，ホワイトニングってどうやってやるの？ 痛くないの？ だいじょうぶ？ など，クリニックのスタッフに寄せられる質問をセレクトし，安心してホワイトニングを受けられるようQ＆Aでやさしく解説．
- 待合室に置いてください．患者さんの説明用にも最適，ぜひご活用ください．

CONTENTS

症例集
- **Case 1** ホワイトニングでコンプレックスを克服！
- **Case 2** オフィスホワイトニングとホームホワイトニングの併用で白さをキープ！
- **Case 3** 男性も増えてます！
- **Case 4** 白い歯でより素敵な笑顔に！
- **Case 5** 白い歯をもっと白く！
- **Case 6** 2回行うとさらに効果的！

ホワイトニングのQ＆A
1. ホワイトニングとは？
   オフィスホワイトニング
   ホームホワイトニング
2. 誰でもできますか？ 痛みはありますか？
   ホワイトニングメカニズム
3. どれくらい白くなりますか？
4. さし歯でも白くなりますか？
5. むし歯があったり，矯正中でもできますか？
6. 白さはどれくらい保ちますか？
7. ホワイトニングで注意することは？
   当日の注意点／術後の注意点

医歯薬出版株式会社
〒113-8612　東京都文京区本駒込1-7-10　TEL.03-5395-7630　FAX.03-5395-7633　http://www.ishiyaku.co.jp/

Part 6
インプラント

Chapter 1
前歯部領域のインプラント治療

Case Study 9 ── 松尾幸一

Chapter 2
GBR を伴う処置

Case Study 10 ── 田中志歩

Chapter 3
臼歯部領域におけるインプラント治療

Part6 インプラント ― Chapter1 前歯部領域のインプラント治療

近年，国民のインプラント治療の認知度は向上し，インプラント治療を希望されて来院される患者も多い．インプラント治療は，適切な診断，手技の基に行えば成功率の高い術式ではあるが，その反面，外科的侵襲を伴う処置でもあり，また患者の高い期待度とも相まって，インプラント治療の失敗は，患者とのトラブルに直結するリスクが高い．そのようなトラブルを回避し，安心・安全のインプラント治療を患者に提供するためには，CT診断を含めた適切な診査・診断が最も重要である．本稿では，特に高い審美性が要求される前歯部に焦点を当てて，前歯部インプラント治療の基本について考えてみたい．

解剖学的観点から前歯部インプラントについて検討してみると，前歯部は唇側の骨の厚みが薄いことが多く，そのような状態で骨造成をせずにインプラント治療を行うと，当然の事ながら，インプラント体やアバットメントの露出が起こる可能性が高い．そのため，術前のCT診断より，GBRの必要性や埋入ポジション（位置，角度，埋入深度），インプラントの種類，サイズなどを慎重に検討する必要がある．また，Biotype（図1）によっても軟組織の安定度は異なり，術式の選択や歯間乳頭の温存に影響を及ぼす．

こうした観点から，「その症例の欠損補綴の手段として，インプラント治療が適切なのか」をまずは検討する必要がある．硬組織，軟組織の状態や患者の要望（骨造成などの外科処置を望まないなど）によっては，「インプラントではなくブリッジ」という選択肢も十分あり得る．最初に強調しておきたいことは，「インプラントはあくまでも欠損補綴の手段であり，目的ではない」ということである．インプラントを埋入することが目的なのではなく，長期的に安定した最終補綴物を装着することが目的なのであり，その目的を実現するためにインプラントが適切であると診断した上でインプラント治療を行うようにしたい．

●Biotype

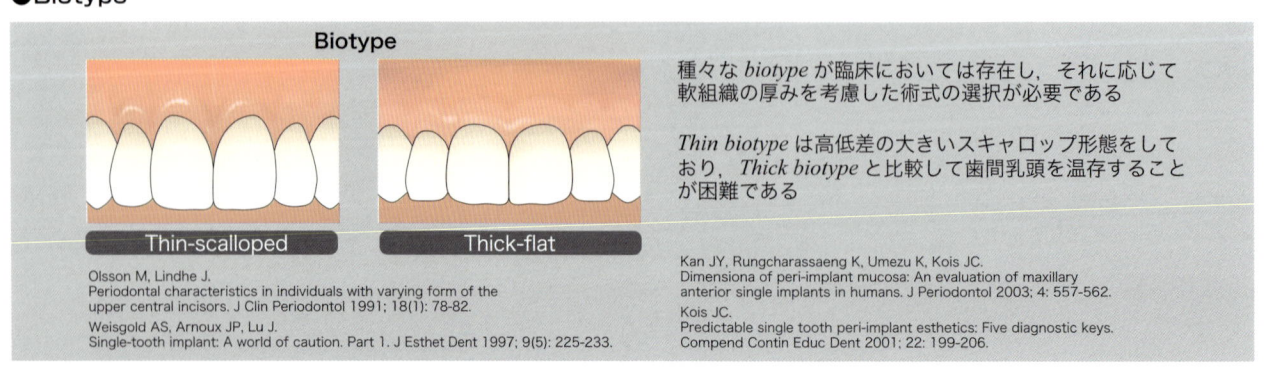

種々な *biotype* が臨床においては存在し，それに応じて軟組織の厚みを考慮した術式の選択が必要である

Thin biotype は高低差の大きいスキャロップ形態をしており，*Thick biotype* と比較して歯間乳頭を温存することが困難である

Olsson M, Lindhe J.
Periodontal characteristics in individuals with varying form of the upper central incisors. J Clin Periodontol 1991; 18(1): 78-82.

Weisgold AS, Arnoux JP, Lu J.
Single-tooth implant: A world of caution. Part 1. J Esthet Dent 1997; 9(5): 225-233.

Kan JY, Rungcharassaeng K, Umezu K, Kois JC.
Dimensiona of peri-implant mucosa: An evaluation of maxillary anterior single implants in humans. J Periodontol 2003; 4: 557-562.

Kois JC.
Predictable single tooth peri-implant esthetics: Five diagnostic keys.
Compend Contin Educ Dent 2001; 22: 199-206.

図1 Biotypeを考慮した術式の選択が求められる

●インプラント周囲組織

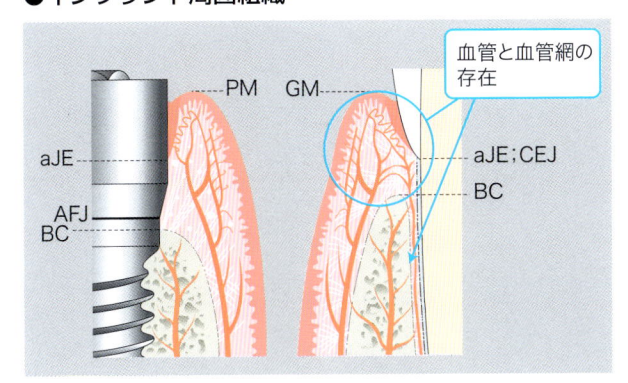

図2　インプラント周囲組織と歯周組織の血管走行状態の違い

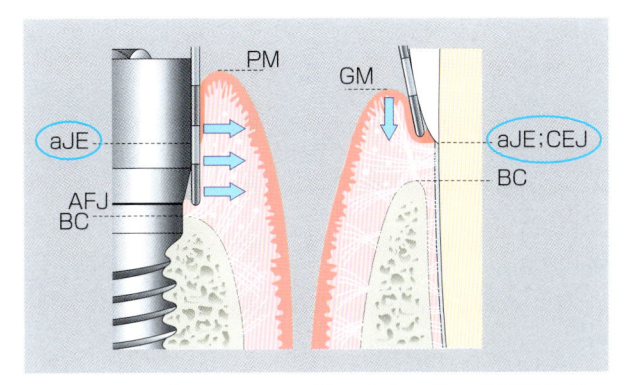

図3　インプラント周囲組織と歯周組織の線維性付着状態の違い

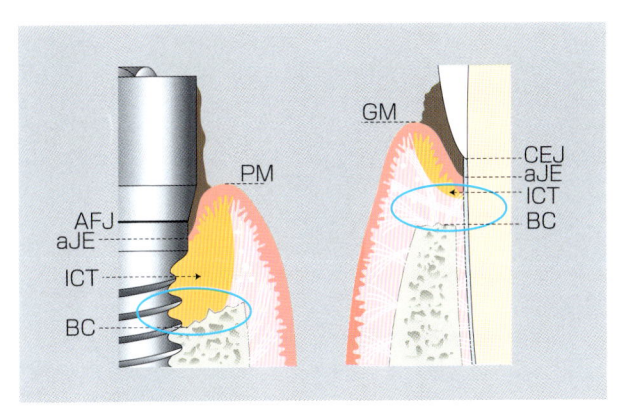

図4　周囲組織の違いがもたらす生体防御機構への影響

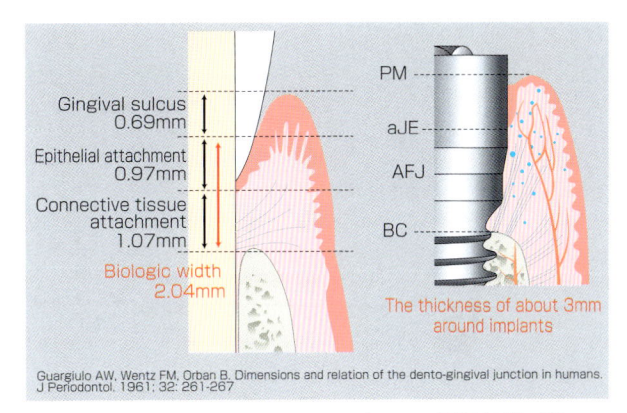

図5　Biologic Width は，インプラント周囲組織が約3 mm，天然歯周組織が約2 mm で，上皮性付着と線維性付着の割合が異なる

前歯部インプラントを成功させるために

　以前は，オッセオインテグレーションがインプラント治療の最大の成功要因であったが，特に審美領域においては，歯肉の退縮や歯間乳頭の喪失，上部構造の形態の不調和などが起こるとインプラント治療の成功とは言えない時代になっている．

　こうした状況を回避するためには，まずはインプラントと天然歯の周囲組織の違い（図2〜5）を理解し，インプラントを適切なポジションに埋入し，また必要であればGBRなど付加的な処置（P.173参照）を適切に行うことが重要である．

1．インプラント周囲組織

　辺縁歯肉と歯間乳頭の高さを健康な状態で維持するためには，天然歯周組織に存在する毛細血管のネット状に入り組んだ血管網の存在が重要である（図2）．天然歯周組織はCEJの部分において強固な線維性付着を生じて，外胚葉性のエナメル質と歯肉上皮が一体となり外界との遮断を行っている．

　インプラント周囲組織は，線維の走行方向がインプラント体に対してほぼ平行であり，インプラント体に周囲組織が寄り添った状態になっている（図3）．

　インプラント周囲組織の付着は線維の走行状態からみても貧弱であり，天然歯周

● 埋入ポジション，埋入深度

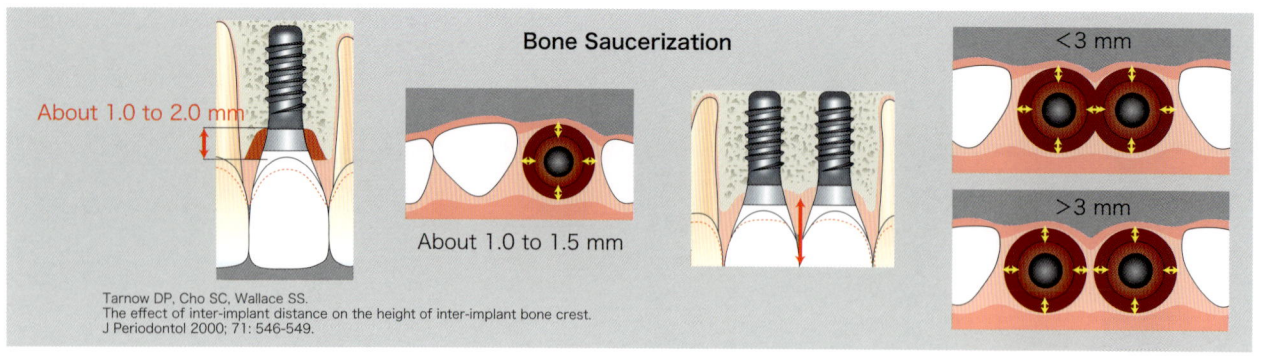

図6　埋入ポジション，埋入深度

● 審美的な軟組織を獲得するためのポイント

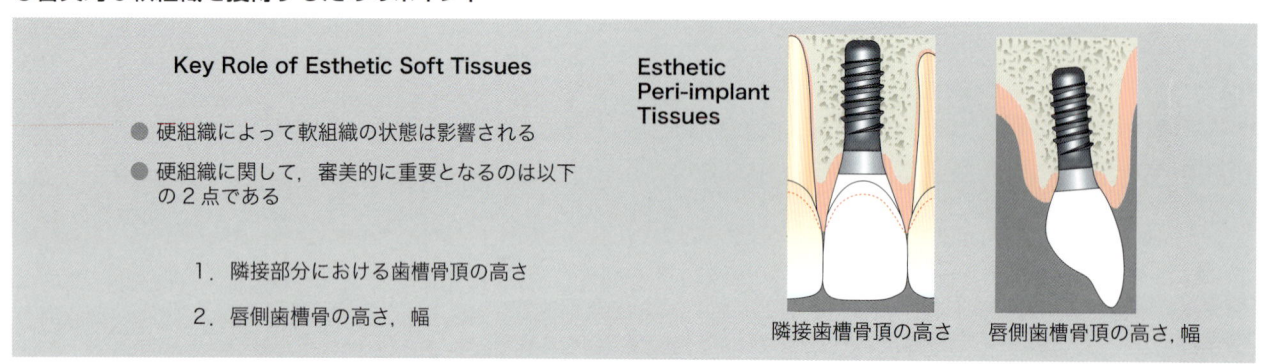

図7　審美的な軟組織を獲得するためには，骨の高さ，幅が重要となる

組織の線維性付着がセメント質内にほぼ垂直に生じていることに比較すると生体防御機構は非常に弱い（図4）．

また，生物学的幅径（Biologic Width）は，インプラント周囲組織が約3 mm，天然歯周組織が約2 mmである．そして，上皮性付着と線維性付着の割合が異なる点に注意が必要である（図5）．

2．埋入ポジション（位置，深度）

埋入位置に関しては，両隣在歯と約1.0 mm〜1.5 mmの距離をとり，頬舌的にも約1.0 mm〜1.5 mmを確保する（図6）．これは両隣在歯が天然歯の場合で，隣在歯がインプラントの場合は3 mm以上の距離が必要となる．

埋入深度に関しては，両隣在歯のCEJから約1 mm〜2 mmになるように埋入することが基本となる．

以上をまとめると，前歯部における審美的な軟組織を獲得するためには，「隣接部分における歯槽骨頂の高さ」と「唇側歯槽骨の高さ，幅」（図7）が重要となる．隣接部の骨頂が低い場合や唇側歯槽骨の高さ，幅がない場合にはインプラント部の歯肉退縮のリスクが高いため，骨造成処置を検討する．

Garberらは，隣接する天然歯，ポンティック，インプラントの距離により歯間乳頭が維持される限界をリサーチしているが，天然歯-インプラントの場合は1.5

Part 6 インプラント

Class	Restorative Environment	Proximity Limitations	Vertical Soft-Tissue Limitations	
			Mean	Range
1	Tooth-Tooth	1		4.5 to 5
2	Tooth-Pontic	—	6.75	4 to 9
3	Pontic-Pontic	—	6.5	5 to 9
4	Tooth-Implant	1.5	6.5	4 to 9
5	Implant-Pontic	—	5.75	5 to 9
6	Implant-Implant	3	4.5	4 to 7

Garber DA, Salama MA Salama H. Immediate total tooth replacement. Compend Contin Educ Dent. 2001; 22(3): 210-216　(mm)

図8　隣接する修復物と歯間乳頭の再生距離

●埋入角度の影響（植松）

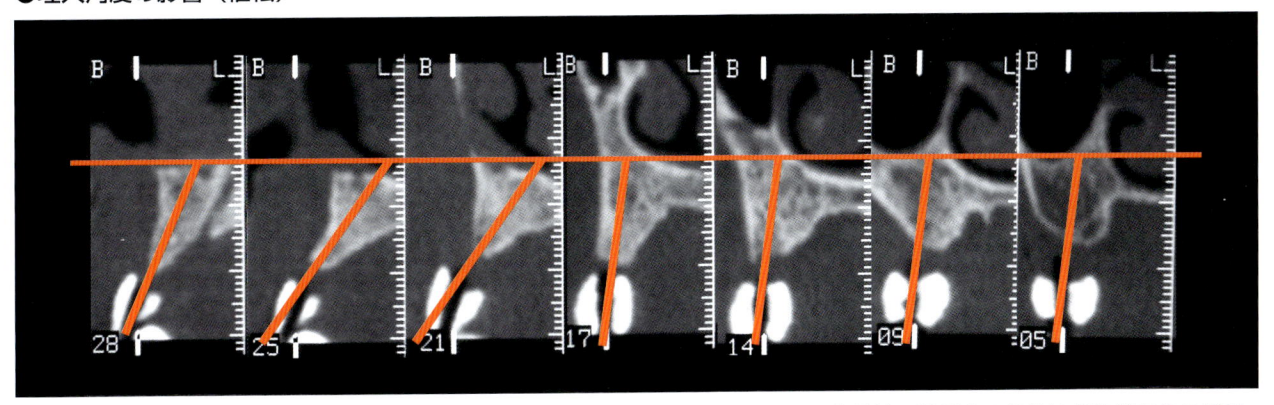

図9　前歯部から臼歯部にかけて歯槽突起の角度，形態を頬舌的に診査すると，審美性に関係する部分ほど歯槽突起の傾斜が強く，Restoration-driven Implant Placement を行うことが難しい

mm，インプラント-インプラントの場合は3mm以上の距離がないと歯間乳頭の維持，回復は困難であるとしている（図8）．つまり，インプラントを並列して埋入する場合には，インプラント間の歯間乳頭の維持は難易度が高いため，場合によってはポンティックを活用する埋入計画も検討すべきであろう．

3．埋入ポジション（角度）

前歯部のインプラント埋入を検討するにあたり重要な項目の一つに「インプラントの埋入角度」が挙げられる．埋入角度によって，歯周組織の退縮や審美性に大きな影響を与える．既存骨の幅，高さは患者によって異なるため，CT撮影を行って，それぞれの患者に適した埋入角度を検討する必要がある．歯根膜を有する天然歯の抜歯窩は，その埋入基準とはならないことが多い点に注意する必要がある．

CT診断の際に注視するポイントは「歯槽突起の角度」である．図9は，前歯部

155

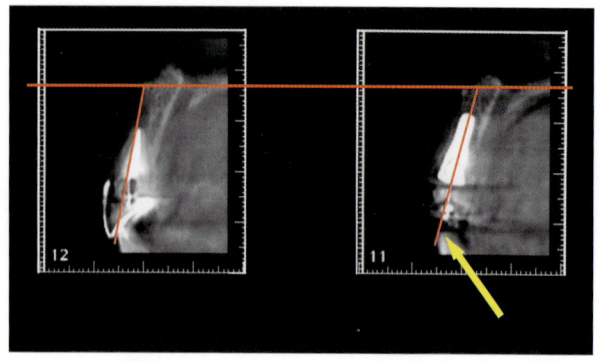

図10 抜歯窩に沿った埋入では，唇側の骨幅がほとんどなく，歯肉レベルが不安定になりやすい

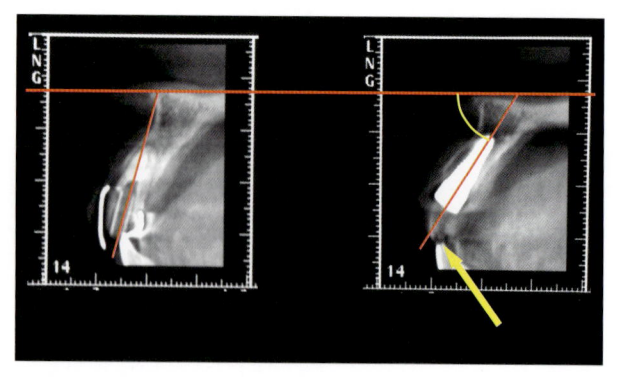

図11 歯槽突起の角度を診断した上で埋入角度を決定する

●残存歯の歯軸と歯槽突起の角度が大きく異なる場合（図12，13）

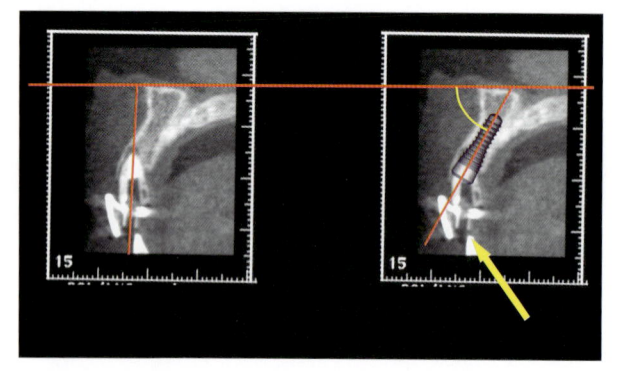

図12 骨の高さがない場合に傾斜させて埋入すると，下顎との距離が長くなり，上部構造の製作が難しくなる

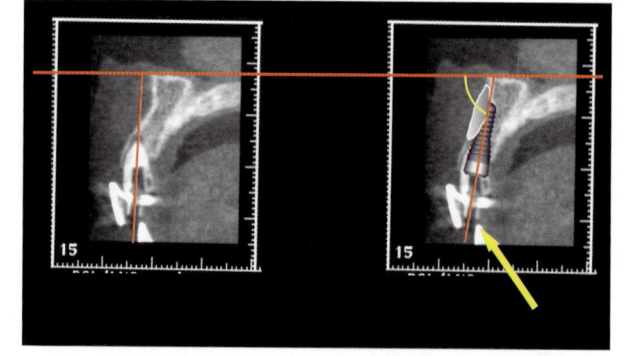

図13 垂直方向に埋入すれば，上部構造は製作しやすくなるが，GBRが必要となり，中切歯では難易度が高い

から臼歯部にかけて各歯牙をCT撮影したものだが，部位によって歯槽突起の角度，形態が異なる．審美性に影響する前歯部領域ほど歯槽突起の傾斜が強く，また唇側の骨も薄いため，埋入角度が制限されていることがわかる．つまり，補綴主導型で理想的な歯冠形態を再現しようとして埋入角度を歯根方向に設定すると，唇側の骨がほとんどなく，歯肉退縮を起こしやすい状況となってしまう．図10は，歯槽突起の傾斜は強くないが，歯槽骨の幅が薄い．抜歯窩の口蓋側に起始点をとってインプラントを埋入したが，唇側の骨はほとんどなく，この方向に埋入するならばGBRが必要である．図11は，歯槽突起の傾斜が強い症例で，垂直方向に埋入する場合にはGBRが必要となるが，歯槽骨内に傾斜させて埋入すれば既存骨で可能である．

その際に考慮すべき重要なことは，「対合歯との距離」である．骨の高さがない場合に，歯槽骨内に埋入しようとして傾斜埋入すると，下顎との距離が長くなり審美的な上部構造の製作は困難になる．フィクスチャーと上部構造との角度も急峻になり，スクリューの緩みにも繋がる（図12）．それを回避しようとして垂直方向に埋入すると上部構造は製作しやすいが，フィクスチャー先端が露出するため，GBRが必要となる（図13）．こうした点を診断するために，CT撮影時には下顎前歯部の切縁の位置もわかるように撮影する．

●参考症例1　中切歯単独植立（植松）

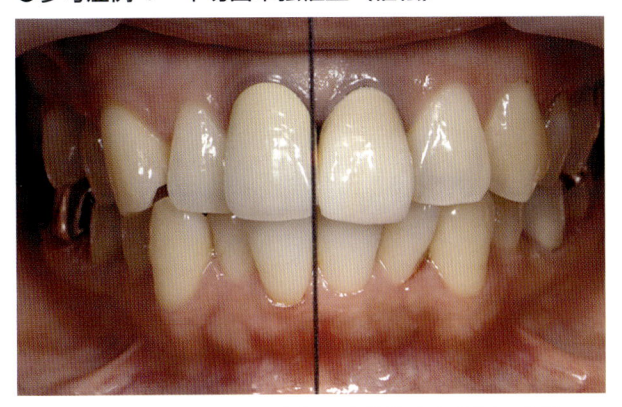

図14　|1 の違和感と前歯部の審美障害を主訴に来院．顔貌と口腔内の正中は一致している

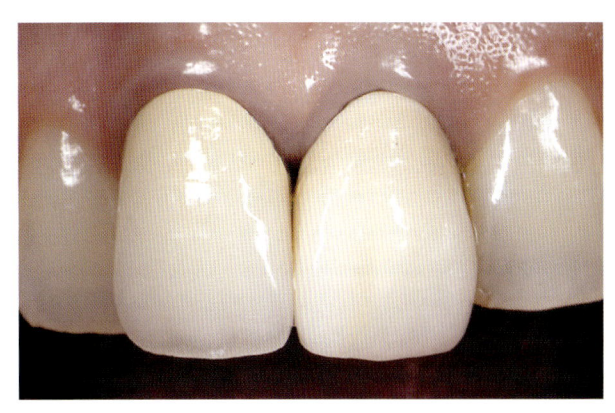

図15　1|1 にはブラックマージンが認められる

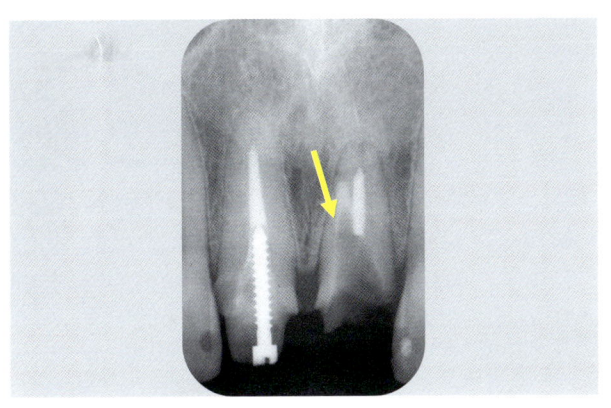

図16　|1 は歯根破折していた

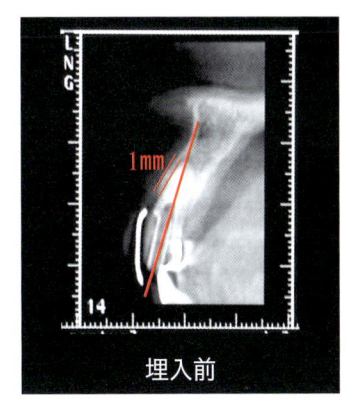

図17　|1 CT像．唇側に約1mmの骨が認められる

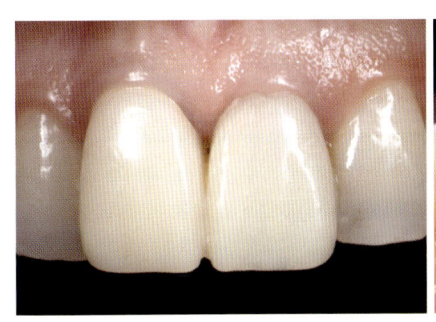

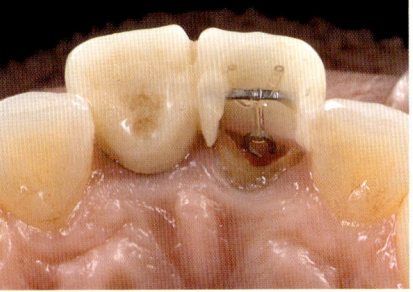

図18，19　プロビジョナルレストレーションを装着し，矯正的挺出を行った

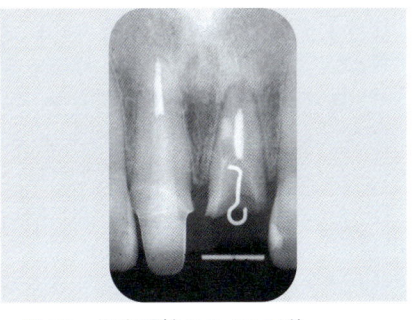

図20　挺出開始から10日後

参考症例1　中切歯単独植立

　患者は，|1 の違和感と前歯部の審美障害，特に 1|1 のブラックマージンを気にされて来院した（図14，15）．デンタルX線写真より，|1 に歯根破折が認められたため（図16），|1 はインプラント，1| はファイバーポスト併用のレジン支台築造に変更してオールセラミックスクラウンとする計画とした．

　CT診断より，唇側の骨は約1mm存在していた．そこでやや口蓋側方向へ傾斜させて埋入することとした（図17）．

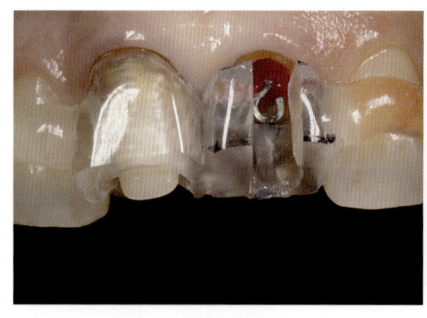

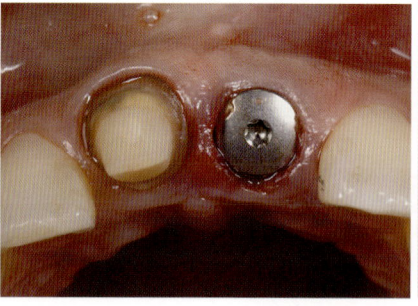

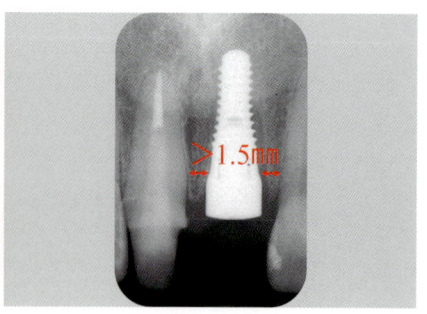

図21～23 抜歯即時埋入．両隣在歯との距離も適正である

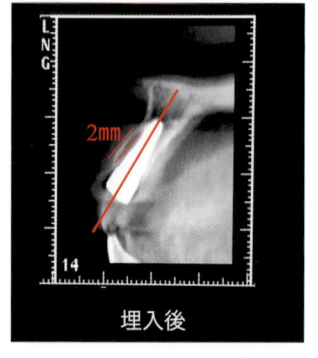

図24 埋入後のCT像．唇側の骨幅は約1mm，フィクスチャー表面まで1mm

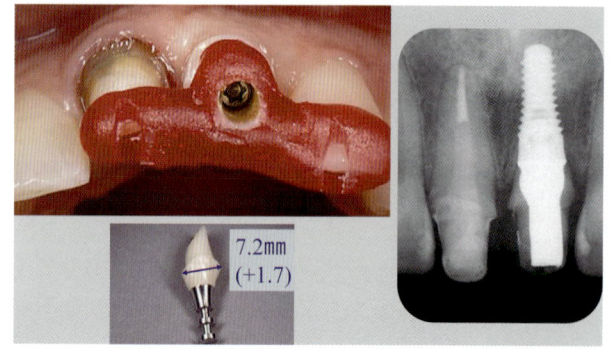

図25 カスタムアバットメントの製作

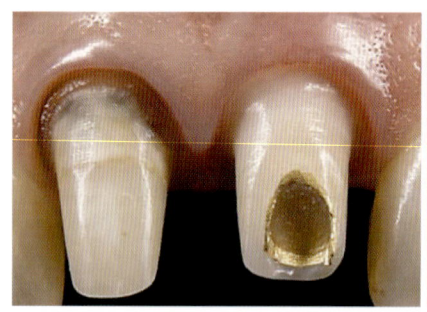

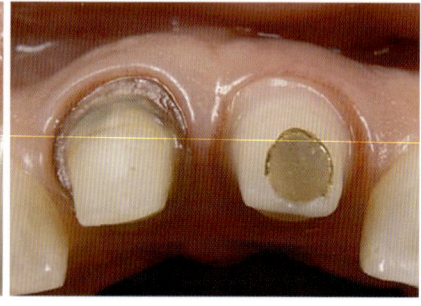

図26，27 最終印象採得前の歯肉の状態．歯肉レベルの安定を確認した後，上部構造の製作を行う

1|1 にプロビジョナルレストレーションを装着し，|1 に矯正的挺出を行い（図18～20），抜歯即時埋入を行った（図21，22）．両隣在歯との距離は1.5 mm以上確保されている（図23）．埋入後のCTにおいては，唇側には約2 mmの骨が存在している（図24）．

その後，カスタムアバットメントを作製し（図25），唇側の歯肉レベルが安定した後（図26，27），印象採得，最終補綴物を装着した（図28，29）．

術後1年経過時も特に問題はなかったが（図30～32），4年後に歯肉退縮が起こった（図33）．デンタルX線写真からは，骨レベルの変化はなく，問題ないように見えるが（図34），このときにはスクリューは緩んでおり，歯肉も退縮していた．CTを撮影して術前と比較したところ（図35，36），骨吸収が認められた．最終的にはコネクティブティッシュグラフトを行いリカバリーしたが（図37～39），今後も歯肉レベルの変化に注視していく必要がある（図40）．

Part 6 インプラント

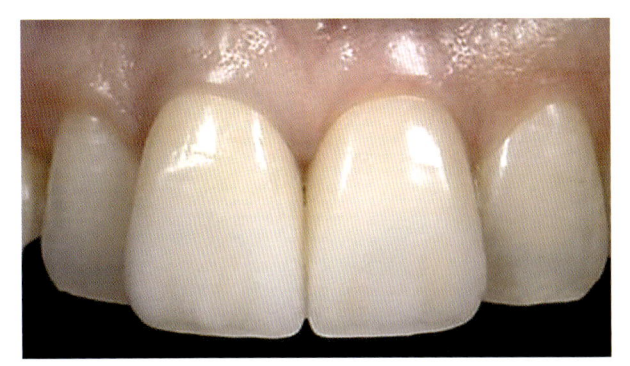

図28 最終補綴物装着．ブラックマージンも改善された

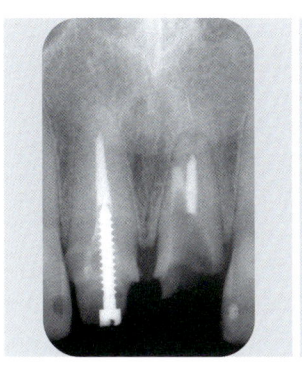

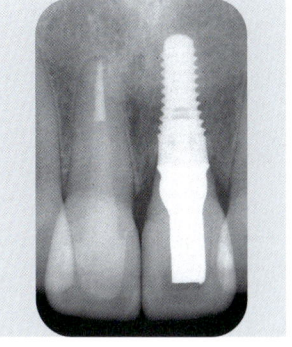

図29 術前・術後のX線像の比較

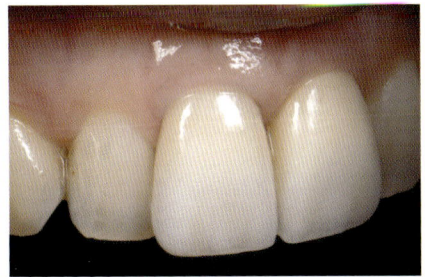

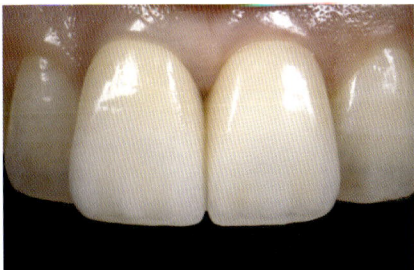

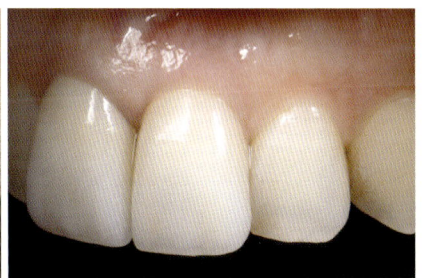

図30〜32 術後1年経過時．歯周組織も安定していると思われる

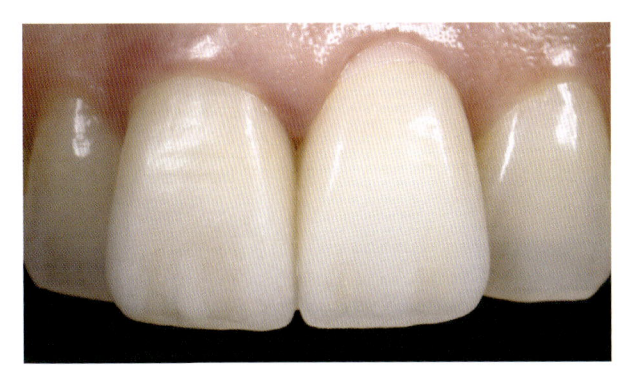

図33 術後4年経過時．歯肉退縮が起こってしまった

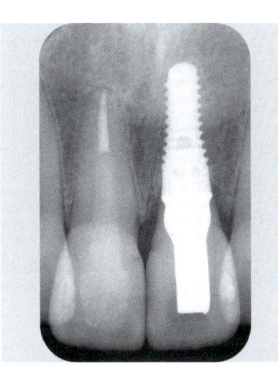

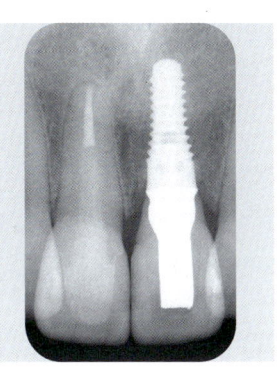

図34 埋入直後と4年後のX線像の比較．X線像では，唇側の骨，軟組織の状態は変わらない

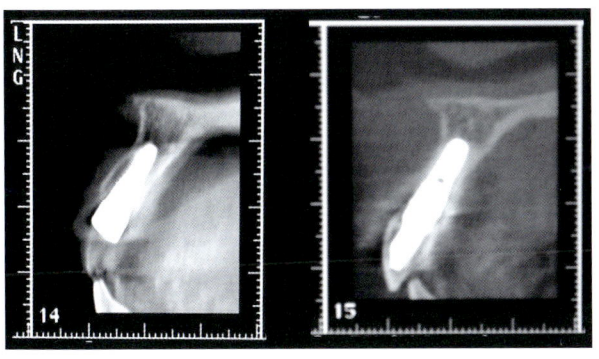

図35 埋入直後と4年後のCT像の比較．唇側の骨は吸収している

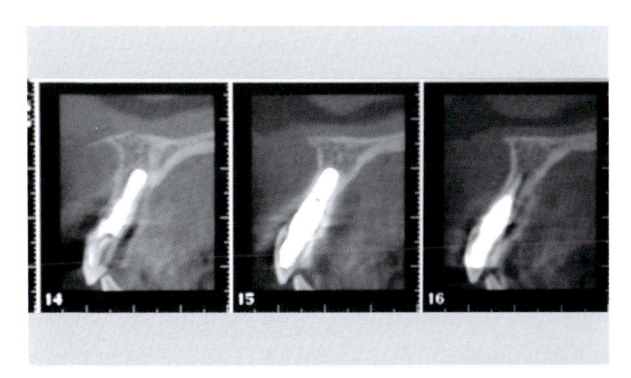

図36 4年後のCT像．断層によっては正確な残存骨量がわからない場合があるので，さまざまな像から確認する必要がある

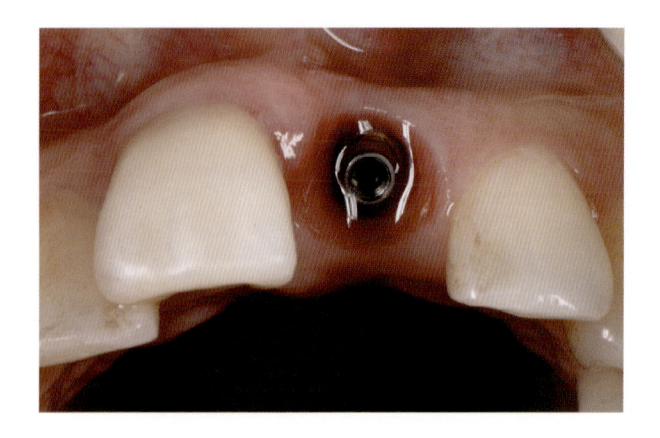

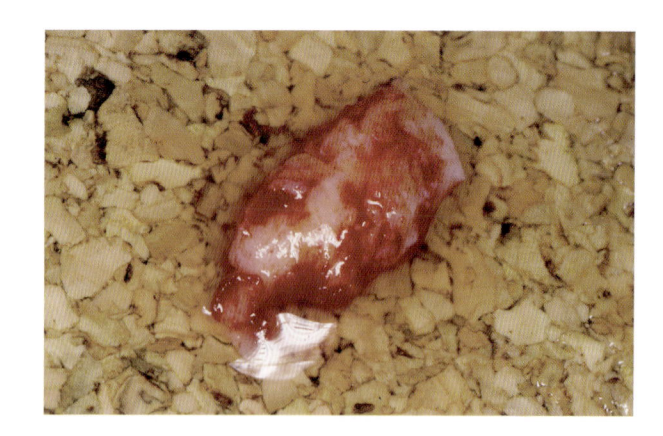

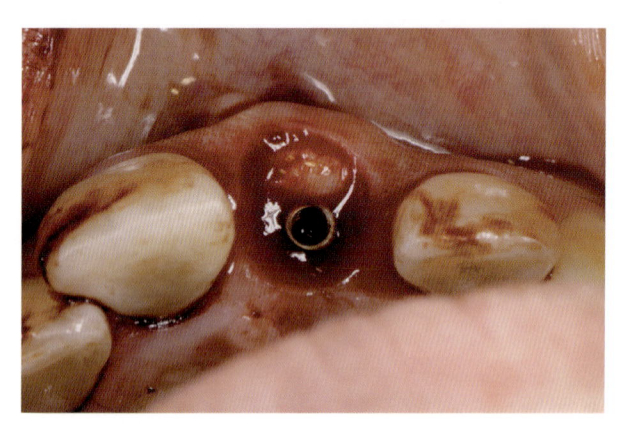

図37〜39　コネクティブティッシュグラフトを行いリカバリーした

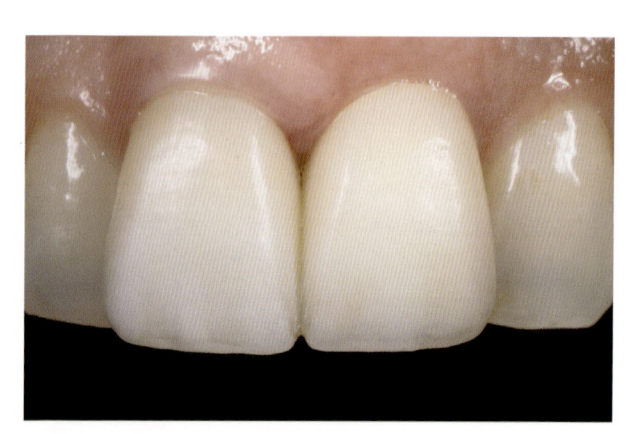

図40　術後．メインテナンスをとおして歯肉レベルの変化に注視する必要がある

● 当時のアバットメントカントゥアの与え方

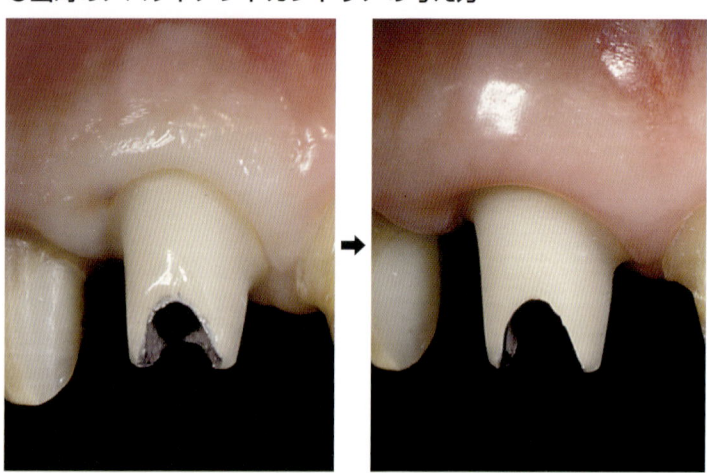

図41　以前のアバットメントへのカントゥアの与え方．歯肉への圧迫が強すぎる（別症例）

歯肉退縮の原因の考察

　原因としては，アバットメントのカントゥアに問題があったと考えられる．当時は（2000年），アバットメント全周を全体的に押すようなカントゥアを付与し，装着直後に貧血帯ができ，数分後に消える（図41），というのを一つの基準としてい

Part 6 インプラント

●参考症例2 アバットメントカントゥアの与え方（植松）

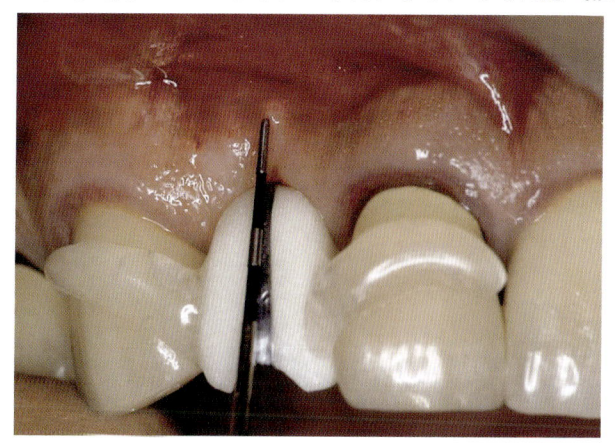

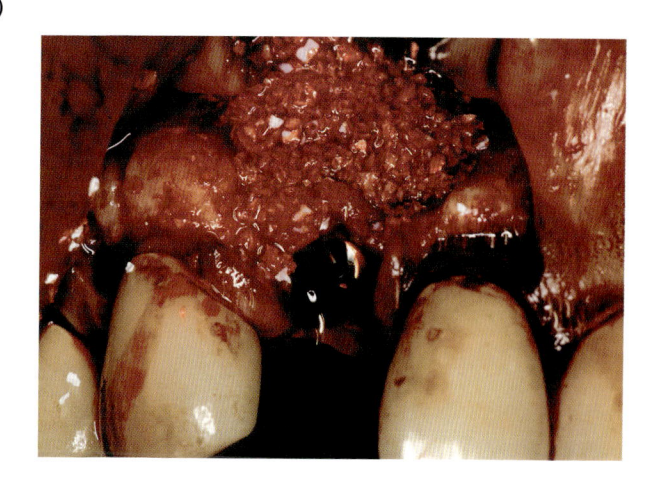

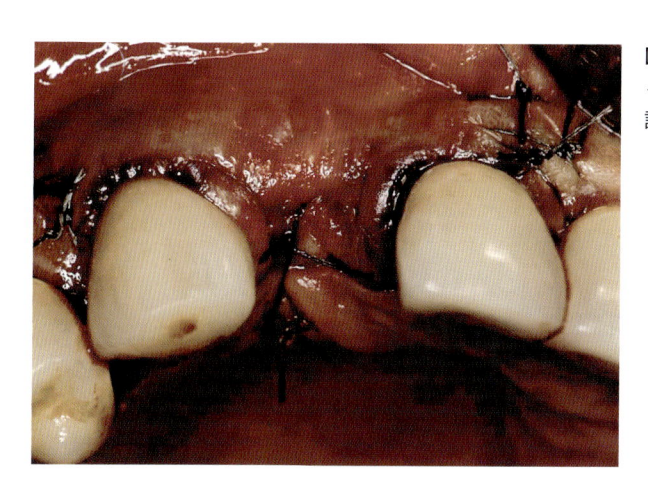

図42〜44 現在は術前診査において唇側骨の厚みが不足している場合は，GBRを必ず行うことで歯肉レベルを安定させることを計画している

たが，それでは唇側を圧迫しすぎていたと考えられる．そのため，現在では唇側のみややレスカントゥアにし，上部構造のエマージェンスプロファイルを少し歯肉を押すように調整することで，歯肉を押しすぎずに辺縁歯肉の形態を作るようにしている（**参考症例2**）．

参考症例2　現在のアバットメントカントゥアの与え方

2| 欠損にインプラントを計画した症例である．2| 唇側骨の厚みが不足していたため，埋入時にGBRを行っている（**図42〜44**）．

　図45は，印象採得時の唇側歯肉レベルで作製したアバットメントの模型上の状態で，図46，47が装着時である．唇側は圧迫せずにレスカントゥアとしており，模型上と比較すると歯肉が少し上がっている．この状態でプロビジョナルレストレーションを装着する（**図48**）．プロビジョナルレストレーションの唇側カントゥアをやや張らしているので，歯肉辺縁の位置が根尖側へ移動していることがわかる（**図49**）．そして最終上部構造を装着する（**図50**）．

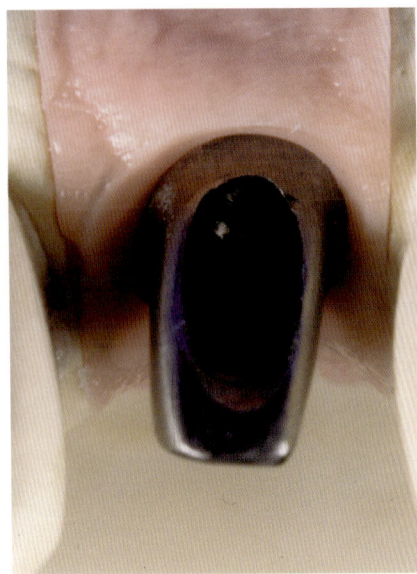

図45 印象採得時の唇側歯肉レベルで作製されたアバットメント

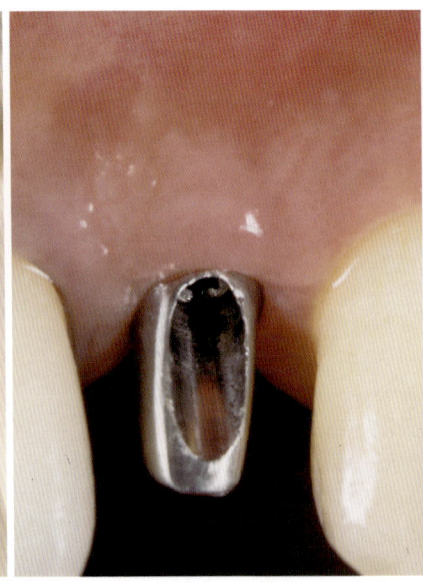

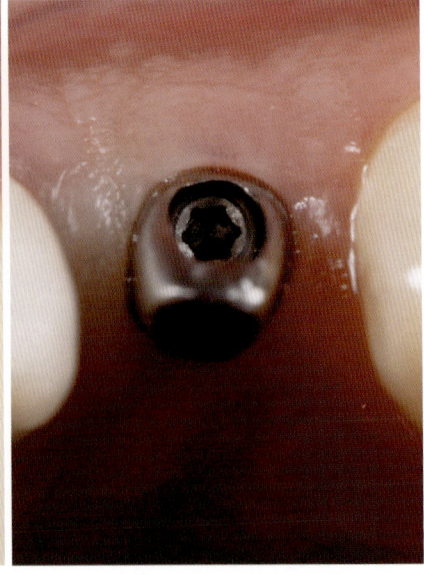

図46, 47 装着時. 唇側は圧迫せずレスカントゥアとしている. 図45と比較して, 歯肉が少しクリーピングしたような状態となっている

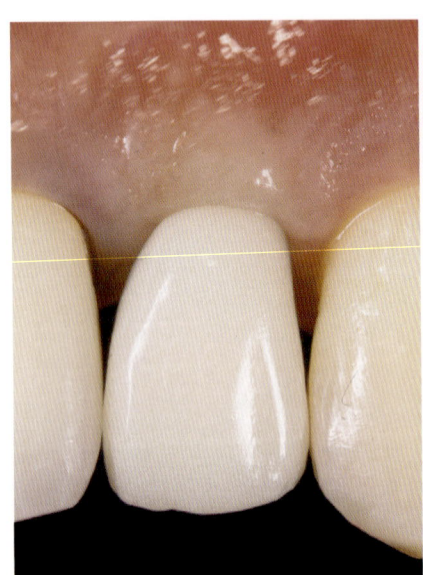

図48 プロビジョナルレストレーション装着

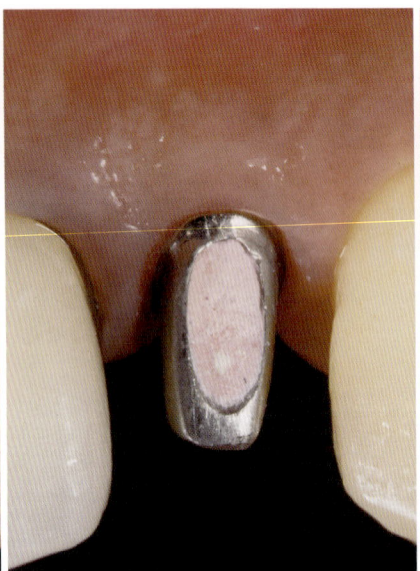

図49 プロビジョナルのエマージェンスプロファイルを少し歯肉を圧迫するように調整することで, 図46と比較して歯肉辺縁の位置が根尖側へ移動している

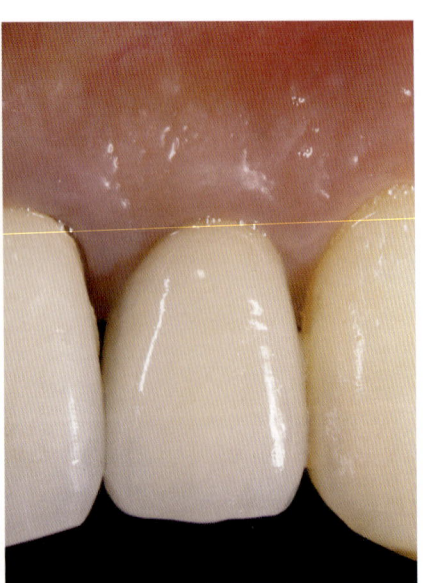

図50 最終補綴物装着

●参考症例3　審美的な上部構造製作のために（植松）

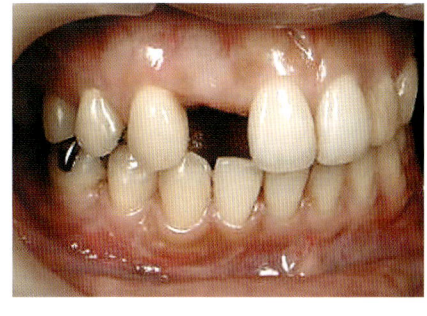

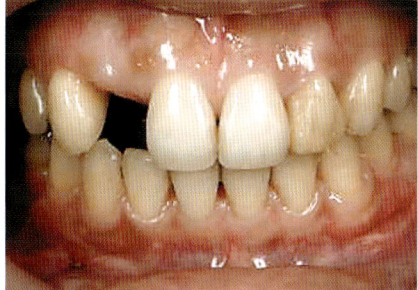

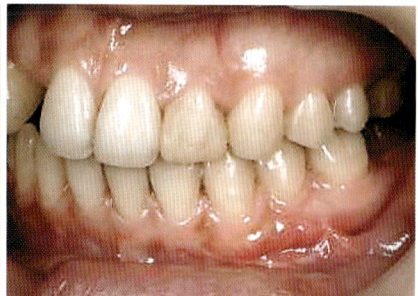

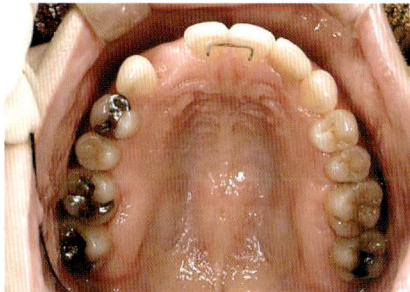

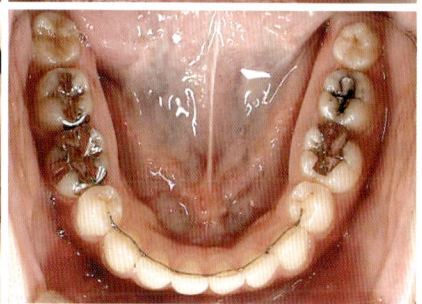

図51〜55　矯正医より矯正治療終了後の欠損補綴および前歯部の審美性改善を主訴に紹介で来院

　インプラント治療において審美的な上部構造を作製するために重要なことは，通常のクラウン・ブリッジと同様に，「術前に最終的な補綴物をシミュレーションしておく」ことである．そして，その補綴物を作製するために，どのポジションにインプラントを埋入すればよいかを検討していく．

参考症例3　審美的な上部構造製作のために

　患者は，矯正治療終了後，矯正医からの紹介で 2| 欠損を含めた前歯部の審美的な改善を目的として来院された（図51〜55）．
　問題点として，|2 は矮小歯で充填されていたレジンは変色している．また 2| の欠損部はスペースが広く，このままの状態で欠損補綴を行うと，2| は中切歯と同じくらいの歯冠サイズとなってしまう．ただし，2| 部は，硬組織，軟組織とも十分にあり，また両隣在歯との距離もあるので，インプラント治療自体の難易度はそれほど高くない．そこで，インプラント治療後の補綴治療をどのようなコンセプトで行えば審美的な改善が可能であるかをシミュレーションする．

1. 補綴治療のシミュレーション

　前歯部をどのような補綴設計とするか，患者，歯科技工士を含めて検討する．
パターンA（図57）
　2| 部にインプラント埋入，|2 をラミネートベニアとする案．補綴の範囲は少なくて済むが，6前歯の幅径のバランスが悪く，2|2 が大きく見えすぎてしまう．
パターンB（図58）
　3|3 近心をコンポジットレジンもしくはラミネートベニアで修復し，2|2 の幅径を狭くする案．2| 部はインプラント，|2 をラミネートベニア．2|2 の歯冠幅径が平均的数値となり，6前歯のバランスはよくなる．

●シミュレーション（Smile exchange・高橋　健氏）

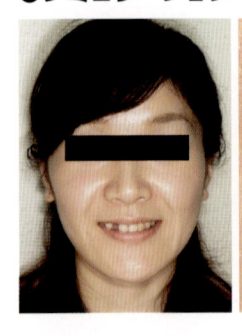

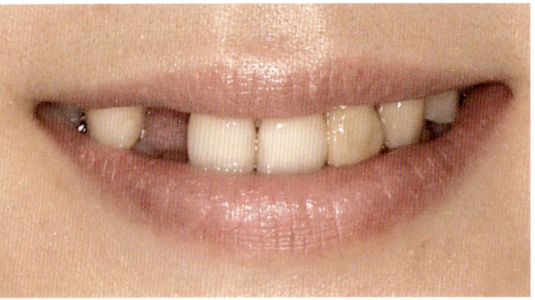

図56　術前

●パターン A

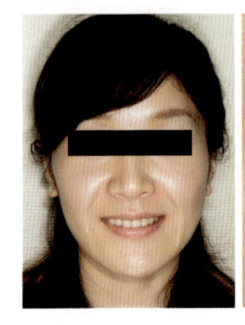

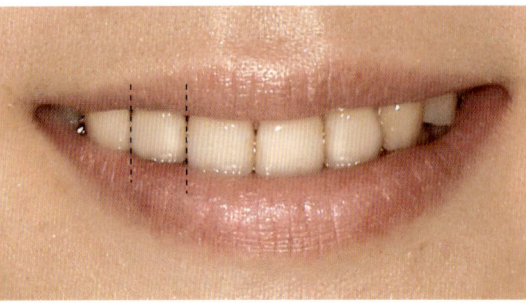

図57　矯正後に存在する側切歯の近遠心的なスペースをそのまま使用した場合
<u>2|</u> インプラント
<u>|2</u> ラミネートベニア
<u>2|</u> と <u>|2</u> の近遠心的幅径が異なる（<u>2|</u> ＜ <u>|2</u>）
<u>2|2</u> が大きく見えすぎてしまう

●パターン B

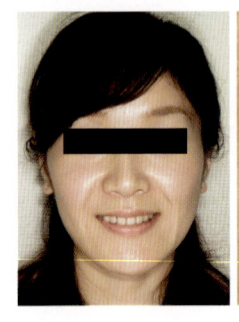

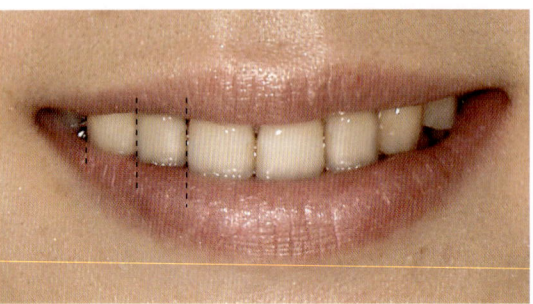

図58　側切歯の近遠心的なスペースを小さくするために犬歯の幅径をレジン充填またはラミネートベニアを使用して少し広くした場合
<u>3|3</u> CR or ラミネートベニア
<u>1|1</u> の近遠心的幅径はそのままで，<u>2|2</u> の幅径が揃う

●パターン C

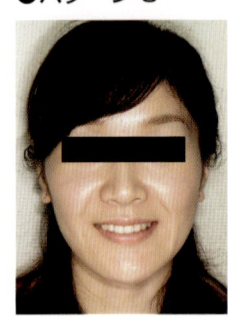

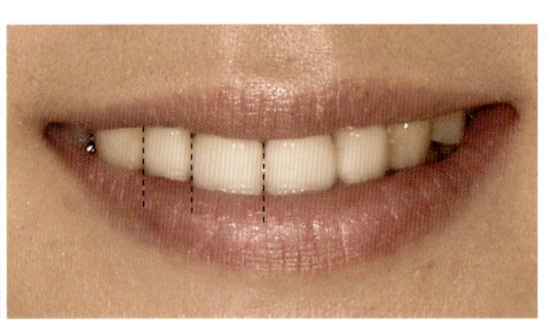

図59　側切歯の近遠心的なスペースを小さくするために中切歯の幅径をラミネートベニアを用いて少し広くした場合
<u>1|1</u> ラミネートベニア
<u>3|3</u> の調和がとれる

パターン C（図59）
　<u>1|1</u> をラミネートベニアとし，<u>2|</u> 部はインプラント，<u>|2</u> をラミネートベニアとする案．最も審美的ではあるが，矯正治療で配列した天然歯に侵襲を加えるというデメリットがある．
　それぞれの案を3者で話し合った結果，パターンAを採用することとした．審美的には妥協点もあるが，メリット，デメリットを総合的に勘案し，患者も納得されているので患者満足度は高い案と言える．

164　基本　審美修復治療のマネジメント

Part 6 インプラント

● インプラント埋入

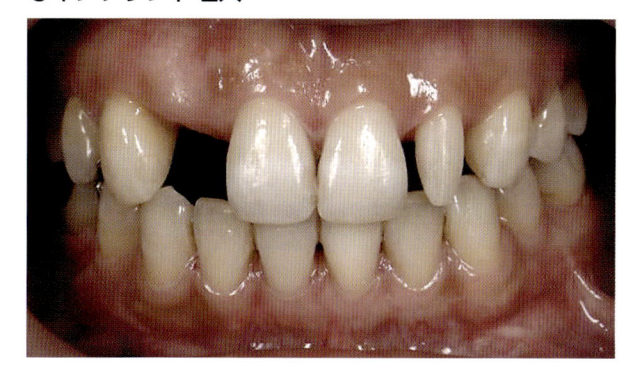

図 60 ⎿2 の修復物を除去した状態

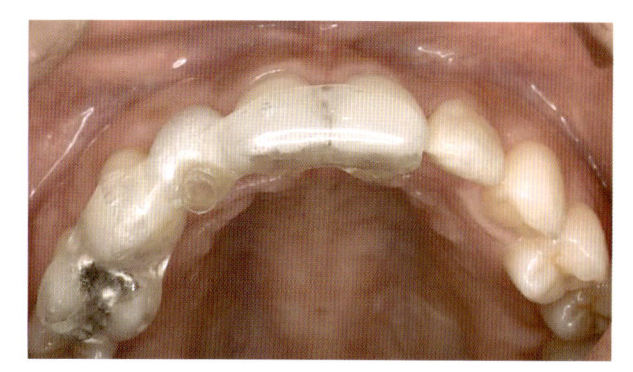

図 61 サージカルステントを用いて，インプラントを埋入する

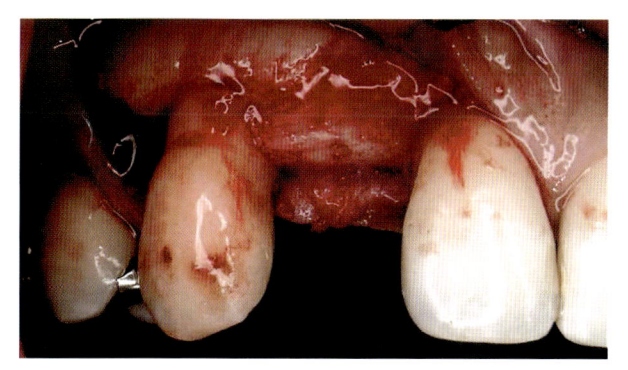

図 62 フラップを展開し骨頂部の位置と両隣接歯の関係を診査する

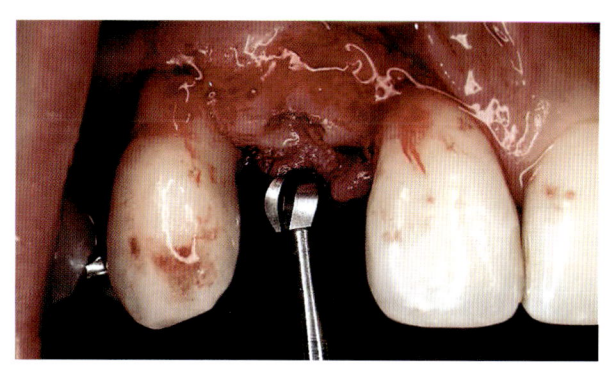

図 63 骨頂部の位置が歯冠側寄りにあるので埋入深度の基準を根尖側寄りに設定するために骨削除を行う

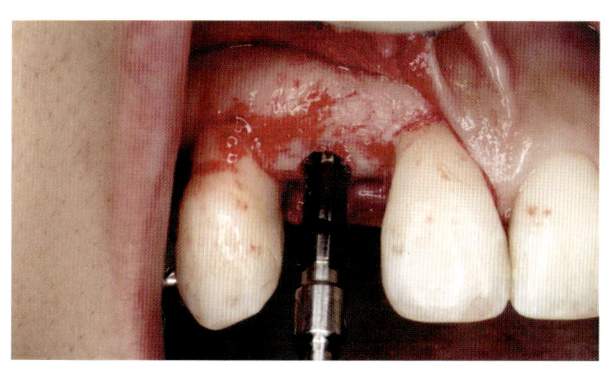

図 64 埋入深度の最終的な微調整は手用で行う

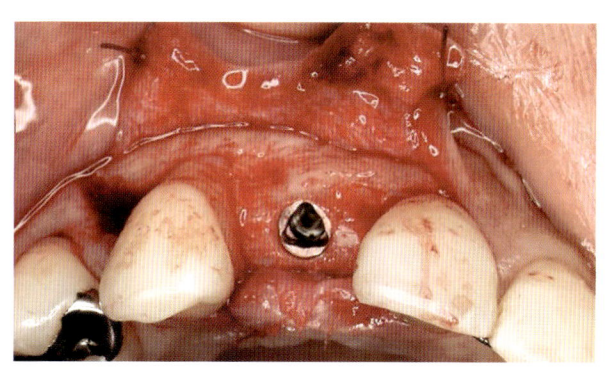

図 65 最終的な埋入位置

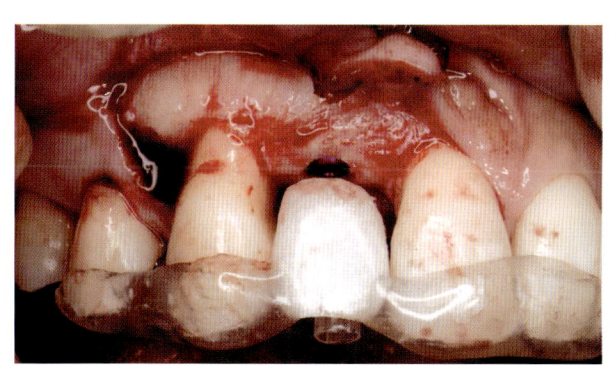

図 66 最終的な歯頸線より 3 mm 下方に埋入した

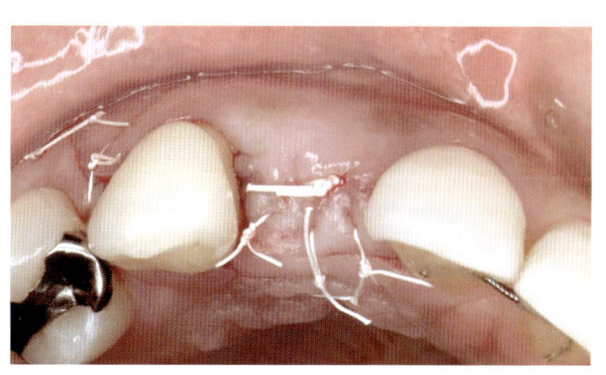

図 67 埋入後の状態

●最終補綴物装着

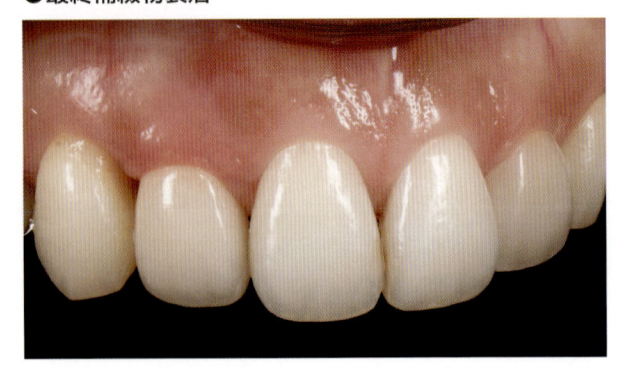

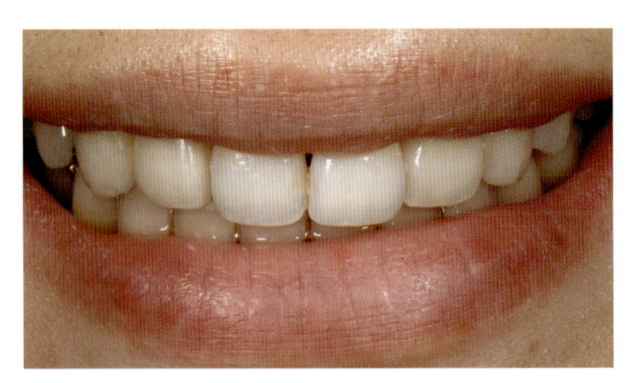

図68, 69　最終補綴物装着．術前に計画したパターンAの仕上がりになった

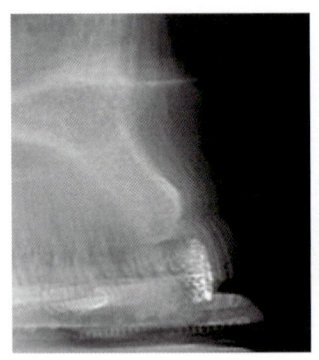

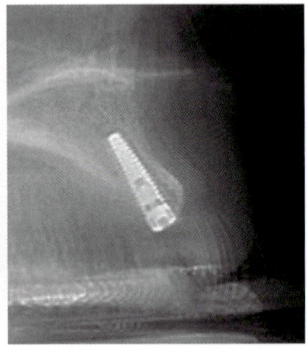

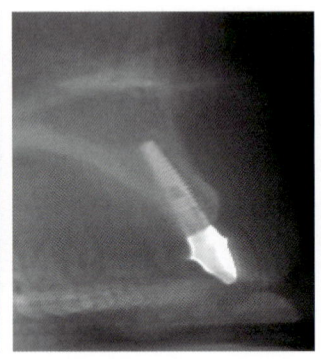

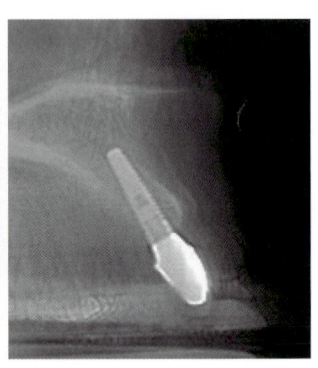

図70　CT像（左より，術前，インプラント埋入後，アバットメント装着後，上部構造装着後）．唇側の骨は十分にあり，インプラント部は安定している

治療の流れ

サージカルステントを用いて，2|部にインプラントを埋入する．埋入深度は，最終的な歯頸線より3mm下方に埋入している（図60〜67）．埋入後，ヒーリングを待ち，プロビジョナルレストレーションの装着，評価を行い，最終補綴物を装着した（図68, 69）．

CT像においても，唇側の骨は十分にあり，インプラント部は安定していると思われる（図70）．

インプラント治療における前歯部の審美修復治療も，クラウン・ブリッジと同様に最終的な補綴物のイメージを診断用ワックスアップなどを通して術前にシミュレーションしておくことが重要である．そして最終的な歯冠形態を再現するための，位置，角度，深度を含めた三次元的なインプラントポジションを検討する．そして，そのポジションの硬組織，軟組織の状態を診断し，必要であれば硬組織，軟組織を造成する付加的な処置を行う．

常にゴールを見据えて，道筋を明確にした上で確定的な処置へ移行するという補綴治療の基本は，インプラント治療においても同様であることがおわかりいただけたかと思う．

Case Study 9

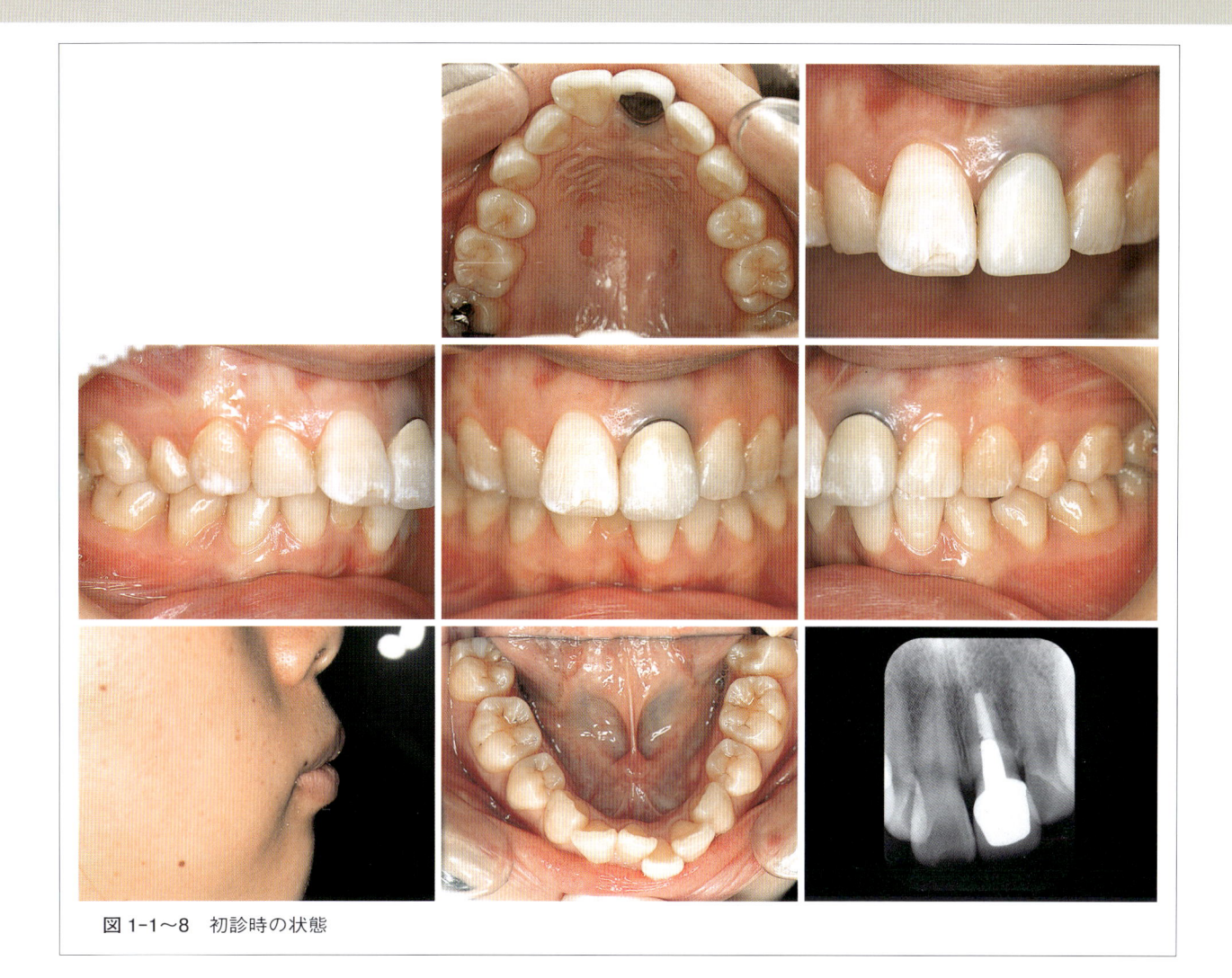

東京都中野区・中野デンタルクリニック　松尾幸一
コメント・植松厚夫，北原信也

図 1-1～8　初診時の状態

症例の概要

患者は，20歳，女性で，|1 の審美障害を主訴に来院された（図 1-1～8）. 問題点としては，|1 の歯肉の変色，1|1 の前突，上顎歯肉レベルの不調和，下顎前歯部の叢生および |1 の唇側転位が認められる．

治療の流れ

|1 は保存は難しく，患者はインプラント治療を望んだため，インプラントを前提とした診断用ワックスアップを作製したが（図6），1|1 は前突が著しいため，この状態で審美的な補綴を行うことは困難である．また，全顎的に歯列が乱れており，特に 1|1 の前突，下顎前歯の叢生が著しいため，矯正治療の必要性を患者に説明したところ，患者から矯正治療の同意を得た．

1|1 の前突と下顎の叢生が著しい

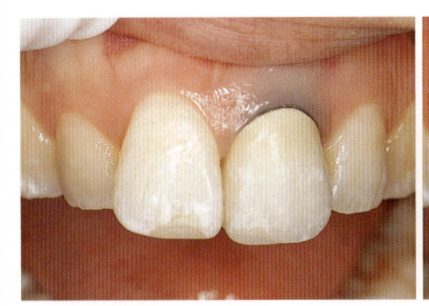

図2　初診時．正面観

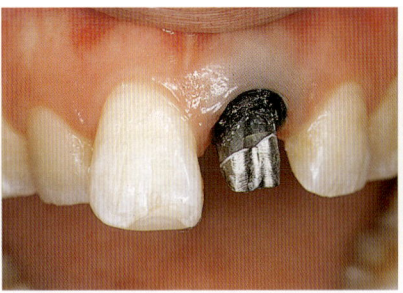

図3　主訴であるPFMクラウンを除去

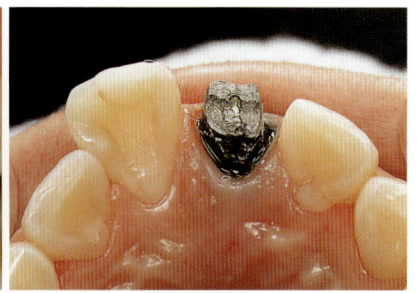

図4　同，口蓋面観

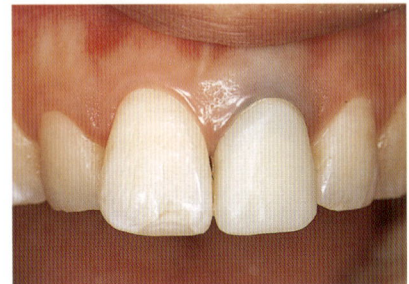

図5　テンポラリークラウンを装着

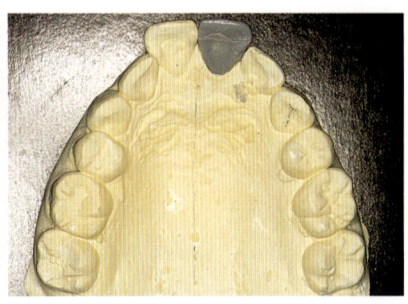

図6　ワキシングを行ったが，この状態でインプラントを埋入し，補綴することは困難である

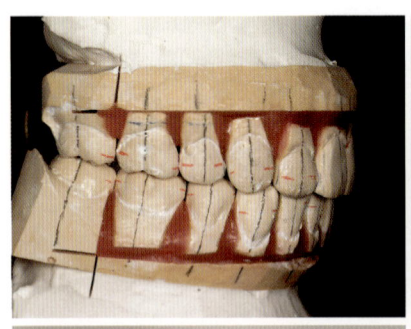

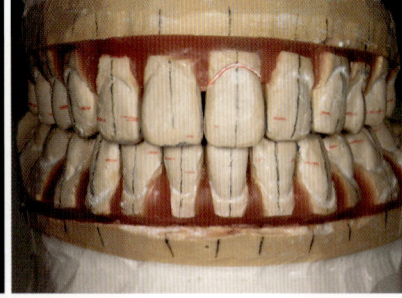

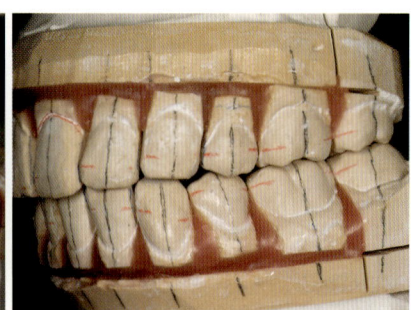

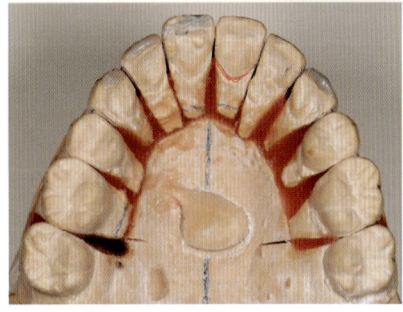

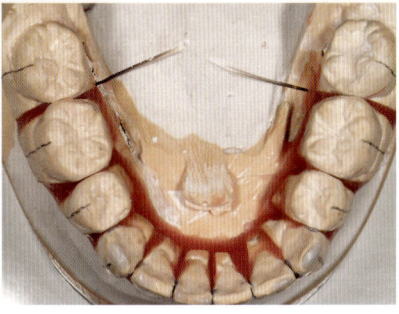

図7-1〜5　セットアップモデルの作製．矯正医とともに，確実なアンテリアガイダンス，バーティカルストップの確保，ケーナインガイダンスが可能かを診断する

　そこで，セファロ分析を行い，矯正医とともにセットアップモデルを作製した（図7-1〜5）．矯正医への指示としては，①確実なアンテリアガイダンス，バーティカルストップの確保，②極力，ケーナインガイダンスに近づけること，を第一段階の目標とした．

　そして，顔貌と歯列のMid lineが一致，つまり |1 の位置が決定した後は，|1 を挺出させ（その他の部位は固定），|1 隣接面の硬組織の添加，軟組織の増大を図るとともに，抜歯を容易にすることを第二段階の目標とした．つまり，第一段階の目

> セットアップモデルを作製して「矯正治療のゴール」とその後の補綴治療のゴールを明確にする

168　基本　審美修復治療のマネジメント

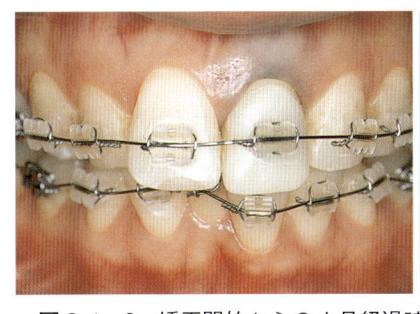

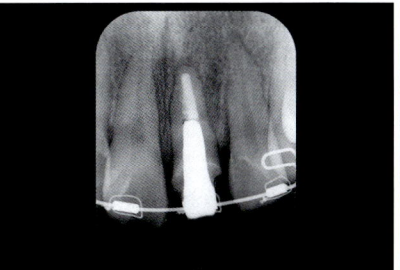

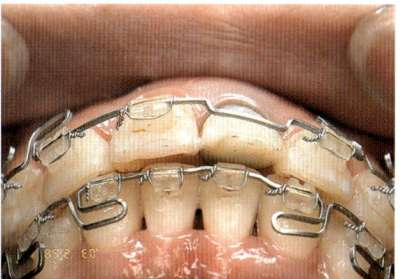

図8-1, 2　矯正開始から2カ月経過時

図9　矯正開始から約8カ月経過時

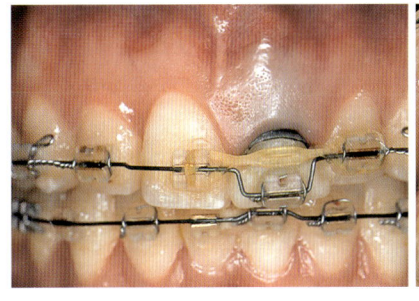

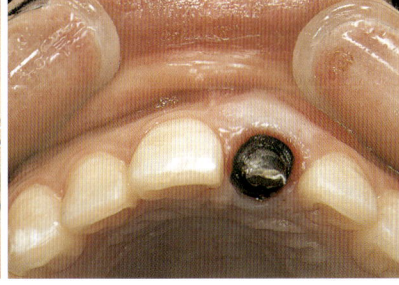

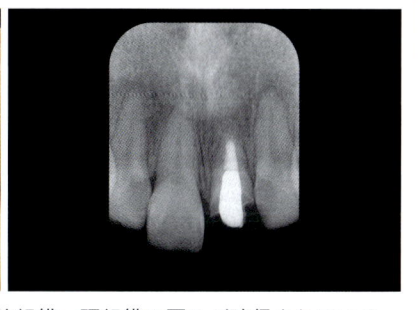

図10　アンテリアガイダンス，バーティカルストップの確保，ケーナインガイダンスが得られた後，|1 の挺出を行う

図11-1, 2　矯正治療終了時．唇側の軟組織，硬組織の厚みが確保されている

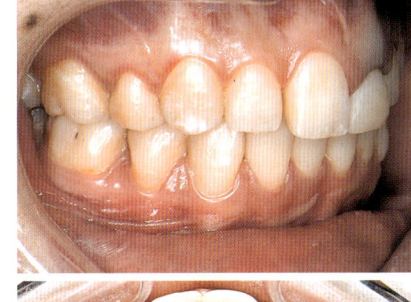

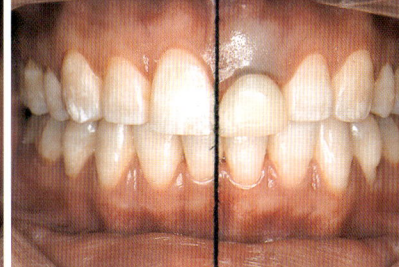

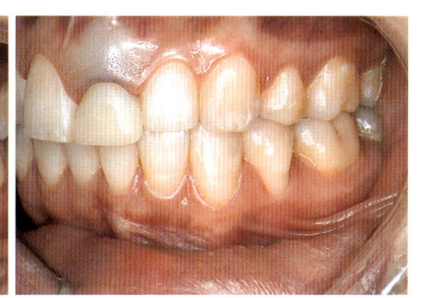

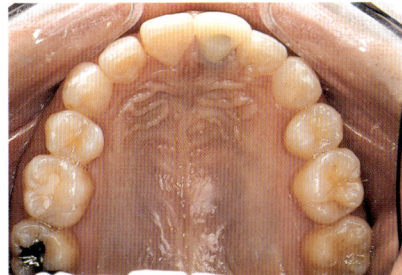

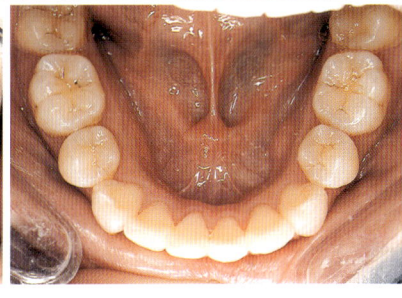

図12-1〜5　同，矯正治療終了時．顔貌と歯列のMid lineの一致，ジンジバルレベルの調和，|1 部の環境改善がなされた．この後，CTを撮影し，|1 部のインプラント治療へと移行する

的は歯列不正の矯正，第二段階の目的は，|1 インプラント治療のために行っている．

　確実なアンテリアガイダンスとバーティカルストップの確保，ケーナインガイダンス，顔貌と歯列のMid lineの一致，|1 隣接面の硬組織の添加，軟組織の増大が得られたことを確認し，矯正治療を終了した（図8〜12）．

　この後，CTを撮影し，|1 インプラントのシミュレーションを行う（図13）．抜歯後（図14），インプラントを埋入し（図15），埋入時に唇側に骨補塡材を塡入し

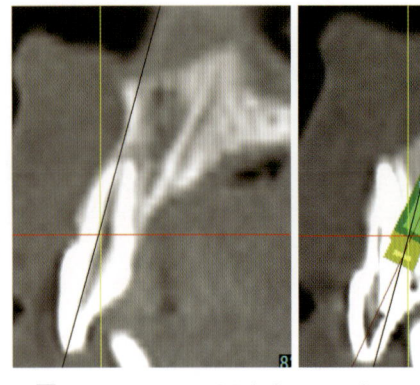

図13 Simplantでのシミュレーション．十分ではないが，埋入可能な唇側の骨が確認できる（赤線は骨頂）

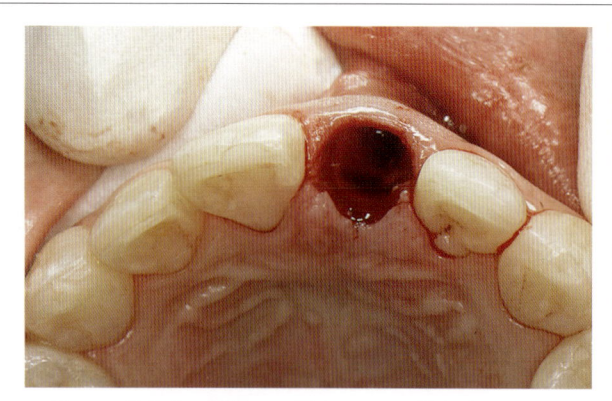

図14 抜歯後，唇側には厚さ1mm，隣在歯との骨頂と同レベルの骨を確認

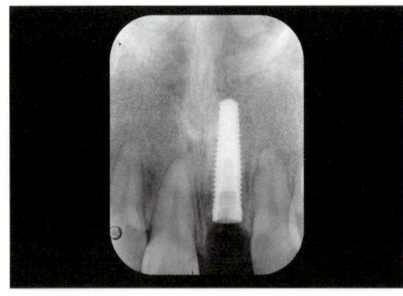

図15 反対側同名歯の骨頂にフレンジトップを揃える深度で埋入

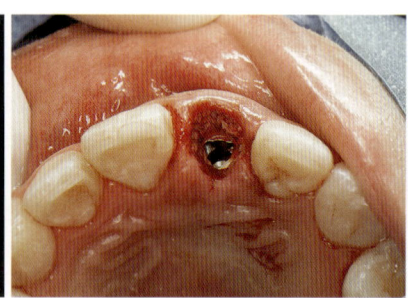

図16 埋入時に骨補塡材を塡入

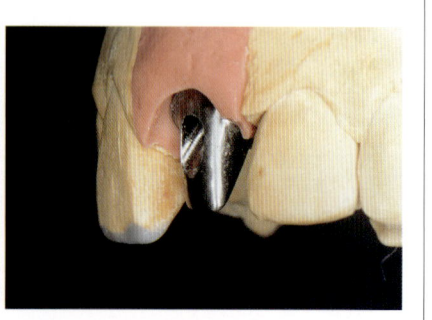

図17 反対側同名歯のカントゥアと相似形にアバットメントのカントゥアを作製

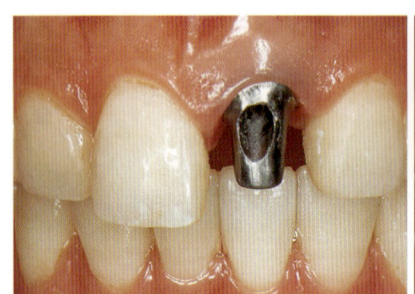

図18 薄い歯肉のため，チタンアバットメントでは歯肉にシャドーが発現してしまう

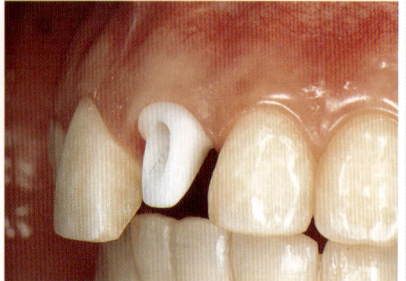

図19 チタンアバットメントと同じ形態でジルコニアアバットメントを作製．シャドーは認められない

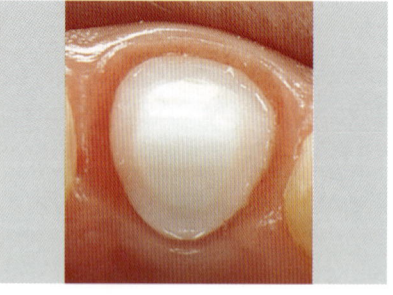

図20 プロビジョナルレストレーション装着から3カ月経過時．歯肉の状態は良好である

た（図16）．

　ヒーリング期間を経て，CAD/CAMにてチタン製アバットメントを作製（図17），装着したが，薄い歯肉のため，歯肉にわずかながらシャドーが発現してしまう（図18）．そこで，同じ形態でジルコニア製アバットメントを作製し，装着した（図19）．プロビジョナルレストレーションにおいて歯周組織との調和（図20），機能，審美性を確認した後，最終補綴物を装着した（図21～24）．現在，術後6年が経過しているが，順調に推移している．

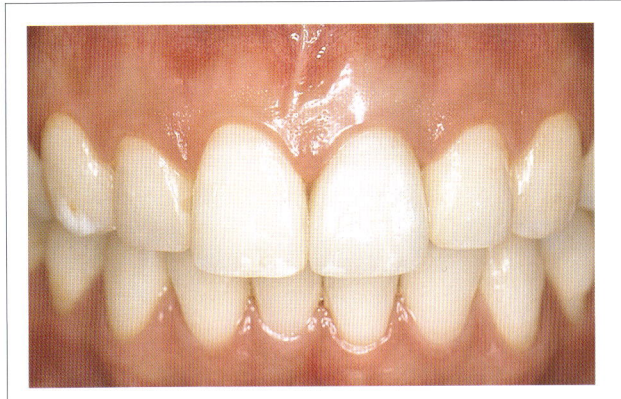

図 21-1, 2　最終補綴物装着

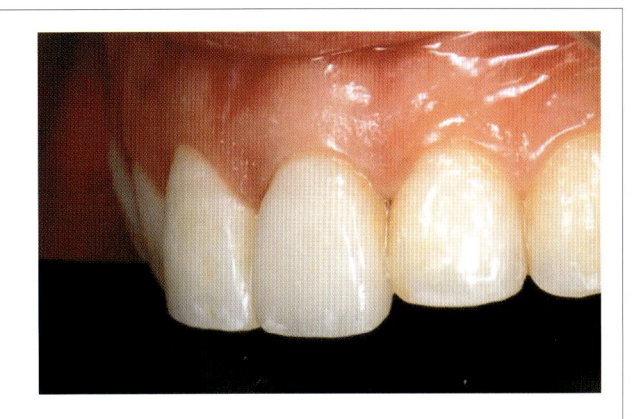

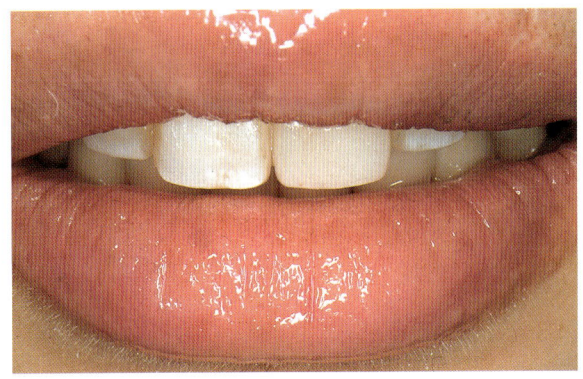

図 22-1, 2　口唇との関係. 前突感も改善されている

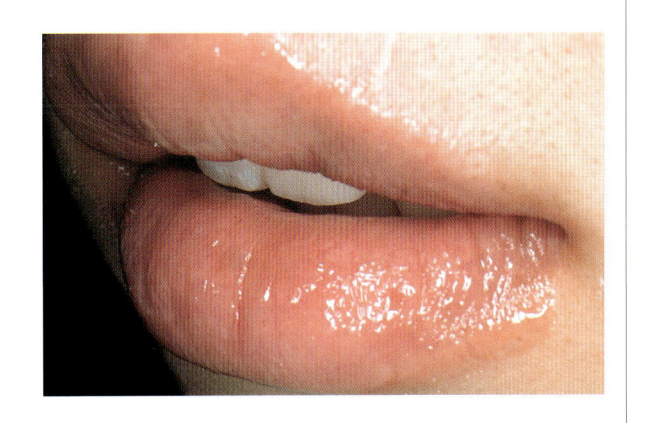

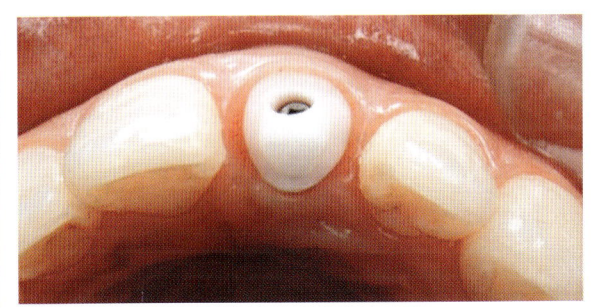

図 23　アバットメント装着時の咬合面観. 軟組織の豊隆, 歯周組織との調和が得られている

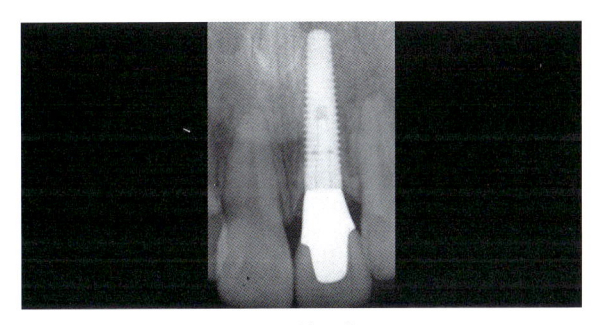

図 24　術後のデンタル X 線写真

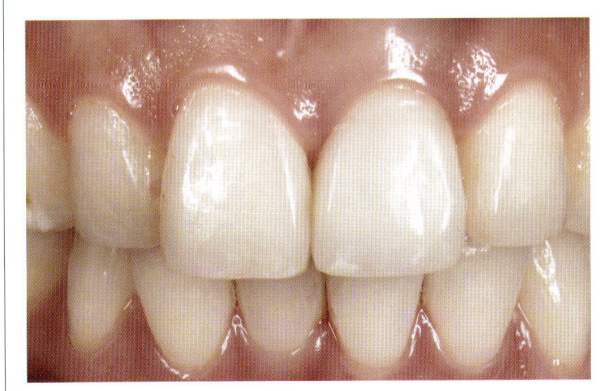

図 25-1　3 年経過時

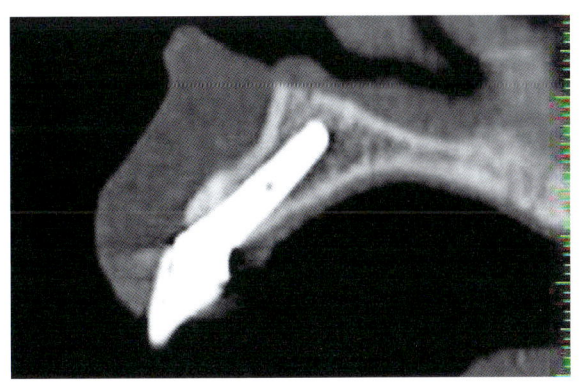

図 25-2　3 年経過時の CT 像

本症例のポイント

　本症例は，上顎前歯部へのシングルインプラントの埋入を矯正治療後に行ったもので，セットアップモデルの段階からインプラント埋入位置をある程度設定して治療が行われている．補綴前処置としての矯正治療には不確定要素がまだまだ多く，セットアップモデルを信頼して矯正治療後の位置を想定してインプラントという不動性のものを用いることはタイミングが大変難しい．

　また，前歯部のように歯槽突起と歯根の方向に角度差がある場合は，矯正治療後に歯槽突起が移動しないことからインプラント埋入方向に制限を受ける点に注意が必要である（植松）．

●矯正治療との連携について

　本症例では，セットアップモデル，矯正治療，インプラント埋入ポジションの関係をどのように精査して，矯正治療とインプラント治療を連携させたか（植松）．
→本症例の場合，歯列矯正のゴールを第一段階，1| 部のインプラントの環境改善を第二段階と考えて矯正治療を依頼した．

　具体的には，①歯列の改善（特に 1|1 の前突と下顎前歯部の叢生），②顔貌，歯列の Mid line の一致，③ジンジバルレベルの改善（1| 以外）を第一段階のゴールと設定し，第一段階がクリアされた後に，1| の環境改善（軟組織の増大，隣接面の硬組織の添加）および抜歯を容易にすることを目的として，1| の挺出を行った．第二段階の目的が達成され，歯列のポジションが確定した後，CT を撮影して，最終的なインプラントポジションを決定している（松尾）．

●アンテリアガイダンスについて

　術前はアンテリアガイダンスが不安定に見受けられるが，どのように改善したか（植松）．
→矯正治療前の診断として，確実なアンテリアガイダンス，バーティカルストップの確保，ケーナインガイダンスに近づけることが可能かを矯正医とともにセットアップモデルを作製してシミュレーションした．その結果，改善可能であることがわかったので，矯正治療でアンテリアガイダンスを改善することとした（松尾）．

●最終補綴物について

　最終補綴物は，切縁のラインから見ると正中線が右側に流れているように見えるが，その点はどうか（北原）．
→天然歯である 1| の近心の形態の影響もあり，確かに正中線がわずかに右側に流れているように見える．1| 近心の形態を CR 等で改善するか，1| の上部構造の形態を改善する余地があったと思われる（松尾）．
→また 1|1 の幅径がわずかに違うせいか，1| のゼニース（歯肉頂）の位置は，もう少し遠心にあった方が対称性が得られたと思う（北原）．

Part6 インプラント ― Chapter2 GBRを伴う処置

はじめに

　前歯部のインプラント治療において，術後に歯肉退縮や歯間乳頭の喪失といった審美的な問題を起こさないためには，「唇側の骨が確保されている」ということが重要な条件の一つとなる．しかし，日本人は解剖学的に唇側の骨が薄いことが多く，また抜歯によって容易に唇側骨は吸収してしまう．そのため，補綴主導型でインプラントを埋入しようとすると，GBRなど硬組織を維持，増大させるための付加的な処置が必要なことが多い．

GBR のステップ

　GBRには，インプラント埋入と同時に行う方法とインプラントを埋入する前に行う方法（ステージドアプローチ）に分けられる．
　ここでは，インプラント埋入と同時に行う方法について示す（図1〜6）．
①インプラント埋入を行う．
②インプラント埋入部位の唇側皮質骨に対して，小さいサイズのラウンドバーを用いて穿孔を行う．
③フラップを展開した骨膜に減張切開を行う．
④治癒過程において吸収することを考慮して，自家骨や骨補填材などを骨面上に約3割増しの量で設置する．
⑤吸収性あるいは非吸収性メンブレンを自家骨や骨補填材上に設置した後，減張切開を行ったフラップ弁が十分に創面を閉鎖することを確認する（審美性を考慮して行う場合は，切開の回数を少なくするために吸収性メンブレンを使用する）．
⑥まず，水平マットレス縫合でフラップ弁を唇舌的に寄せて固定する．その後，縦切開部分の縫合を行い，順次，フラップ弁を合わせるように縫合を行う．

　その他の注意点として，以下のことが挙げられる．
・前歯部審美領域のように，なるべく展開を小さくしたい部位においては，減張切開がポイントとなる．減張切開の注意点としては，弁基底部の切開方向を斜めに入れ，側方に移動させやすいようにすることが重要である（図7）．そして，縫合は水平マットレス縫合と単純縫合を併用して行う（図8）．水平マットレス縫合は，弁にゆとりがあり，治癒が早いという利点がある．
・術中に裂開などが生じてGBRを行うことになった場合には，当初，予定していなかったために切開線のデザインが小範囲になっており，GBRの難易度が高まるこ

● 参考症例1　GBRを併用した前歯部インプラント（植松）

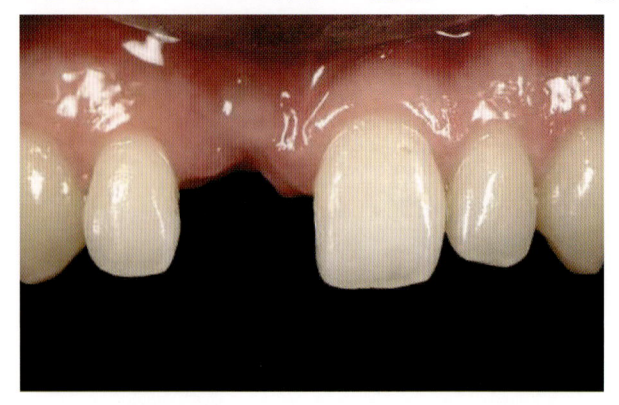

図1　術前唇側面観．欠損部顎堤の高さはある程度保存されている

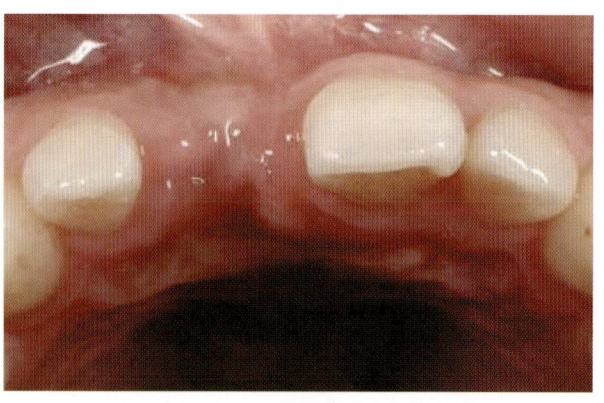

図2　術前咬合面観．欠損部顎堤の唇側歯槽骨はわずかに吸収しており，Seibertの分類でClass 1である

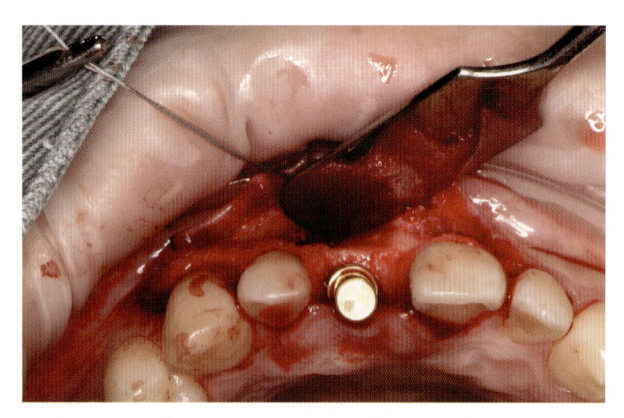

図3　インプラント埋入後の咬合面観．わずかに口蓋側に埋入することで唇側の骨幅を保存している

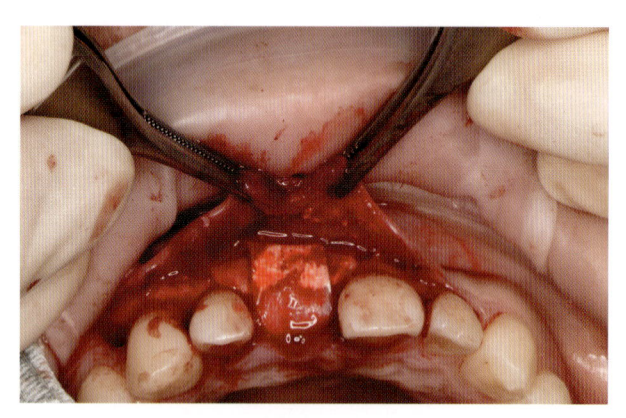

図4　GBR途中の咬合面観．骨補塡材の上に吸収性メンブレンを設置している

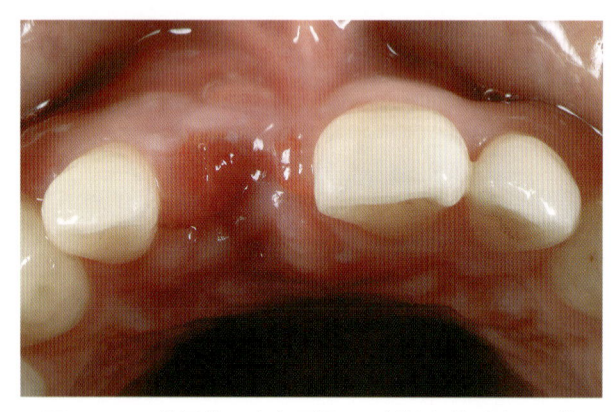

図5　GBR終了後の咬合面観．唇側軟組織形態の回復がGBRによって行われている

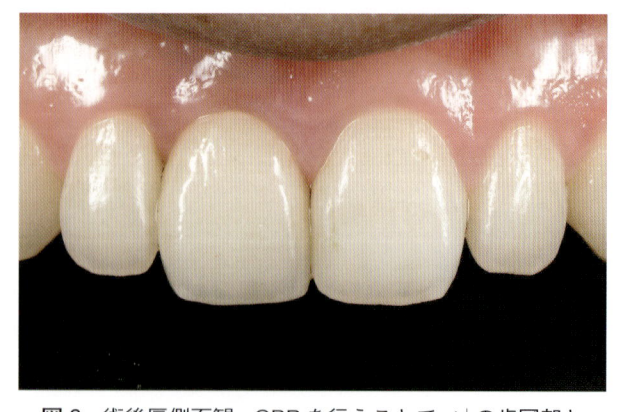

図6　術後唇側面観．GBRを行うことで 1| の歯冠部と歯根部の形態的な連続性が審美的に回復されている

とに注意する．
・吸収性メンブレンは扱いが難しいが，模型上であらかじめ覆う部分を予測して，先にメンブレンを切っておくとよい．
　審美的な部分は，切開線の瘢痕化による問題を減少させる目的で，吸収性メンブレンを使用する．吸収速度の調整も考えて2枚重ねて使用するため，まず1枚目

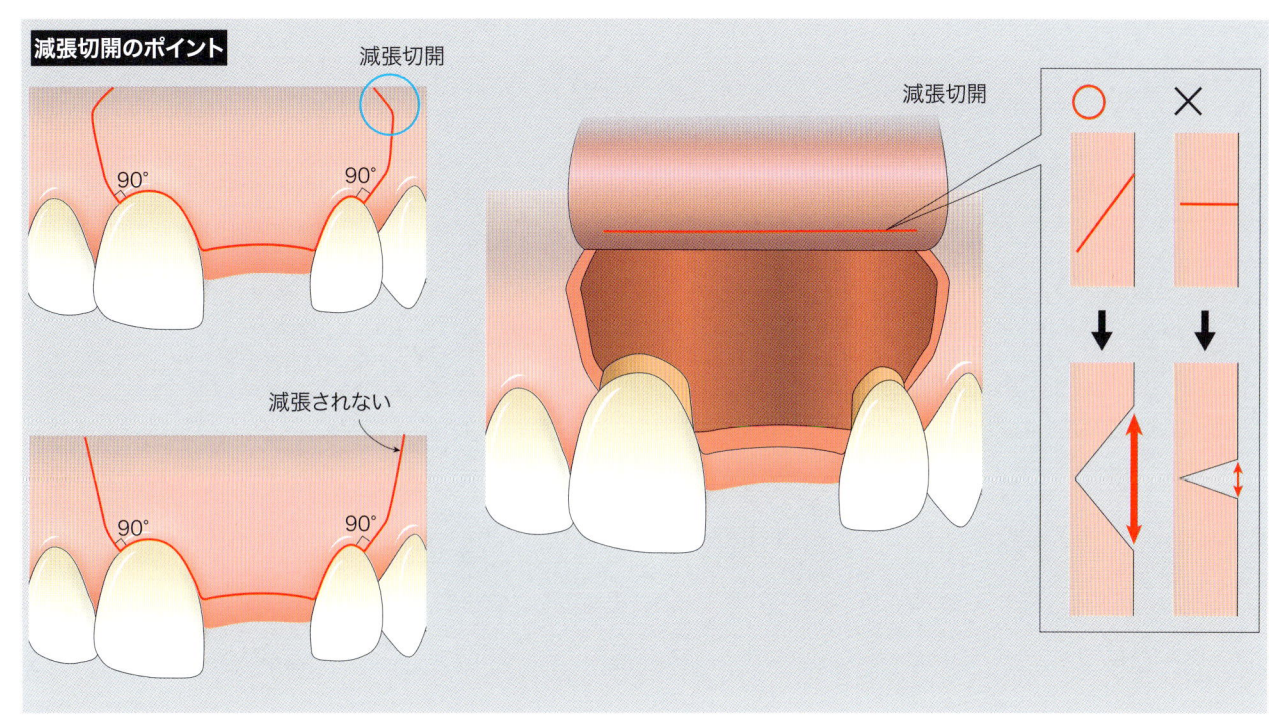

図7 減張切開はフラップ弁を形成した内面の骨膜に行うだけでなく，末広がりになるように縦切開を行った切開線の基底部にも必要である．また，骨膜上の減張切開はフラップ弁に対して鋭角に深く行ったほうが減張されやすい

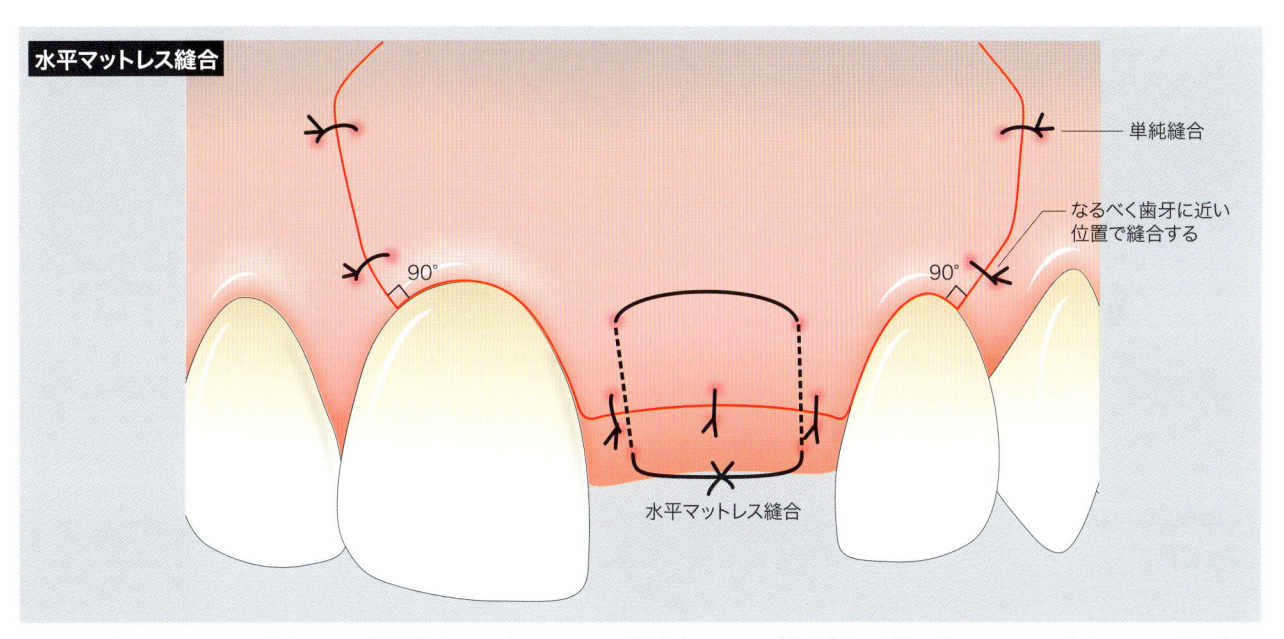

図8 水平マットレス縫合は，口蓋側歯肉を固定源として唇側歯肉フラップ弁を優しく引き寄せるように行う．その後，単純縫合で一次治癒が容易に起こる環境を設定する

は，欠損部の両隣在歯に触れない幅で縦長のメンブレンを切って作製する．2枚目は，唇面の骨面上に骨補塡材によって体積が増すことを考えて，メンブレンの幅を決定したものを用意する．血液が付くと扱いにくくなるので，GBR中にメンブレンを切るのは最小限にする（ステージドアプローチで行う場合は，骨欠損の大きさにもよるが，非吸収性メンブレンを用いてしっかり固定して行う）．

Case Study 10

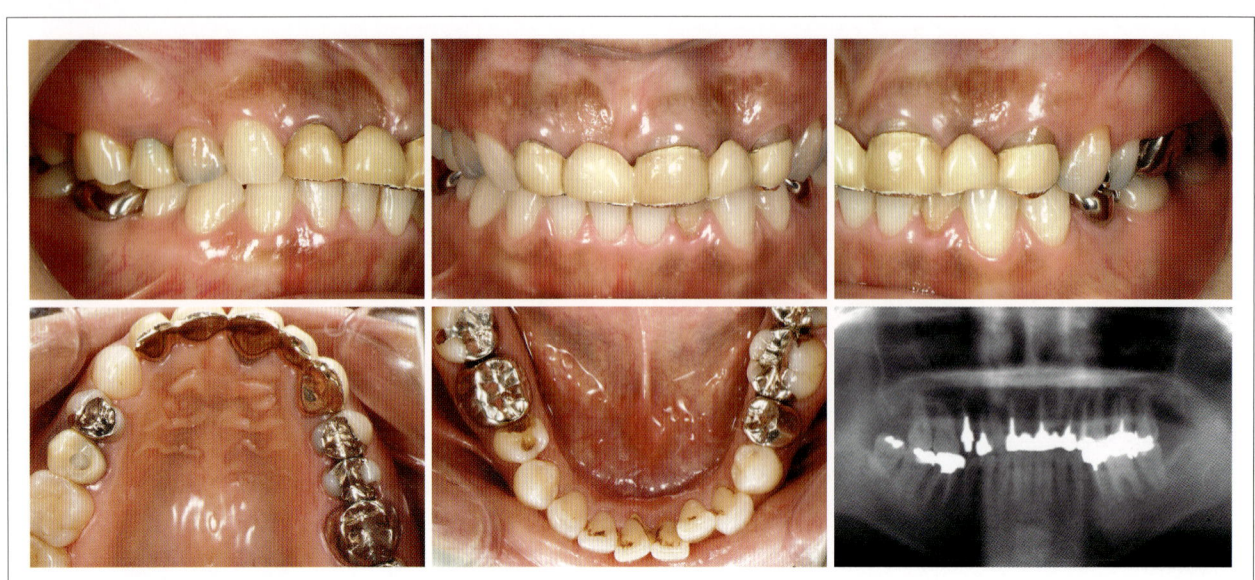

神奈川県鎌倉市・インプラントセンター鎌倉　田中歯科御成町　**田中志歩**

コメント・植松厚夫，北原信也

図1-1〜6　初診時の口腔内とパノラマX線写真

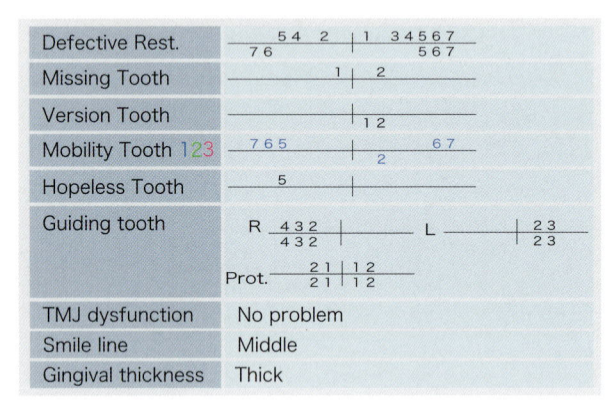

図2　基礎資料

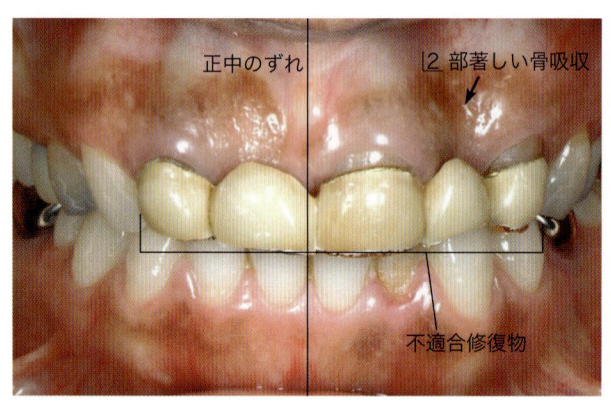

図3　問題点の抽出（前歯部）

症例の概要

患者は38歳，女性で，前歯部のブリッジの改善を主訴に来院された（図1）．1|2 が欠損しているが，中学時代に転倒して |2 は歯根破折によりすぐに抜歯，1| も予後が悪く抜歯となり，ブリッジになったとのことであった．この前歯ブリッジは，正中がずれており，また歯冠長も短い状態であった．機能面では，右側が 432|，左側が |23 でガイドしており，顎関節，筋などに問題はなかった（図2）．

問題点として，②1|②2③ ブリッジの正中のずれ，短い歯冠長，|2 部の著しい骨吸収，不適合修復物が挙げられる（図3）．

治療計画の立案

既にブリッジで修復されており，|2 の骨欠損も大きいため，|2 にリッジオギュ

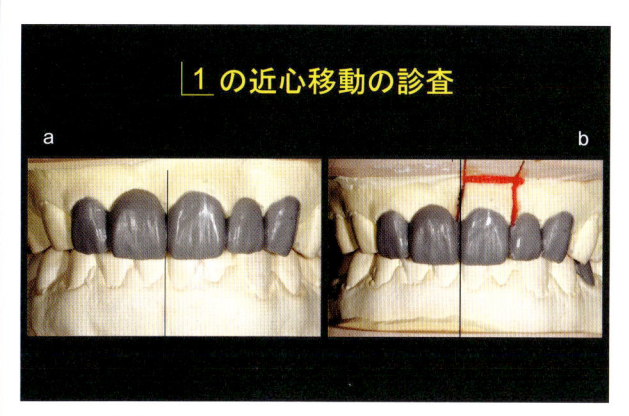

図4 残存歯のポジションのままでの診断用ワックスアップ（a）と，1̲ を近心移動させた場合（b）

表1 インプラントによる審美修復の難易度を左右する因子（小濱忠一：前歯部審美修復 インプラント編．クインテッセンス出版，2007．より）．赤字は本症例

審美的なリスクファクター	低 い	高 い
スマイルライン	Low/Medium	High
歯肉のバイオタイプ（角化歯肉の質と量，口腔前庭の幅）	Thick Flat Periodontium	Thin Scalopped Periodontium
欠損歯（単独歯か多数歯欠損，奇数か偶数）	単独歯欠損（連続的な欠損ではない）	多数歯欠損（偶数歯欠損）
唇面歯槽骨の欠損状態	水平的骨吸収	垂直的骨吸収
隣接面歯槽骨の吸収度合い	歯間部歯槽骨頂の吸収度合い（CEJよりマイナス2～4 mm以内）	歯間部歯槽骨頂の吸収度合い（CEJより4mm以上）
オーバーバイト，オーバージェット及び歯冠長と幅径の適正さ咬合状態	問題なし	機能異常と欠損スペースに問題がある咬合再構成を必要とする

● CT診断

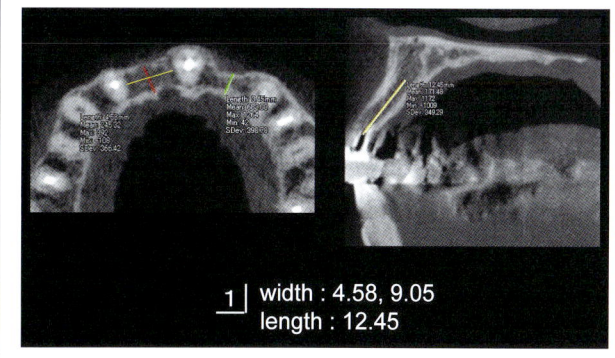

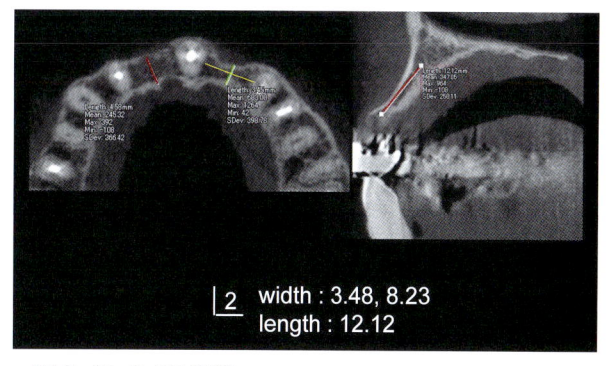

図5 1̲ のCT診断

図6 2̲ のCT診断

　メンテーションをしてブリッジを再製作することを第一選択肢として患者に説明したが，患者は，「とにかくブリッジから解放されたい」「GBRなど外科的侵襲が増えてもよいのでインプラントにしてほしい」と希望された．

　そこで，診断用ワックスアップの作製およびCT診断を行うこととした．現在の歯牙のポジションで診断用ワックスアップを作製すると，やはり正中がずれてしまうため（図4-a），1̲ を近心移動させて正中を合わせた診断用ワックスアップを作製したところ（図4-b），こちらのほうが審美的であると考え，患者も同意した．インプラント治療の難易度の分類に本症例を当てはめると（表1），難易度はそれほど高くないと考えられた．

　CT診断では，1̲ の唇舌幅は4.58 mm，近遠心幅は9.05 mm，深度は12.45 mmまで可能と診断し，ITI（Straumann）の直径4.1 mm，長さ10 mmを選択した（図5）．2̲ は，唇舌幅が3.48 mm，近遠心幅が8.23 mm，深度は12.12 mmなので，ITI（Straumann）ナローネック（直径3.3 mm），長さ10 mmとし，この部分には埋入時にGBRを行うこととした（図6）．

　以上より，図7に示す補綴設計を計画し，治療順序は，1̲ 2̲ にインプラント埋入

図7 補綴設計

図8 治療のタイムテーブル

図9 埋入ポジションの計画

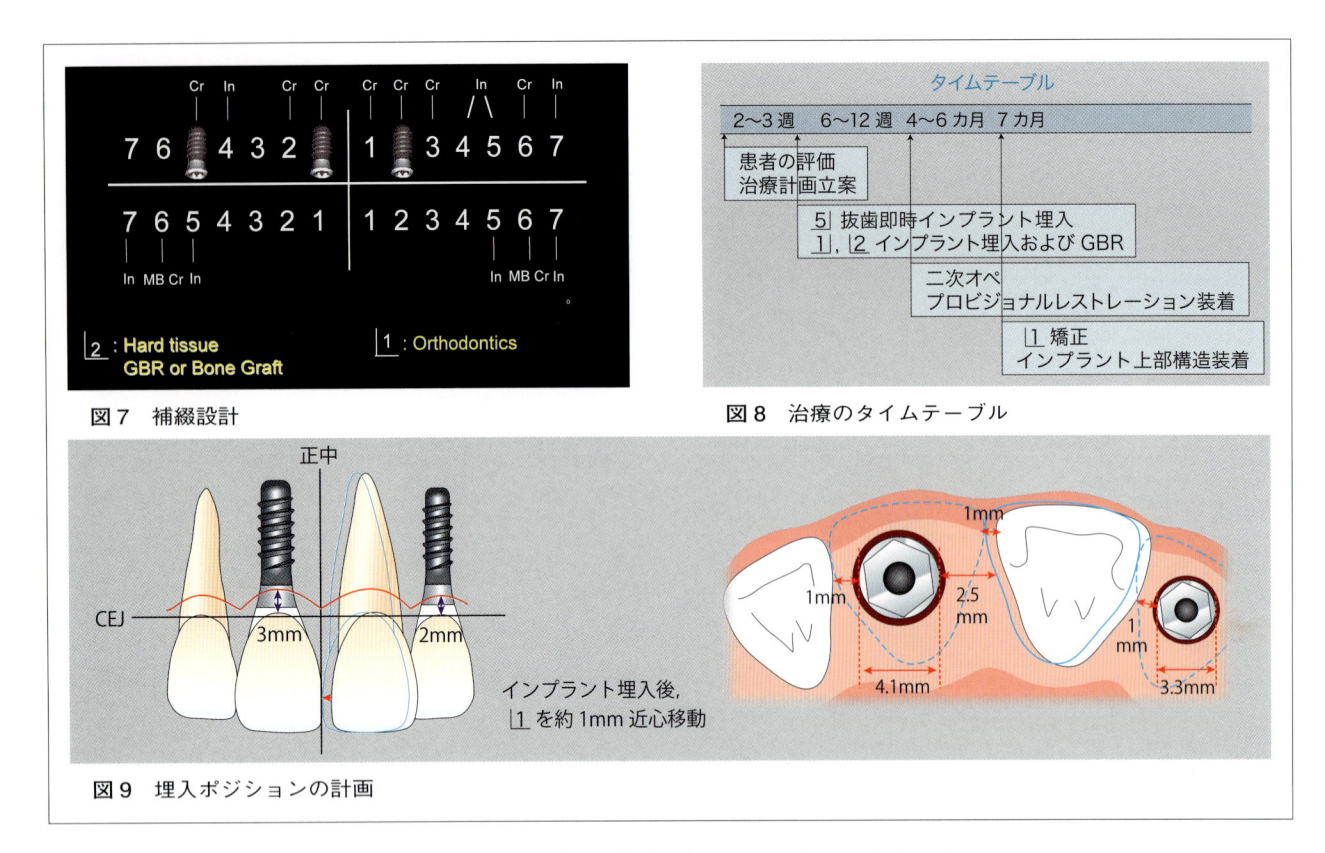

後，プロビジョナルレストレーション装着，待時期間を経て二次手術，歯肉の安定を待って1⏌の近心移動，補綴処置を行うこととした（図8）.

治療の流れ

　埋入ポジションだが，原則に則って唇側から 1.5 mm～2 mm 内側，深度は CEJ より 2 mm，天然歯との距離は 1～1.5 mm 離して埋入する．ただし，1⏌部は，1⏌を近心に約 1 mm 移動させる予定なので，1⏌とは約 2.5 mm，⏌2 とは 1 mm の距離で埋入している（図9）.

　⏌2 は，裂開によりインプラントが露出している部分に切削骨を集めた自家骨を置き，その上に骨補塡材，吸収性メンブレンを置いた（図11-1～5）．埋入後の CT 像では，計画通りに埋入できていることがわかる（図11-6）.

　インプラント埋入から約 5 カ月後に二次手術を行った（図12）．約 1 週間後，歯肉が少し落ち着いてきたところで（図13），歯肉の連続性を得るためにプロビジョナルレストレーションを調整し，1⏌の近心移動も開始した（図14）.

　1⏌の近心移動を終え，プロビジョナルレストレーションの再評価を行い，問題がなかったため，最終補綴物の製作，装着を行った（図15）．しかし，最終補綴物の評価として，①正中を完全に合わせることができなかった，②歯肉の連続性が得られていない，③歯軸の方向，④切縁のずれ，といった問題点が認められる．そこで患者と相談の上，再度修正したプロビジョナルレストレーションを装着し（図18），⏌2 の歯肉をレーザーで修正したのち，最終補綴物を装着した（図19）.

　術後の唇側骨の評価だが，1⏌部は，埋入直後が 2.68 mm，1 年後が 1.97 mm，⏌2 部は，埋入直後が 2.27 mm，1 年後が 2.20 mm で，ほぼ安定している（図20）.

1⏌2 の埋入ポジション

Case Study 10

● 1 インプラント埋入

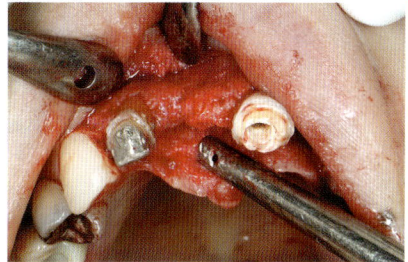

図 10-1 歯槽頂よりもやや口蓋側寄りに切開を入れて全層弁にて剝離

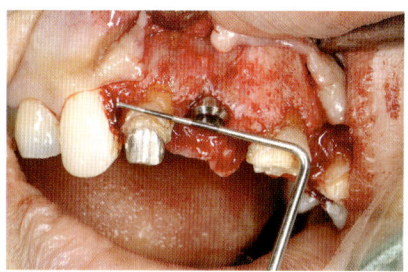

図 10-2 両隣在歯の CEJ よりも 2 mm 深く埋入

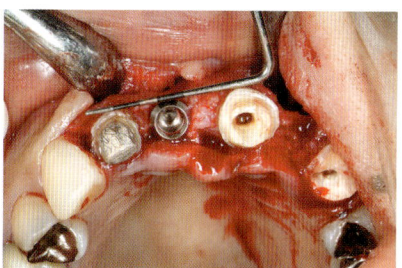

図 10-3 同，咬合面観

● 2 インプラント埋入および GBR

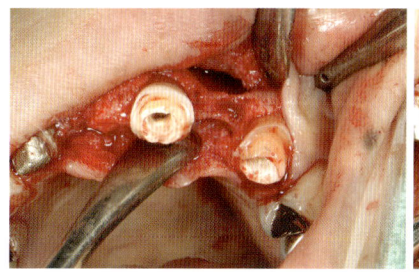

図 11-1 歯槽頂よりもやや口蓋側寄りに切開し，全層弁にて剝離．骨の著しい吸収がみられる

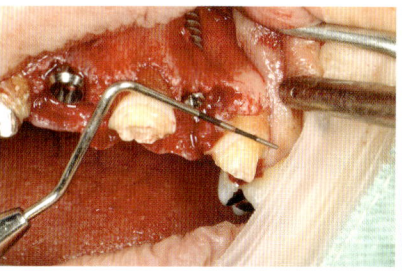

図 11-2 両隣在歯の CEJ より 2 mm 深く埋入．唇側部にやはり裂開がみられる

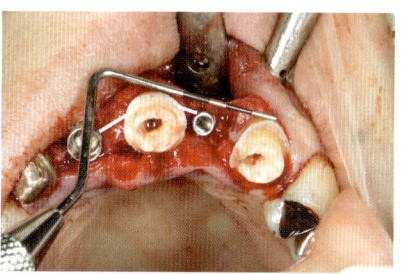

図 11-3 |1 の近心移動を考え，|1 2 間は，1 mm の間隔とした

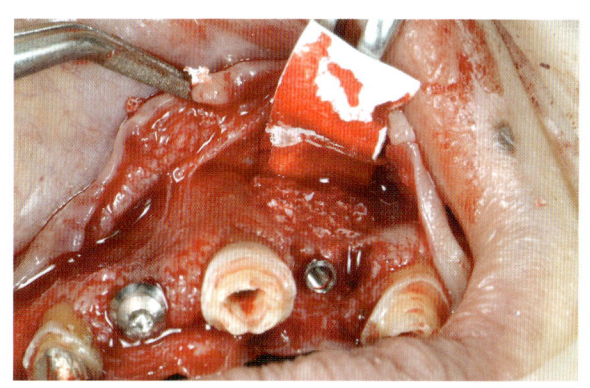

図 11-4 唇側の裂開部に GBR を行った．インプラント露出部に切削骨を置き，さらに骨補塡材を置き，吸収性メンブレンで覆った

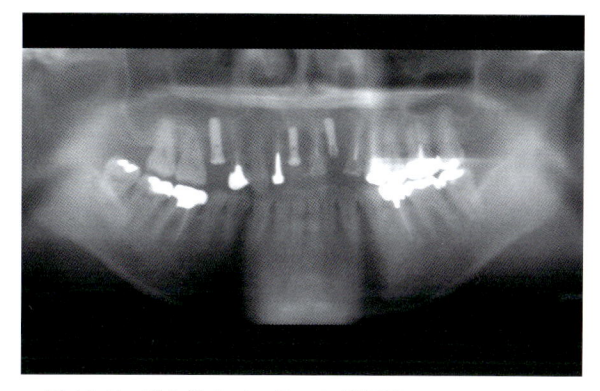

図 11-5 埋入後のパノラマ X 線写真

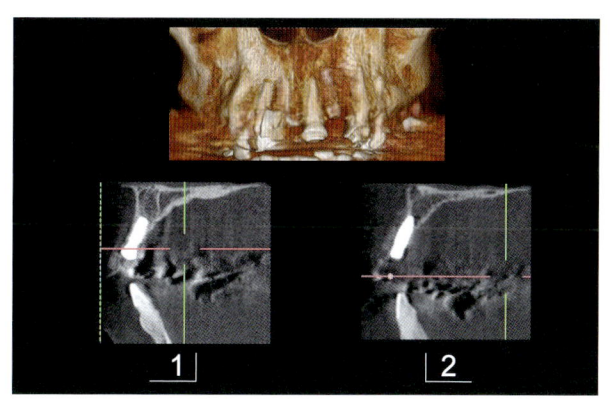

図 11-6 埋入後の CT

179

● 二次手術

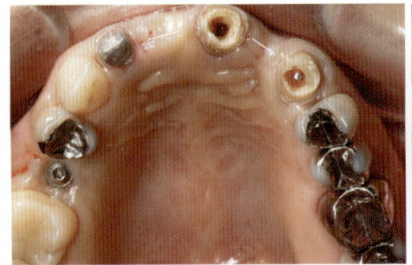

図12-1 インプラント埋入から5カ月経過後，二次手術を行った．やや口蓋側寄りに歯槽頂切開を行う

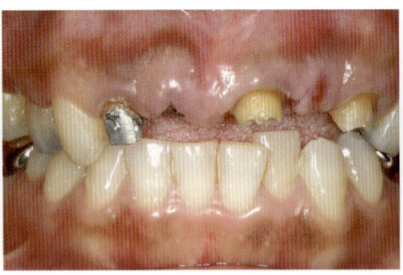

図12-2 プロビジョナルレストレーションの印象採得後，ヒーリングキャップの交換を行ったところ

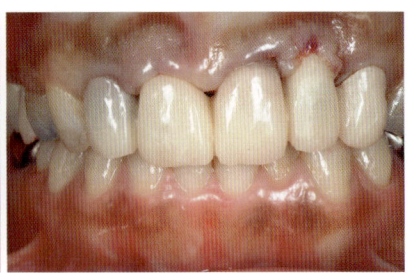

図12-3 プロビジョナルレストレーション装着直後．歯肉の成熟を待つ

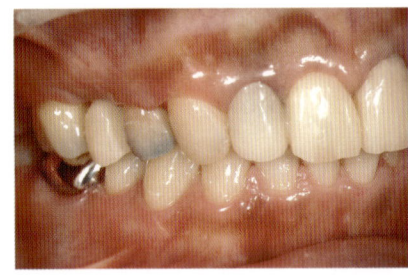

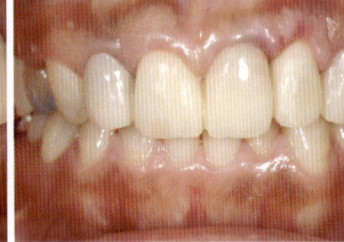

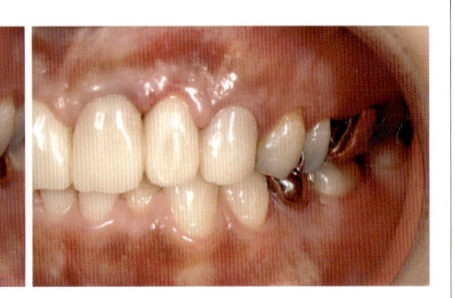

図13-1〜3 二次手術後，1週間経過時

● 1 近心移動

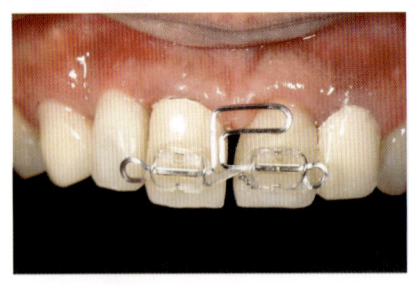

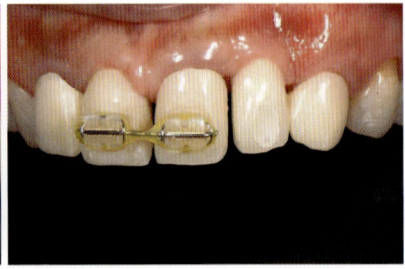

図14-1，2 1 の近心移動

● 最終補綴物装着1カ月後

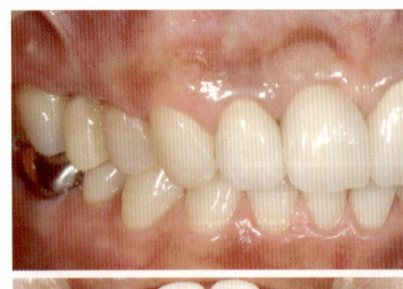

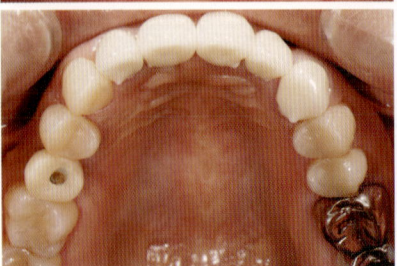

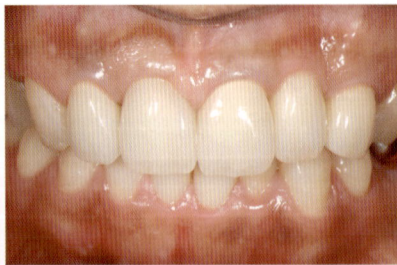

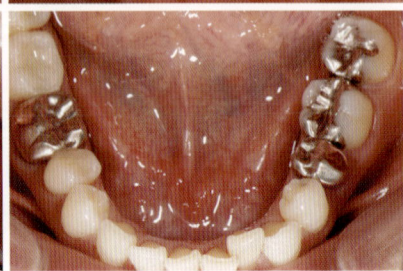

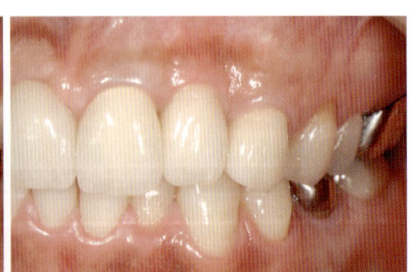

図15-1〜5 最終補綴物装着1カ月後．歯肉の対称性，正中のずれ，歯軸の向き，切縁のずれに不満が残る

180 基本　審美修復治療のマネジメント

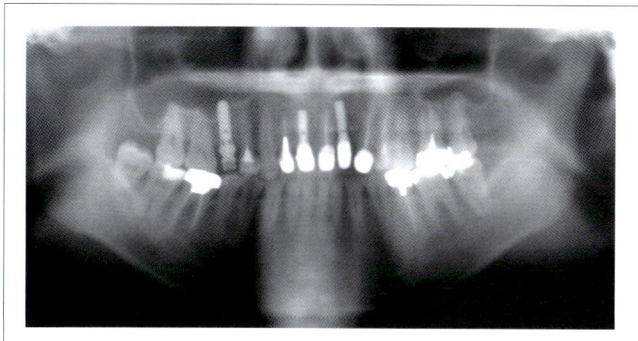

図16　装着後のパノラマX線写真

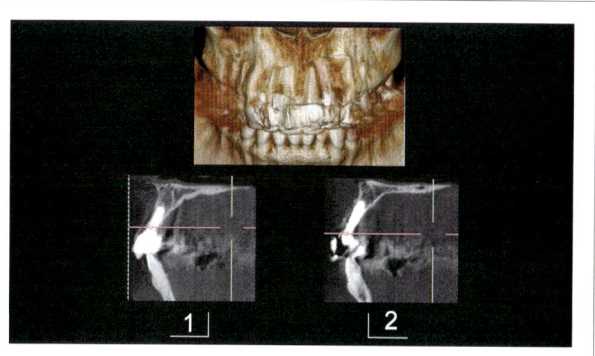

図17　装着後のCT

図18-1, 2　最終補綴物を修正するために，プロビジョナルレストレーションを装着し，再評価する

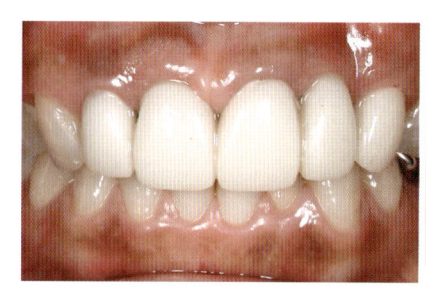

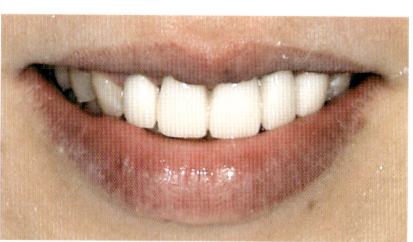

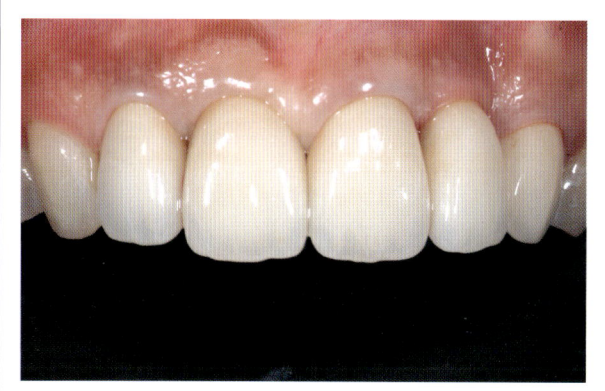

図19　最終補綴物装着

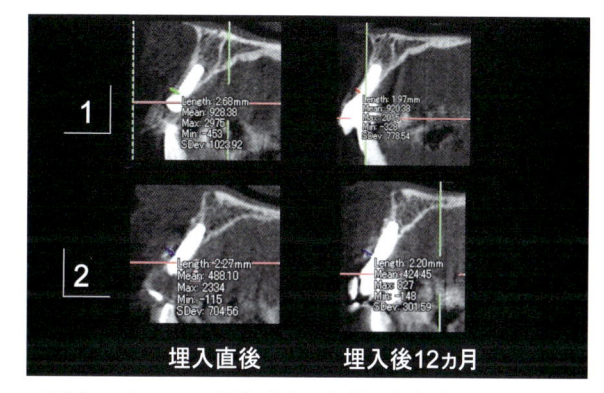

図20　CTにて，埋入直後と術後1年経過時の唇側骨の厚みを比較

埋入直後　　埋入後12ヵ月

本症例のポイント

　正中を合わせるために術前の計算に基づいてインプラント埋入ポジションを決めたのは興味深い．しかし，確実性に乏しくステップの順序に疑問が残る．
　また下顎前歯の叢生が，上顎前歯部上部構造の形態やアンテリアガイダンスの安定に対して及ぼす影響についてもう少し考察してもよかった．このような複雑なケースでは，術後の問題点を少しでも減らす努力をすべきであり，その意味では短期間で解決したであろう下顎前歯の矯正は必要だったのではないか（北原）．

- |2 部のGBRについて

→最終補綴物では|2 の歯冠形態が外開きであり，また歯冠長も長くなっている．これは，GBRの量が少なかったことが原因と思われる．GBR時を見るとわかるが（図11-4），特に遠心部に骨補填材が足りない．|3 近心の骨まで覆うように多めに入れた方がよかったと思われる（植松）．

→|1，|3 の骨のラインを考えて，骨造成量を決めて，GBRを行うべきだった（田中）．

- 縫合はどのようにしたか

→減張切開を入れたところを1回，水平マットレス縫合を行い，その後，単純縫合した（田中）．

→それでよいと思う．GBR時は，必ず水平マットレス縫合をして張力がかからない状態で引き寄せるようにするとよい（植松）．

- |1 のインプラントについて

→図10-1～3の写真からも，|1 の唇側骨もあまりないので，|1 にもGBRをしてもよかったのではないか．口蓋側に骨はあるので，もう少し口蓋側寄りに深めに埋入して，唇側にGBRをするという方法もあったのではないか．また，最終的な唇側歯頸ラインの位置がわかるテンプレートを用いてCT撮影し，埋入深度および角度について，歯槽突起の角度を参考にしてサージカルステントを作製すると，より正確にインプラント埋入ができる（植松）．

- |1 の矯正治療について

→|1 を近心移動させているが，補綴治療のみで改善できる可能性もあったと思う．術前のトゥースポジションで診断用ワックスアップを作製しているが，歯冠形態の修正の範囲内で治療を終えられるのであれば，審美性を目的として矯正治療を行う必要はない（北原）

→インプラント埋入後に矯正治療を行っているが，確かにインプラントをアンカーとすることでアンカーロスを防いだり，治療期間の短縮につながる．一方，|1 を近心移動させることで，|1 遠心の骨吸収のリスクが生じる．遠心の骨は，幅は増えるが，高さは減少する．|1 |2 間の歯間乳頭は術前と比較して減少しているように見える（植松）．

- 補綴物の再製作

→プロビジョナルレストレーションで歯冠形態や歯肉レベルをもう少し煮詰めてから最終補綴物の製作へ移行する必要があった（北原）．

Part6 インプラント ― Chapter3 臼歯部領域におけるインプラント治療

　臼歯部領域にインプラントを適応する際には，既存骨の幅，高さ，歯周組織の状態，上顎洞底までの距離，下顎管までの距離といった解剖学的諸条件を術前のCT，X線などから診断し，最終上部構造を想定した埋入ポジションをシミュレーションして，サージカルステント等を用いて安全，確実に埋入手術を行う．

　臼歯部に欠損が生じたプロセスを鑑みると，欠損部のみに原因があるのではなく，歯列，咬合様式，対合歯との関係，ガイドの状態など，口腔内全体の力のコントロールを考慮して欠損補綴を行う必要がある．

　また，臼歯部の咬合支持が失われた症例では，バーティカルストップの喪失により咬合高径の低下や歯列不正を起こしていることが多く，欠損の拡大を防ぎ，なおかつ機能回復率を向上させる必要があるため，欠損部のみに着目するのではなく，口腔内全体のバランスを考慮してインプラント治療を計画する必要がある．

臼歯部インプラントの注意点

　前述したように，インプラントを機能回復に用いるといっても，他の補綴装置と同様に欠損が生じた原因を考慮した上で，いわゆる補綴主導型の設計をすることが前提となる．

　理想的な歯列配置を三次元的に具現化した診断用ワックスアップを作製し，CT，X線等による診断から，理想的な上部構造を作製できるポジションにインプラントの埋入が可能かどうかを診断する．解剖学的条件により，理想的なポジションに埋入できない場合には，骨造成処置，上顎洞底挙上術，傾斜埋入，ショートインプラント等の適応を検討する．つまり，最初に作製する診断用ワックスアップが，治療計画を作成するための基準となる．これはインプラントに限らず，他の補綴治療と同様である．

歯槽堤の形態

　臼歯部のインプラントにおいて解剖学的制約を受けることは言うまでもないが，補綴主導型で設計するためには，「歯槽堤の形態」により注意点が異なる（図2）．

　Seibertの分類で，臼歯部の形態がClass Ⅰの場合には，歯冠長に補綴的な面で問題が生じることは少ないが，インプラント軸に角度的な制約が生じる場合がある．

　Class Ⅱの場合は，歯冠長が長くなりやすいので注意が必要である．ただしインプラント軸の自由度は大きいので，長軸方向に咬合力が加わるように設計することで，歯冠長が長くなることで生じやすい問題点を補綴的に減少させることができる．

　Calss Ⅲの場合は，歯冠長，インプラント軸ともに問題が生じやすく，長軸方向に

● 機能と審美の両立へ（植松）

図1　審美は単に見た目の美しさだけでなく，機能そしてメインテナンスとも関係しており，臼歯部のインプラント治療にも審美と機能の両立が要求される時代になった

補綴主導型が問題となる失敗
・臼歯部の歯槽堤形態が Seibert の分類で Class 2

Class I　Class II　Class III

Seibert (1983)

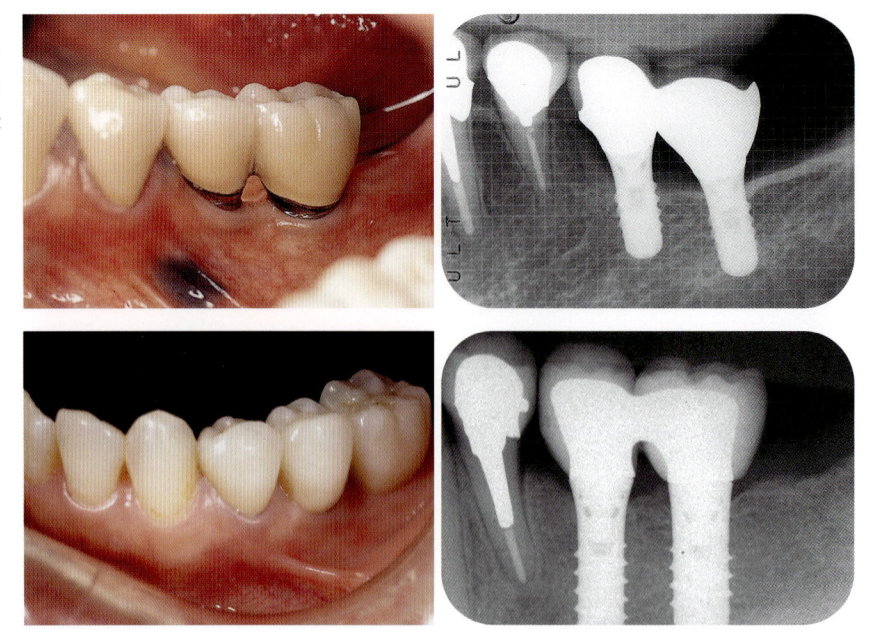

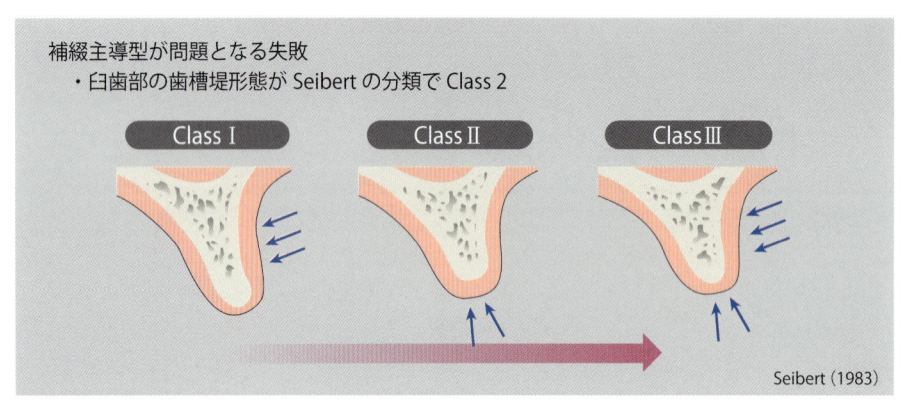

図2　臼歯部インプラントの注意点

咬合力が加わるように補綴設計をすることも困難な場合が多い．

臼歯部にインプラントを適応する場合には，優先順位は「機能性」「清掃性」「審美性」となることから，Class II，Class I，Class IIIの順番で問題点が大きくなる．

インプラントポジション

インプラントポジションが「審美性」「生体力学」「発音」「清掃性」に与える影響について，Palacci は表1のように分類している．適正なポジションに埋入された場合には，当然すべての項目は良好であるが，インプラントポジションが近すぎる場合には，審美性，清掃性が悪くなる．離れすぎていると，審美性は悪く，発音に問題が生じることがあり，清掃は難しくなる．角度が付きすぎていると，審美性は悪く，生体力学的な問題が生じることがあり，また発音，清掃性が難しくなる．唇側，口蓋側に寄りすぎていると，それぞれの項目で回復が難しくなる．

適正なポジションに埋入することが望ましいことは言うまでもないが，諸条件によりそれが難しい場合には，上記の点を考慮してアバットメント，上部構造の製作を行う．臼歯部においては，前歯部以上にメインテナンスのしやすさや清掃性が重要となってくるので，以上の点を考慮して設計を行う．

表1 インプラントポジションが「審美性」「生体力学」「発音」「清掃性」に与える影響（Palacci, P.: Esthetic Implant Dentistry : Soft and Hard Tissue Management. Quintessence, 2001. より）

implant position	Esthetics	Biomechanics	Phonetics	Hygiene
Optimal	🟢	🟢	🟢	🟢
Too Close	🔴	🟢	🟢	🔴
Too Wide	🔴	🟢	🟣	🟡
Too Angulated	🔴	🟣	🟡	🟡
Too Labial/palaltal	🟡 🟡	🟡 🟡	🟡 🔴	🟡 🟡

🟢 Good　🟡 Difficulty　🟣 Good or Problems　🔴 Greater Problems

参考症例1　咬合再構成を伴う臼歯部インプラント

患者は62歳，女性で，「ものを噛みにくいので，全体的に治してほしい」との主訴で来院された（図3〜7）．臼歯欠損部には可撤性義歯が装着されていたが，咀嚼しにくいのでインプラントにしてほしいとのことだった．

上顎左側臼歯部，下顎右側臼歯部欠損で，すれ違い咬合の一歩手前となっており，臼歯部欠損により咬合高径の低下を招き，被蓋関係も深くなっている．患者の問診から，上顎前歯は徐々に前方に開いていき，下顎は叢生が生じてきたとのことだった．

本来であれば，矯正治療により上顎前歯は舌側方向に入れて被蓋関係を回復させ，下顎前歯の叢生も改善することが第一選択肢となるが，患者は矯正治療を拒否したため，補綴的に改善することとなった．そこで，欠損部にはインプラントを埋入し，バーティカルストップ，咬合高径を回復させ，前歯部は補綴処置によって被蓋関係を改善する計画を立て，診断用ワックスアップを作製することとした．

本症例のように，咬合高径の低下が疑われ，再現性のある顎位が失われている症例においては，CRポジションのバイトを採り（図8，9），フェイスボウトランスファーを行い（図10），そしてその顎位で診断用ワックスアップを作製する（図11〜16）．模型からも，前歯部に関してはオーバージェットが大きく，中切歯は咬合接触がほとんどない．また，下顎前歯部には叢生が認められる．

> CRポジションにて診断用ワックスアップを作製する

治療の流れ

臼歯部は，診断用ワックスアップおよびCT診断より，既存骨内で適正なポジションにインプラント埋入が可能であった．理想的にはもう少し深めに埋入したほ

● 参考症例1　咬合再構成を伴う臼歯部インプラント（植松）

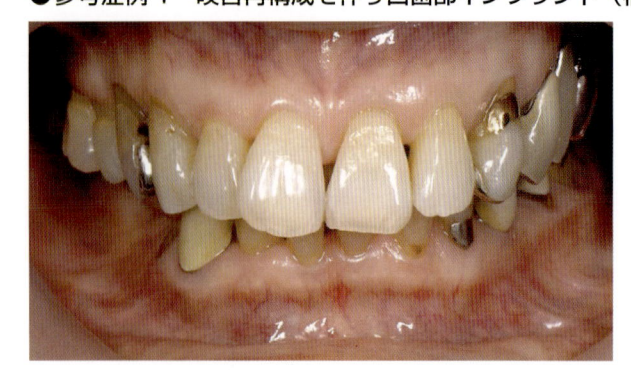

図3　術前，正面観

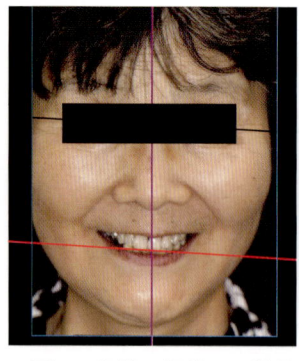

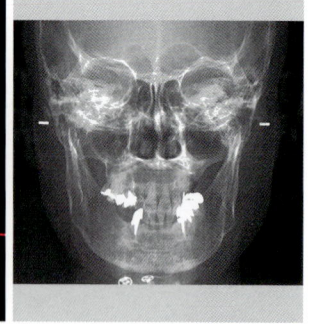

図4　術前の顔貌では瞳孔線，インサイザルレベルは左下がりとなっており，セファロでもインサイザルレベルの左下がりを確認できる

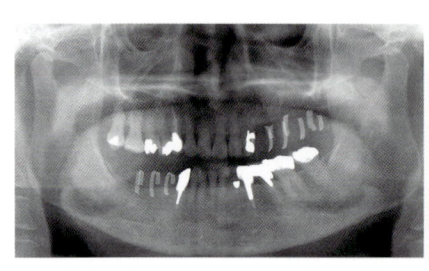

図5　術前，パノラマX線写真 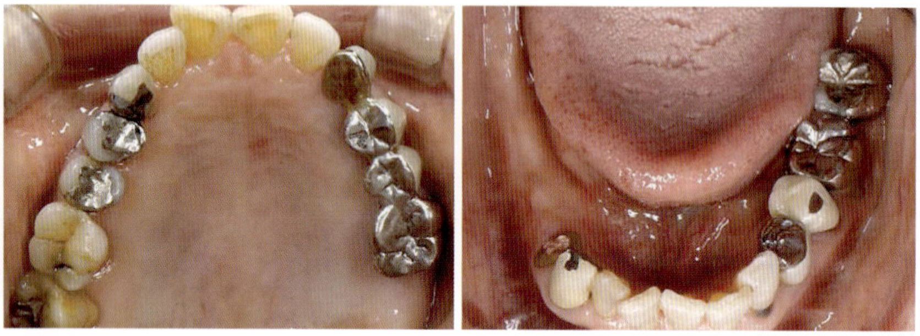　　図6, 7　術前の上下顎咬合面観

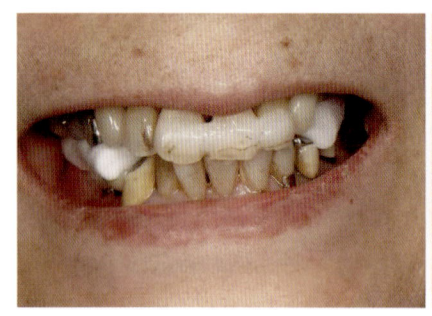

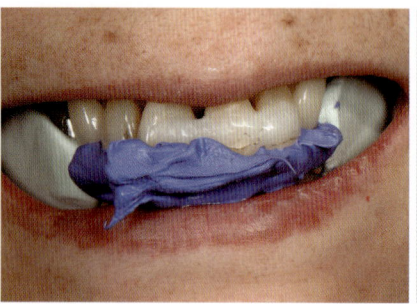

図8, 9　CRポジションを採得し，模型を咬合器に付着する 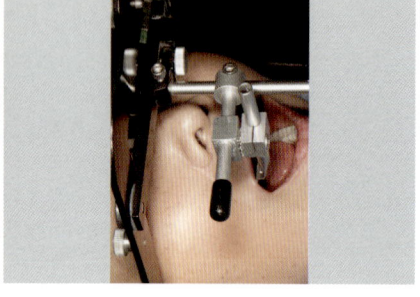　　図10　水平位にてフェイスボウトランスファーを行う

　うが審美的なクラウンカントゥアの立ち上がりを再現できたと思われる．そしてプロビジョナルレストレーションを作製し（図17〜21），インプラントを埋入した（図22, 23）．

　埋入後，プロビジョナルレストレーションを装着し（図24〜28），エンドの治療等を行いながら経過観察を行った．CRを基準に製作されたプロビジョナルレストレーションの臼歯部咬合関係を患者の口腔内に調和させた後，前歯部のカップリングやガイドを口腔内の運動に合わせて調整していく．チェックポイントとしては，咬合平面の水平と前後的な傾斜を確認した後，確実なポステリアストップとそれに伴うアンテリアガイダンスとアンテリアカップリングをチェックしていく．

　来院頻度は，プロビジョナルレストレーションを装着してから1週間以内に一度来院していただき，この時点で大きな変化がないか確認する．特にアンテリアガイダンスとアンテリアカップリングが設定した位置と変化している症例には注意が必

術前模型　　　　　　　診断用ワックスアップ

図 11-1, 2　正面観

図 12-1, 2　左側方面観

図 13-1, 2　右側方面観

図 14-1, 2　上顎咬合面観

図 15-1, 2　下顎咬合面観

図 16-1, 2　咬合平面の観察

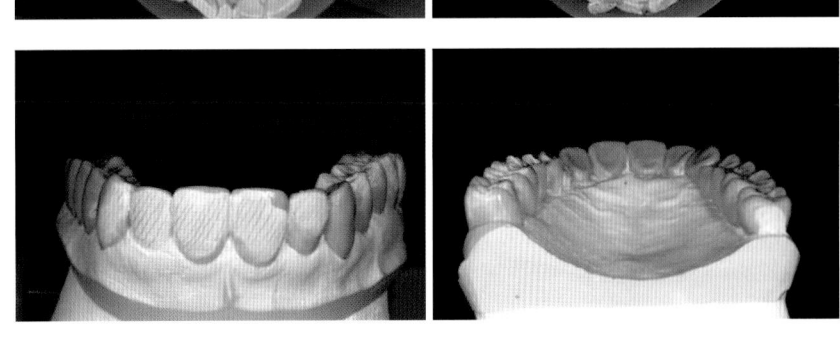

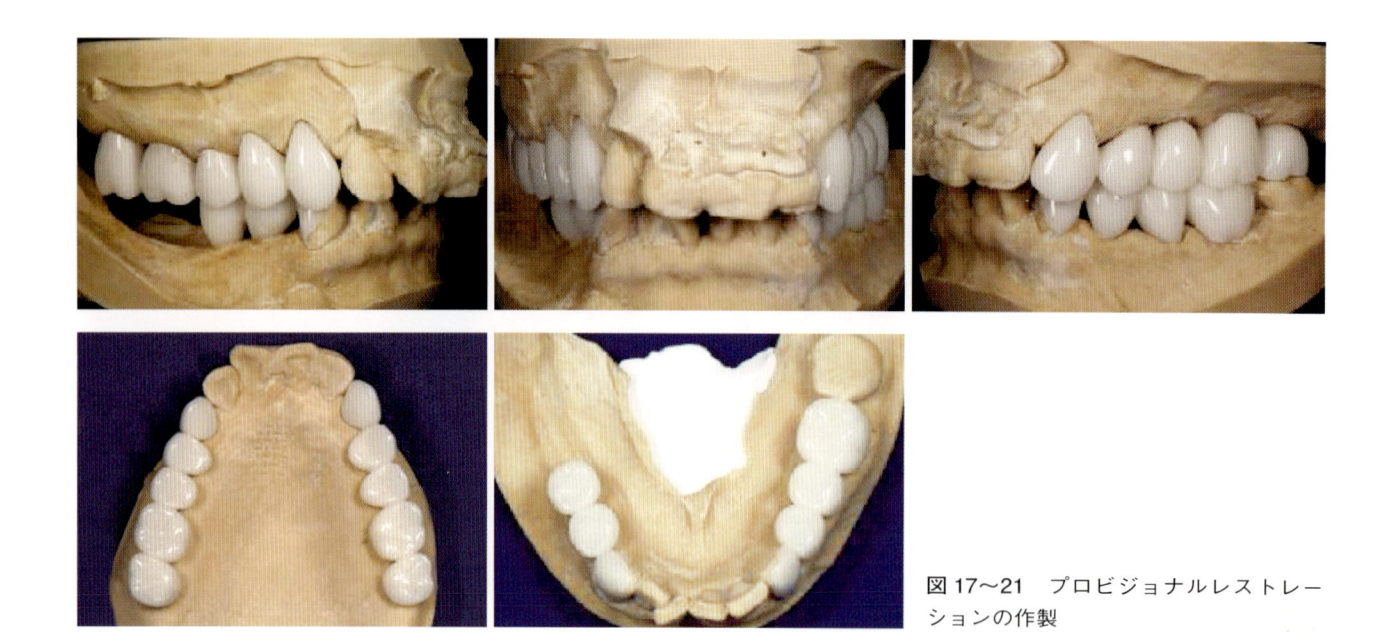

図17〜21　プロビジョナルレストレーションの作製

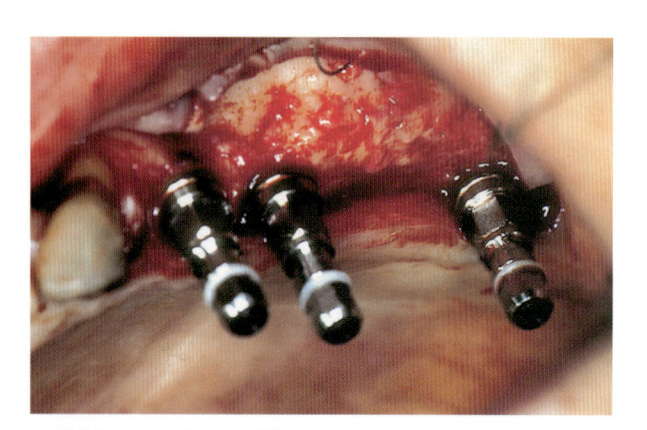

図22　インプラント埋入

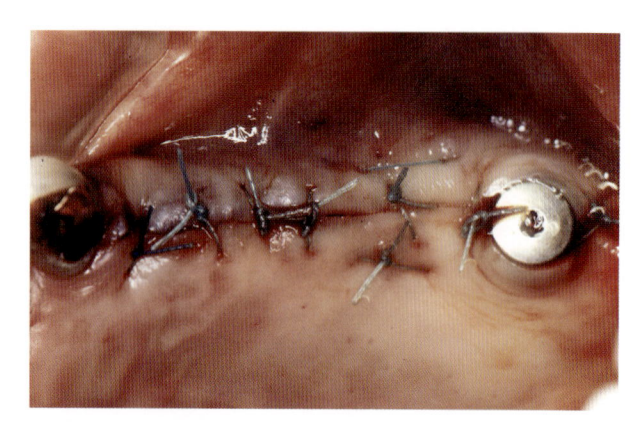

図23　一部，裂開が生じた部分は，GBRを行った

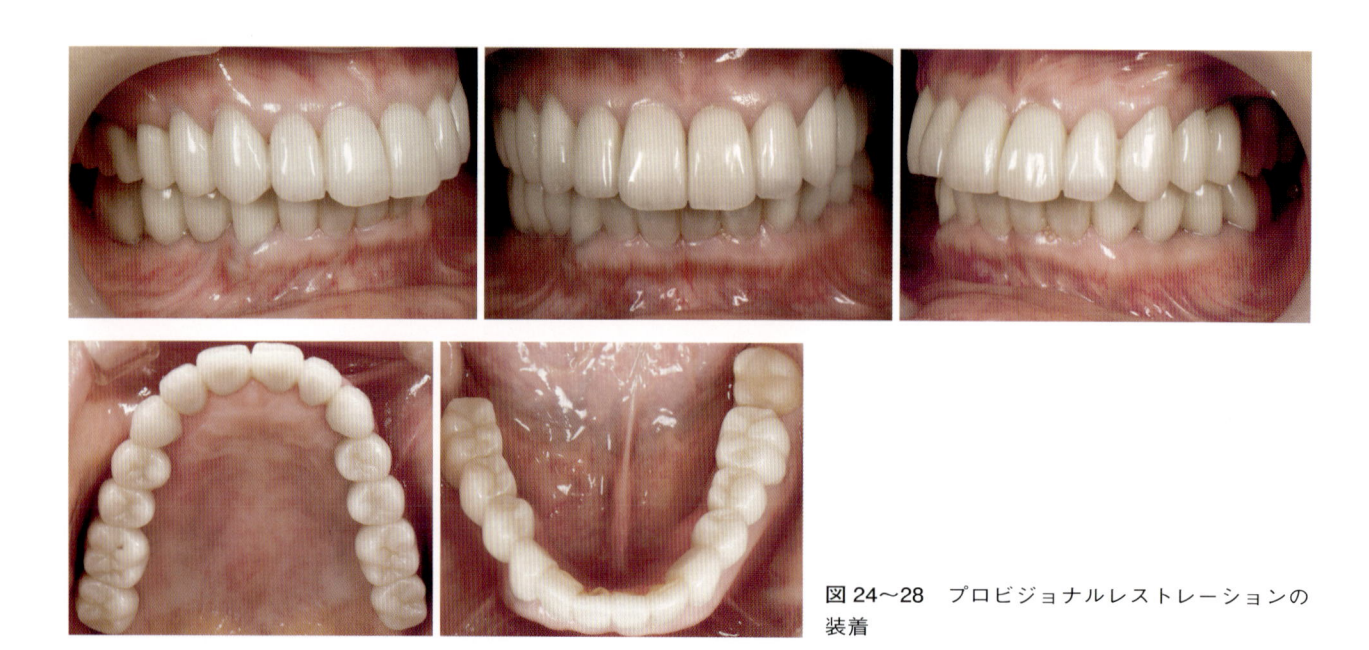

図24〜28　プロビジョナルレストレーションの装着

188　基本　審美修復治療のマネジメント

●最終補綴物装着

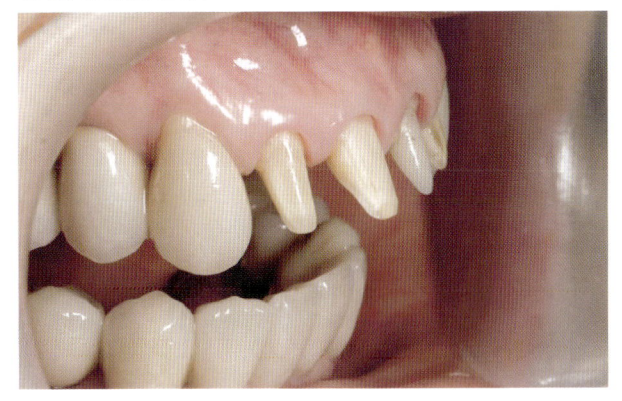

図29 上顎前歯部の支台歯形成．前突傾向が著しいため，補綴物により歯軸を改変した

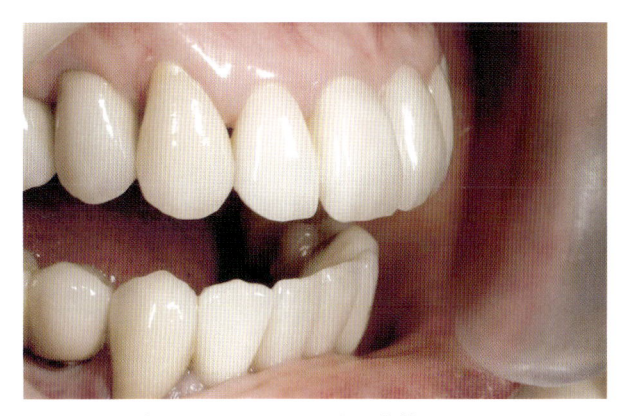

図30 $\overline{2|2}$ ジルコニアクラウン装着

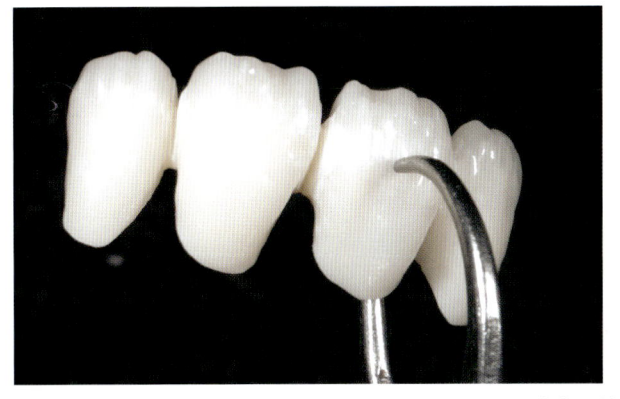

図31，32 ジルコニアフレーム．一部0.2mmと非常に薄い

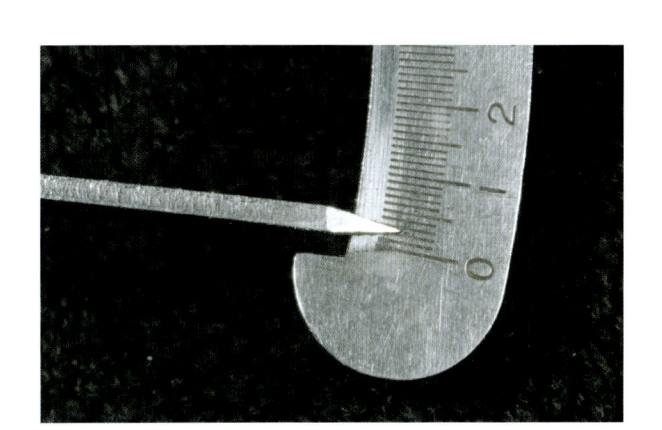

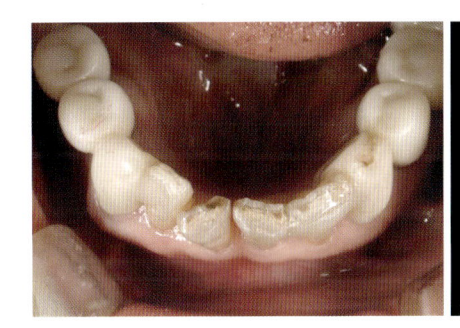

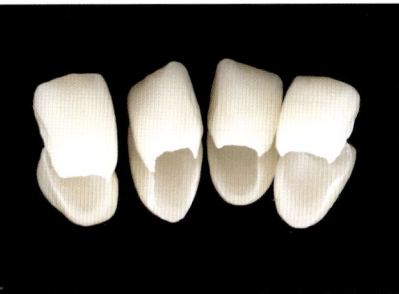

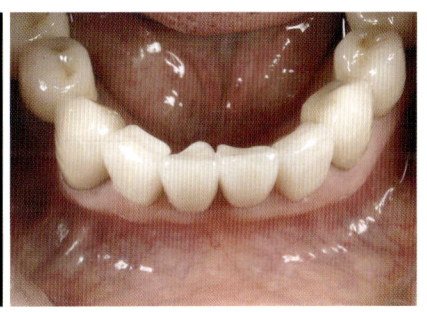

図33〜35 アンテリアカップリングを改善するため，$\overline{2|2}$ にシェル状のセラミックスを装着

要である．そしてある程度，咬合が安定したら，3カ月程度経過観察を行い，最終補綴物の製作へと移行する．

本症例ではプロビジョナルレストレーションの期間中も特に問題はなく，最終補綴物の製作へと移行した．

最終補綴物の製作

最終補綴物においては，$\overline{2|2}$ は，前突傾向が著しいため，補綴物により歯軸を変更している（図29，30）．歯軸方向と歯根方向が異なるため，補綴物のクリアランス，強度を考慮してジルコニアクラウンとした．本症例で用いたジルコニアコーピング（LAVA；3M ESPE）は，厚さ0.4mm，一部0.2mmとしている（図31，

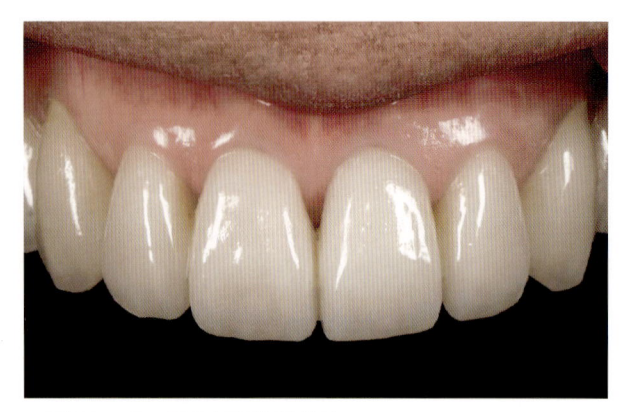

図36〜38　最終補綴物装着時

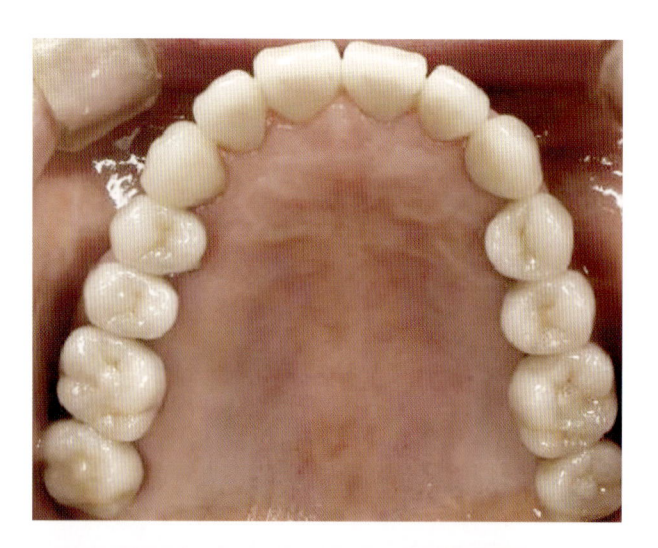

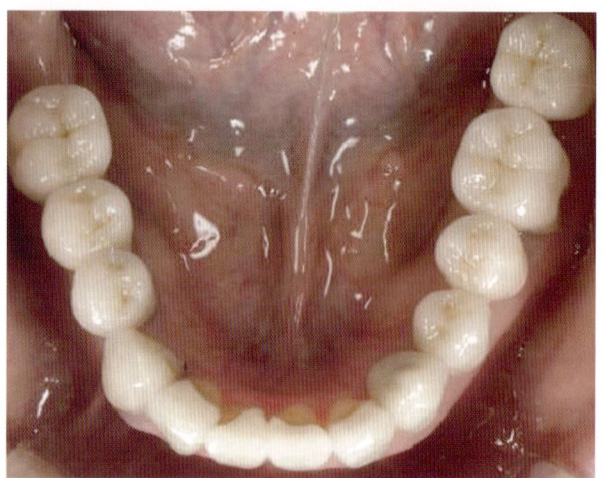

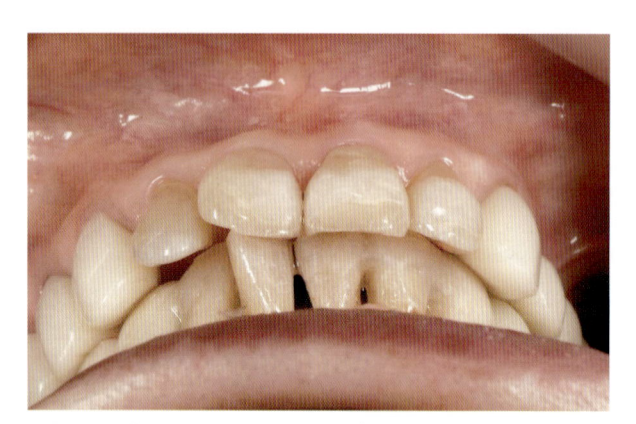

図39　術前のアンテリアカップリング

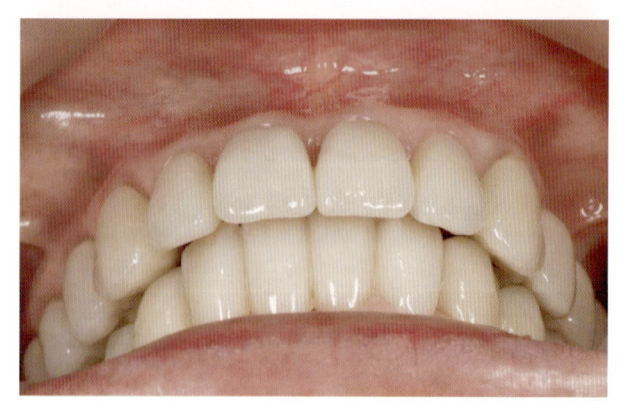

図40　術後のアンテリアカップリング

32)．$\overline{2|2}$ は，唇面と切縁を包むようなシェル状のセラミックスを作製し，上下顎で安定した咬合接触を与えている（図33〜35）．

　本症例のように顎位の変更を伴う臼歯部インプラント治療においては，顎関節を基準とした安定した顎位の設定を行い，そのポジションに基づいて診断用ワックスアップを作製することでインプラント埋入ポジションを決定することが重要である．そして，プロビジョナルレストレーションにおいて評価，調整を行い，機能面の回復を図ってから最終補綴物へ移行することが重要である．

【編著者略歴】

植松 厚夫
- 1959年　群馬県出身
- 1985年　神奈川歯科大学卒業
- 1993年　植松歯科医院開設
- 2009年　ウエマツ歯科医院開設

北原 信也
- 1963年　東京都出身
- 1989年　日本大学松戸歯学部卒業
- 1992年　北原歯科医院開設
- 2000年　ルウミネッセンス開設
- 2003年　ノブデンタルオフィス開設

基本　審美修復治療のマネジメント　　ISBN978-4-263-46415-1

2011年10月5日　第1版第1刷発行

編著者　植松　厚夫
　　　　北原　信也
発行者　大畑　秀穂
発行所　医歯薬出版株式会社
〒113-8612 東京都文京区本駒込1-7-10
TEL. (03)5395-7637(編集)・7630(販売)
FAX. (03)5395-7639(編集)・7633(販売)
http://www.ishiyaku.co.jp/
郵便振替番号　00190-5-13816

乱丁，落丁の際はお取り替えいたします　　印刷・三報社印刷／製本・皆川製本所
© Ishiyaku Publishers, Inc., 2011. Printed in Japan

本書の複製権・翻訳権・翻案権・上映権・譲渡権・貸与権・公衆送信権(送信可能化権を含む)は，医歯薬出版(株)が保有します．

本書を無断で複製する行為(コピー，スキャン，デジタルデータ化など)は，「私的使用のための複製」などの著作権法上の限られた例外を除き禁じられています．また私的使用に該当する場合であっても，請負業者等の第三者に依頼し上記の行為を行うことは違法となります．

JCOPY <(社)出版者著作権管理機構 委託出版物>

本書を複写される場合は，そのつど事前に(社)出版者著作権管理機構(電話03-3513-6969, FAX 03-3513-6979, e-mail:info@jcopy.or.jp)の許諾を得てください．